LA TRANSMISSION CLINIQUE

Études Psychanalytiques

Collection dirigée par Alain Brun et Joël Bernat

La collection *Études Psychanalytiques* veut proposer un pas de côté et non de plus, en invitant tous ceux que la praxis (théorie et pratique) pousse à écrire, ce, « hors chapelle », « hors école », dans la psychanalyse.

Dernières parutions

Jean-Paul MATOT, *L'homme décontenancé. De l'urgence d'étendre la psychanalyse*, 2019.
Cléopâtre ATHANASSIOU-POPESCO, *Étude du noyau narcissique primaire en psychanalyse d'enfant*, 2019.
Jeanne DEFONTAINE, *Dérives perverses dans le couple et blessures d'enfance*, 2019.
Françoise PEYPOUDAT, *Regards psychanalytiques sur la formulette de tradition orale, Les enjeux de la transmission,* 2019.
Nafissa BOUKERCHE-DELMOTTE, *Clinique et politique de la douleur*, 2019.
Cléopâtre ATHANASSIOU-POPESCO, *L'organisation du moi, À propos du parasitisme,* 2019.
Julien MAUCADE, *La radicalisation ou La résurrection du père par le fanatisme*, 2018.
Jean-Tristan RICHARD, *Handicaps, institutions et psychanalyse*, 2018.
Béatrice BÉRARD, Lydie CAMUS, Laurent KOELBLEN, Marie-Sarah NÉJADI, Dorit PERL, Christine ZIMAMOU-PRIGENT, *Perversion – Variations sur un thème*, 2018.
Catherine COMBASE, *Histoire de Psyfa – Psychanalyse et famille*, 2018.
Radu CLIT, *Du trauma à l'écriture, un point de vue sur la création littéraire de Herta Muller*, 2018.
Claude NACHIN, *Abrégé de psychanalyse*, 2017.
Cléopâtre ATHANASSIOU-POPESCU, *L'observation d'un bébé de zéro à deux ans dans sa famille. Commentaire psychanalytique*, 2017.

Bernard Robinson

La transmission clinique

Préface de Philippe Van Haute

L'Harmattan

5-7, rue de l'École-Polytechnique ; 75005 Paris

http://www.editions-harmattan.fr/

ISBN : 978-2-343-19201-7
EAN : 9782343192017

A Jean-Pierre Winter

A Alain Didier-Weil,
qui est parti sans savoir ce qu'il (ne) m'a (pas) transmis

A Matthieu, qui veut tout savoir
Et à Eloïse, qui veut tout faire toute seule

PRÉFACE

La question du transfert est centrale à la psychanalyse. Dans le rapport transférentiel, l'analysant (se) transmet quelque chose à soi-même. Le problème du transfert – et de la psychanalyse – est donc intrinsèquement lié, s'il n'y est pas identique, à la problématique de la transmission et de l'interprétation qui va de pair. On comprend dès lors pourquoi la psychanalyse met l'accent sur l'homme comme « sujet en histoire » qui ne cesse de s'interpréter.

Cette problématique, on ne peut la comprendre ni l'approfondir, Bernard Robinson ne cesse de nous le répéter dans son beau livre sur « La transmission clinique » que vous tenez dans vos mains, qu'à partir d'une anthropologie clinique élargie. Il répond de cette manière à l'inspiration profonde de Jacques Schotte qui s'inspirait lui-même de Lacan, mais plus encore de Lipod Szondi. Schotte qualifiait ce dernier, non sans humour, « le plus grand des méconnus et le plus méconnu des grands » Dans sa « *pathoanalyse de l'existence* », Szondi systématise l'une des idées directrices de Freud : l'étude de la psychopathologie est la « voie royale » vers la compréhension de l'humain. Le système pulsionnel szondien prend son point de départ dans les grandes catégories de la psychiatrie classique qui, du coup, reçoit une signification essentiellement anthropologique.

L'anthropologie ne peut vraiment faire droit à la réalité humaine que si elle puise systématiquement dans la souffrance humaine. Mais, ce n'est pas seulement de la psychiatrie en tant que telle qu'il s'agit ici, comme une lecture superficielle du système szondien nous ferait peut-être croire. *Pathei mathos* est l'adage premier de l'anthropologie clinique élargie dont il s'agit : le *pathique* enseigne, nous sommes instruits par la souffrance.

Mais il y a plus. Ce n'est pas seulement la psychanalyse classique – la « cure-type » - qui nous confronte au problème de la transmission. Robinson souligne que cela vaut aussi pour le psychodrame d'inspiration analytique et pour l'art. Le premier offre un dispositif novateur qui enrichit le dispositif classique en s'adressant à certains types de patients réfractaires à la relation dyadique. Par ailleurs la psychanalyse s'est tournée dès son début vers l'art pour pouvoir comprendre le problème énigmatique de la transmission. Mais Freud s'intéressait plutôt à l'art plastique et au théâtre. Suivant Jacques Lacan et surtout Alain Didier-Weil dont il souligne à juste titre l'importance et l'originalité, Robinson se tourne vers la musique et plus encore vers (l'improvisation dans) le jazz. La musique nous livre un matériel « clinique » inattendu qui permet de comprendre ce qui nous échappe dans les cures. Ce qui réunit ces différents domaines, c'est bien qu'ils constituent tous les trois un dispositif qui permet à l'homme de traverser ce qu'on a aussi appelé une « transe » pour que se transmette quelque chose qui le concerne, mais qui lui échappe en même temps.

On voit l'ampleur et la complexité du cheminement que nous propose Bernard Robinson. La réflexion clinique et anthropologique qu'il appelle de ses vœux nous amène non seulement vers les fondements anthropologiques de la psychanalyse, mais elle nous montre en même temps que la transmission que la psychanalyse permet, et que son éthique nécessite, n'est peut-être pas son privilège. Il s'agit ici d'un message important à un moment où la psychanalyse classique vit des moments difficiles tant dans le monde universitaire, où elle est souvent disqualifiée parce que non scientifique, et dans le monde clinique où elle est dénigrée parce qu'on la juge non efficace et élitaire. L'anthropologie que développe Robinson nous oblige à penser non seulement ce qui est essentiel à la psychanalyse – la transmission de ce qui est notre *extimité* –, mais elle montre en même temps des liens avec d'autres domaines (le psychodrame, l'art et la musique) dont les dispositifs spécifiques permettent des effets analogues. De cette manière, plusieurs frontières commencent à glisser et perdent leur évidence sans pour autant disparaître. Plus concrètement, Robinson dévoile le caractère hautement idéologique d'une opposition tranchée entre une psychanalyse soi-disant « pure » et ses « variantes impures ».

La référence à l'improvisation dans le jazz est ici révélatrice et constitue l'un des axes des plus originaux du livre de Robinson. Cette référence montre bien comment l'élargissement vers l'art et l'anthropologie clinique chère à Schotte nous permet de mieux comprendre l'éthique psychanalytique. La musique en général, le jazz en particulier, mime le pulsionnel. En effet, la participation et le contact qui s'y constitue sont de l'ordre pulsionnel : battement, scansion, transe, danse. La musique nous permet ainsi de transcender le monde des individus singularisés et séparés vers le grand tout de l'univers Mère qui nous porte. Pour que le soliste puisse s'y risquer, les autres – ses compagnons de route musicale – doivent renoncer à leur univers instrumental propre pour ne manifester que leur présence soutenante. En cela, ils ressemblent à l'analyste qui offre sa présence et son oreille pour que l'analysant puisse risquer le type de régression contrôlée sans laquelle la transmission reste impossible. L'analysant doit en effet quitter le terrain du familier et de la conscience pour atteindre ce qui est de l'ordre du pulsionnel (et qui concerne donc notre existence corporelle comme source de plaisir et donc aussi comme lieu d'interdit) d'où quelque chose doit émerger. Il y a une proximité profonde et essentielle entre l'improvisation dans le jazz et la libre association dans la psychanalyse. Tant dans le jazz que dans la psychanalyse, il s'agit de renoncer à une maîtrise défensive du moi pour que surgisse ce moment de fragilité où « autre chose » se laisse entendre. Tout comme le discours dans l'analyse, la musique se donne comme un lieu autre d'où s'entend ce que nous ne pouvons d'habitude entendre. Il s'agit de l'ouverture furtive à l'inconscient qu'opère aussi à sa manière le théâtre tragique auquel s'intéressaient tellement Freud et Lacan, tout comme par exemple le mot d'esprit qui nous fait rire. Celui qui improvise en Jazz se situe, à l'instar de l'analysant qui se confie à ses associations dites « libres » en présence de l'analyste, dans ce moment fragile d' « inquiétante étrangeté » où l'autre qui le surprend vient des profondeurs de soi-même.

Mais ce n'est pas seulement la musique et le transfert psychanalytique qui permettent une transmission et l'ouverture à ce qui nous échappe, tout en nous constituant. Robinson fait résonner la musique et la psychanalyse avec le psychodrame dont il est un grand spécialiste. Le psychodrame est ici mis en dialogue avec la psychanalyse et la musique et ces dernières sont, inversement, élucidées à partir du psychodrame. Le psychodrame, la psychanalyse et la musique sont en quelque sorte pris dans un jeu de reflets qui permet un approfondissement et un éclaircissement des dynamiques qui y sont à l'œuvre tout en respectant les spécificités qui les séparent. C'est que le psychodrame opère un passage du singulier par un collectif. Robinson montre comment le concept de « pensée scénique » qu'a introduit Ophélia Avron permet de retrouver la dimension groupale du contact, de l'ambiance et de la participation dans laquelle l'enfance est convoquée, notamment dans les scénarios refoulés. Le dispositif groupe-jeu remplace le dispositif que crée l'indispensable silence de l'analyste. La toile de fond « groupe » sert de support à ce qu'émerge une demande qui sera transportée dans un jeu, travaillé et puis ramenée au groupe pour une autre élaboration. Que ce soit la musique, la psychanalyse ou le jazz, il s'agit chaque fois d'un dispositif dont la fermeture dispose un espace-temps qui s'offre comme une ouverture permettant l'émergence de l'improvisation ou de l'impromptu.

Mais les recherches de Robinson ne s'arrêtent pas ici pour autant. On se rappelle que la problématique de la transmission telle que la conçoit Robinson, pointe vers l'élaboration d'une anthropologie clinique élargie. Une telle anthropologie est à l'écoute de la souffrance humaine qui nous instruit sur ce que nous sommes. Mais cette écoute ne se fait pas dans le vide. Même si elle n'est peut-être pas seule à avoir pris la souffrance humaine comme source majeure d'une anthropologie philosophique, la psychanalyse a radicalisé cette approche plus que n'importe quelle autre théorie. Qu'on pense ici par exemple à Merleau-Ponty. Ce dernier utilise la pathologie dans sa *Phénoménologie de la perception* de façon négative pour décrire le soi-disant « normal » : en nous montrant un « manque », la pathologie nous informe sur ce qui est constitutif pour l'existence humaine. Tout comme un poisson ne découvre qu'il a besoin de l'eau pour survivre que quand il n'y est plus, selon Merleau-Ponty, la psychopathologie nous apprend par la négative les dynamiques et les structures qui constituent l'homme. La psychanalyse va encore plus loin : la pathologie nous enseigne *positivement* sur qui nous sommes. Freud reprend et radicalise une idée qui était déjà présente chez les sexologues de son temps : ladite pathologie – qu'on pense par exemple aux perversions sexuelles – nous indique les éléments fondamentaux de la sexualité de tout un chacun. Elle montre de manière exagérée des dynamiques et des éléments qui constituent la sexualité humaine en tant que telle. Du coup, la distinction entre pathologie et normalité ne tient plus debout. La psychanalyse freudienne est une déconstruction avant la lettre de cette opposition hautement idéologique. Nous comprenons dès lors pourquoi Robinson se tourne vers des auteurs psychanalytiques qui sont restés fidèles à cette inspiration freudienne : Lacan, Szondi et Schotte. Le dialogue entre ces auteurs double pour ainsi dire le dialogue entre psychanalyse, jazz et psychodrame dont j'ai déjà parlé. Les multiples formes de la clinique éclaircissent une anthropologie clinique originale qui à son tour se réfère à tout moment à l'expérience clinique. C'est une vraie dialectique vivante qui se met ici progressivement en place.

L'expérience de la souffrance humaine et la fonction des psychothérapies sont toujours situées dans l'histoire à laquelle nous participons. Il faut donc, pour comprendre cette expérience et pour rendre compte de cette fonction les situer dans l'histoire de la société qui est la nôtre. C'est bien ce qu'entend faire Bernard Robinson. Cette réflexion historico-politique est le troisième axe – les deux autres étant l'expérience clinique (musique, psychothérapies) et la problématique d'une anthropologie clinique qui y puise – autour duquel s'articule sa réflexion. Robinson situe la psychothérapie dans le sillage d'un mouvement lent et irrésistible qui va vers une intériorisation du conflit à partir de son expression dans la mythologie religieuse et en passant par une forme intermédiaire, le théâtre grec. Les conflits pulsionnels qui accèdent dans ce théâtre à la scène publique sont introjectés par la suite. Au cours du XIXème siècle les conflits moraux dont parlait déjà le théâtre grec sont intériorisés de sorte que le sujet est dorénavant requis pour assumer son histoire à lui et plus seulement l'histoire collective. Ne peut-on pas considérer, se demande Robinson, que la subjectivité moderne, qui appelle l'apparition des psychothérapies, est l'accentuation d'une introjection ?

La problématique de la transmission, des dispositifs qui la rendent possible et de l'anthropologie clinique qui y correspond sont finalement situés dans et compris à partir d'une pensée historico-politique qui la met en perspective. Bernard Robinson montre de cette manière non seulement comment la psychanalyse reste « *an der Zeit* », mais aussi et surtout comment une réflexion approfondie sur la psychothérapie comme problème anthropologique nous oblige à inventer un type de scientificité qui respecte les particularités de son objet. Vous voyez l'ampleur et l'ambition du livre que vous avez dans vos mains. Il donne à penser.

Philippe Van Haute
Psychanalyste, Ecole belge de psychanalyse
Professeur d'anthropologie philosophique Université Radboud (Nijmegen, Pays-Bas)

Chapitre 1 – Prolégomènes – Psychanalyse et psychodrame entre art et science

1. La psychanalyse est-elle scientifique ?

On reproche souvent à la psychanalyse de ne pas être scientifique. Comme si depuis que la psychologie objective cognitivo-comportementale s'était approprié l'appellation contrôlée de "psychologie scientifique", les autres disciplines psychologiques n'avaient qu'à bien se tenir. Le principe des sciences positives est de se donner un objet. En psychologie, l'homme devient ainsi l'objet d'une science, d'une vraie science, dit-on. Qu'est-ce que cela signifie et qu'est-ce que cela implique ? Qu'il faut réduire l'objet aux exigences de la méthode. Ce qui est sacro-saint, ici, c'est la méthode expérimentale : on objective, on mesure, on compare, on valide, on généralise. La question est de savoir si l'homme ainsi réduit à ces exigences est encore bien l'homme, est encore bien le même homme que celui dont nous parlent toutes les sciences de l'homme et la littérature et le cinéma. L'homme dans toute sa complexité, dans son mystère, dans son opacité, à la fois toujours le même et inattendu, surprenant dans ses créations, ses débordements, dans ses extases, ses conflits et ses souffrances. L'homme éternel qui ne cesse de se réinventer lui-même.

Ce que la psychanalyse décide de prendre en compte, en deçà de cette réduction à un objet de science, c'est le fait que l'homme est aussi sujet. Toute l'œuvre freudienne conduit à cette idée qui fonde une clinique particulière : l'homme est une histoire singulière, dont les soubassements archaïques le déterminent et lui échappent, tout en l'inscrivant dans un univers qui lui est spécifique et qu'il partage nécessairement avec son entourage, et donc nécessairement avec celui qui se met en position de l'écouter : c'est le langage et la parole.

Le langage parce qu'il n'y a rien de son monde qui ne puisse être nommé et que tout ce qui est nommé peut encore l'être autrement. Le monde de l'humain est à dire à l'infini. C'est là que la psychanalyse fait lien avec la littérature et le cinéma, autres productions spécifiquement humaines. La parole, parce que depuis sa dépendance première l'être humain n'a de cesse de s'adresser à d'autres pour recevoir d'eux quelque chose qui le concerne : amour, reconnaissance, honneur, consolation, humiliation... Et de cela nous pouvons être malades. C'est ce que Freud découvre quand il découvre les névroses et invente la méthode psychanalytique. C'est ce que Lacan a poursuivi en élargissant les avancées vers les sciences humaines de son temps : linguistique, anthropologie, histoire, philosophie.

C'est dire que la psychanalyse choisit la part de l'homme qui appelle une interprétation. Au-delà d'autres facteurs, sans doute communs aux différentes psychothérapies, l'interprétation est une scansion majeure en psychanalyse. Elle est à situer dans l'ensemble théorique et technique de la méthode et y prend une signification spécifique, relative à la théorie de l'inconscient et de la cure, chaque psychanalyste y recourant à sa manière. Plus largement, l'interprétation s'inscrit dans le fait anthropologique que l'homme est de langage, et, pour le psychanalyste, que l'inconscient est structuré comme le langage. C'est cette spécificité de l'inconscient freudien, affirmée et théorisée par Lacan, qui fonde la validité de l'interprétation en psychanalyse. Cependant, ceux qui décident de ne pas prendre en compte l'inconscient s'inscrivent quand même avec leurs patients dans l'univers du langage et de la parole, et n'échappent donc pas à la question de l'interprétation, les psychothérapies étant essentiellement de parole.

Quand on communique avec quelqu'un on interprète aussi. C'est inévitable. C'est la conséquence des caractéristiques du langage humain : il est toujours " à interpréter " à cause de son ambiguïté, alors que le langage animal semble plus univoque et sans ambiguïté pour les congénères. Contrairement à ce que peuvent penser (espérer ?) les patients, le psychologue est lui-même soumis aux mêmes lois du langage et de la parole et il comprend ce qu'il peut de ce qu'on lui dit en fonction de la façon selon laquelle il s'est engagé dans le processus de la consultation ou de la psychothérapie. Quoi qu'il fasse, quand il écoute, quand il parle, il interprète le discours du patient. La question intéressante et spécifique qu'il faut faire avancer est alors la suivante : à partir de quoi interprète-t-il ?

C'est dans cette direction qu'il faudrait questionner la scientificité de la psychanalyse, en tenant compte à la fois des phénomènes de langage et de parole. La parole en effet ramène l'échange entre le psychologue et le patient à un échange de semblables. La rencontre clinique se fonde sur l'identification d'un humain par un humain. C'est donc d'abord à partir de sa proximité de semblable qu'on interprète, cette proximité pouvant se réduire aux phénomènes humains élémentaires. Elle est à la fois émotionnelle et langagière, affective et intellectuelle, esthétique et morale. La rencontre clinique se fonde aussi sur la position qu'on prend dans la relation : je ne rencontre pas mon voisin de la même façon qu'un patient. De même, le psychanalyste interprète le discours du patient aussi à partir du rôle que lui donne son métier. Cependant ce rôle, ce choix qu'il fait d'amener le patient vers un plus grand bien, ne lui indique pas dans quelle direction doit aller le patient dans son exploration de lui-même. S'il veut éviter de projeter ses propres normes, ses valeurs, ses idéaux, ses solutions, sa conception du bonheur, etc., il faut bien qu'il se donne un cadre de référence à partir duquel il va interpréter ce qu'on lui dit.

Ce cadre de référence est le problème majeur des psychothérapies et de la psychologie clinique. Il porte à la fois sur la connaissance du fonctionnement psychique et sur les processus pathologiques qui peuvent le perturber. Depuis longtemps dans les universités s'enseignent essentiellement trois modèles majeurs : le modèle psychanalytique ou dynamique, le modèle comportemental et cognitiviste et le modèle systémique et familial. Rien n'empêche que ces modèles se comparent, s'analysent... Il n'y a pas de raison à priori pour en déclarer un " non-scientifique ". Mais le problème de la scientificité du cadre de référence ne résout pas l'entièreté du problème : en situation clinique concrète comment le psychologue va-t-il utiliser ce cadre de référence ? Va-t-il simplement plaquer son cadre de référence sur le discours du patient, ou, ce qui revient au même, faire rentrer le discours du patient dans son cadre de référence professionnel par une espèce de forçage ? C'est en effet assez facile à faire, le patient étant le plus souvent tellement influençable qu'il peut très bien accepter ces " traductions " de son expérience et s'en trouver provisoirement satisfait. C'est un effet de suggestion le plus souvent insuffisant. Ces abus menacent tous les praticiens, quel que soit la légitimité du modèle utilisé.

Le psychanalyste ne se contente évidemment pas de ce " placage " tentant. Au contraire, il a appris à s'en méfier. Charge à lui donc d'interpréter à partir de son humanité et de son cadre de référence, en collant au plus près de l'expérience intime du patient tout en le poussant un peu plus loin ; suffisamment loin pour que celui-ci modifie lui-même son expérience des symptômes, du problème ou de la maladie et trouve un nouvel équilibre dont il peut se satisfaire. Il est quand même, en dernier recours, le protagoniste principal. C'est dans cette incertitude de la pratique psychologique que le psychanalyste décide de se mouvoir et d'assumer les effets inattendus de ce qui se passe dans les séances. Sa formation l'y aura préparé, à condition qu'elle repose sur une formation personnelle et un cursus de supervision où il mesurera lui-même les limites de ses compétences. Dans cette perspective, la psychanalyse est aussi un art.

Il est donc clair que le psychanalyste renonce délibérément à l'objectivité scientifique des sciences positives et expérimentales. Ce renoncement est le prix qu'il paye pour coller au plus près de l'expérience humaine la plus spécifique, celle qui tient compte des phénomènes de langage et de parole, c'est-à-dire celle qui tient compte de la subjectivité et de l'intersubjectivité dans la rencontre. Il accepte donc de s'aventurer dans ce mystère et cette opacité qui fait frémir le scientifique chevronné. C'est sans doute la raison pour laquelle la formation des psychanalystes est aussi longue et ne se définit pas seulement par un curriculum académique, mais par un trajet personnel, toujours aléatoire. C'est sans doute aussi la raison pour laquelle les psychanalystes passent autant de temps à l'élaboration théorique commune de leur clinique. Sans doute, comme différents auteurs l'ont proposé, la possibilité de contradiction de la théorie est à chercher dans l'originalité de chaque cure : chaque patient dans son discours singulier viendrait contredire la théorie déjà élaborée. Par ailleurs, le fait que le psychanalyste dans son geste et dans son attitude renonce à l'objectivité n'est-il pas en même temps ce qui lui permet de pouvoir dialoguer plus aisément que d'autres disciplines scientifiques avec les arts, la littérature, le cinéma, la philosophie, là où l'homme n'est pas nécessairement formaté, mais mis en scène pour ce qu'il est : un sujet.

2. Psychanalyse appliquée ?

Le psychanalyste peut-il témoigner de ce qu'il apprend dans les cures qu'il mène ? Peut-il faire de ce savoir transmis un outil qui lui permette de comprendre d'autres phénomènes humains, culturels, artistiques ? Peut-il contribuer à construire un savoir sur l'homme ?

Quand le psychanalyste écrit, il prend la distance nécessaire avec l'expérience de la cure. Ayant pris cette distance, il applique la psychanalyse à l'écriture et l'écriture à la psychanalyse. Cette démarche comprend une réciprocité. Ecriture et psychanalyse s'expliquent. Comment la psychanalyse et l'art peuvent-ils s'expliquer ? Là aussi le problème commence dans la distance que prend le psychanalyste par rapport à la cure, et plus précisément par rapport à l'éthique de la cure.

En s'occupant de l'art, des œuvres d'art, le psychanalyste prend des distances par rapport au sujet parlant ; il prend distance par rapport à l'acte de parole. Dans la cure, nous nous intéressons à l'énigme de la parole d'un sujet à venir, sujet qui s'adresse à un autre. On peut dire que cet autre, le psychanalyste, est aussi à venir, non encore venu comme psychanalyste. Il suspend sa parole et se restreint, se réduit, le plus souvent, au sujet qui écoute. Parler est un acte créateur ; écouter/entendre en est un autre. Quand le psychanalyste se met à parler, ou à écrire, à propos de l'art, il quitte cette position particulière de la rencontre dans la cure.

Mais le psychanalyste qui parle de l'art se trouve aussi dans un rapport au savoir différent de celui dans lequel il se met dans la cure. Dans celle-ci, le rapport créateur de subjectivité n'est possible, disons-nous, que si le savoir préalable est suspendu. Le savoir du psychanalyste, quel qu'il soit, n'est pas appliqué au dire de l'analysant. Nous voulons permettre au sujet engagé dans la parole de se confronter à la question de sa vérité dans son rapport à l'Autre. Ce qui nous y autorise, c'est essentiellement de nous être formé à l'ignorance de nous-mêmes. Le psychanalyste renonce à être un enseignant.

Donc sur ce second aspect de l'éthique, il y a aussi un problème : quand le psychanalyste quitte ce rapport particulier au savoir, quand il quitte cette position de non-savoir, ou plus précisément cette position de suspension d'un savoir quelconque, qu'est-ce qui lui donne une autorité pour aborder une œuvre d'art ?

J'ouvre ainsi une première question à partir de la distance que prend le psychanalyste par rapport au lieu où il s'autorise : en s'éloignant de l'expérience de la cure, comment peut-il s'expliquer avec l'art, en gardant son rapport éthique spécifique avec la question de la parole et de la subjectivité, et avec la question du savoir, de la connaissance ?

J'envisage une deuxième question, qui est l'inverse de la première. Il ne s'agit plus de la distance, mais de la proximité. Quand le psychanalyste est attiré par l'expérience créatrice et les œuvres d'art, qu'est-ce qui l'attire particulièrement ?

Très tôt dans son œuvre, cette attirance a saisi Freud lui-même. Cela lui a sauté aux yeux qu'il y a une proximité particulière entre l'expérience de la cure, concernant le sujet et le savoir, et la création artistique. Cette attirance s'est d'ailleurs avérée réciproque : un certain nombre d'artistes se sont senti particulièrement attirés par la pensée de Freud. Comme s'il y avait une proximité particulière entre les expériences psychanalytique et artistique.

Il faut s'interroger sur cette proximité. Freud n'est-il pas frappé que à propos de cette explication du sujet avec lui-même, avec l'autre, avec le réel, explication que le psychanalyste dirige dans la cure, *l'artiste semble en savoir quelque chose dans le moment créateur* ? Comme si l'artiste et l'œuvre, l'un ne va pas sans l'autre, pouvaient enseigner le psychanalyste sur ce qu'il ne comprend pas toujours de ce qui se passe dans la cure.

« *Le psychanalyste n'éprouve que rarement l'impulsion de se livrer à des investigations esthétiques* », affirme Freud au début de « *L'inquiétante étrangeté* » (1919). Il ne pouvait pourtant pas s'abstenir de faire des recherches sur l'art. Pourquoi ? Il répond à cette question dans son article « *Le Moïse de Michel-Ange* » (1914), en déclarant qu'il voulait saisir pourquoi des œuvres poétiques ou les arts plastiques, plus rarement la peinture, exerçaient sur lui un « *fort effet* ». Il croyait donc pouvoir produire un savoir sur la jouissance que lui procuraient ces œuvres d'art.

Mais ne faut-il pas dire le mouvement dans les deux sens : l'expérience artistique peut aider à comprendre l'expérience analytique et l'expérience analytique peut aider à comprendre l'expérience artistique ?

Alain Didier-Weill l'exprime très bien dans son livre les « *Trois temps de la Loi* » ; il reprend l'idée dans le prologue de « *Lila et la lumière de Vermeer- La psychanalyse à l'école des artistes* » (Denoël, 2003) :

« *La reconnaissance que nous avons envers l'artiste ne s'adresse-t-elle pas à sa faculté de nous faire reconnaître le point d'altérité, radicalement invisible à tout savoir, qui est fondateur de ce que nous appelons notre existence ? La dette que nous avons envers lui tient à ce que, ayant su payer le prix pour nous faire accéder à l'invisible, à l'inouï, à l'immatériel, il nous rappelle que ce prix, nous avons, à notre tour, à le payer pour accéder à notre triple incognito* »[1].

Il parle, évidemment de tout auditeur, de tout spectateur. Mais le psychanalyste n'est-il pas particulièrement intéressé, à partir de l'expérience de la cure, par l'inouï, l'invisible, et l'immatériel ?

Comment aborder alors la question de l'énigme ou de la vérité d'une œuvre d'art sans exporter tel quel notre savoir supposé en dehors de la cure, sans réduire l'œuvre à nos prémisses aux seules fins de justifier la théorie ?

C'est la question ouverte de la psychanalyse appliquée. Je n'ai pas la réponse, en tout cas pas positivement. Par contre, négativement, je pense qu'on peut deviner ce qu'il ne faut pas faire.

L'helléniste Jean-Pierre Vernant a dénoncé justement cette application sauvage de la psychanalyse à l'œuvre littéraire, ici particulièrement la tragédie grecque. Dans son *Œdipe sans complexe* il refuse les avancées impérialistes de certains textes d'Anzieu :

« *Si armé des seules lumières de la psychanalyse, Didier Anzieu peut s'aventurer sur le terrain de l'Antiquité classique et y découvrir ce que les spécialistes continuent de ne pas y voir...ne faut-il pas examiner la valeur de cette clé universelle œdipienne dont le psychanalyste détient le secret et qui lui permet de déchiffrer sans autre préparation toutes les œuvres humaines ? Cette clé ouvre-t-elle les portes de l'univers spirituel des grecs ? Ou fausse-t-elle les serrures ?* »

Il est vrai qu'André Green a répondu dans son livre *Un œil en trop* à l'impérialisme de la psychologie historique de Vernant.

Au-delà de cela, je vois deux rapports possibles entre la psychanalyse et l'œuvre créée, deux versants de la même démarche.

D'abord, le psychanalyste s'est laissé séduire par l'œuvre. A partir de là il peut peut-être faire entendre dans l'œuvre ou la vie du créateur, la parole muette, celle qui témoigne dans le détail insignifiant de ce qui s'y manifeste de l'Autre. Mais, à ce titre, le fil de l'interprétation psychanalytique *s'ajoute aux autres lectures possibles*, et doit se tisser avec elles, *l'œuvre accomplissant ainsi singulièrement son effet esthétique*. L'œuvre *précède* toujours l'analyse qu'on en fait. Elle se suffit à elle-même dans son explication, mais pas dans son effet, le lecteur et l'analyste ne faisant qu'en déployer les ressorts de beauté. En tant qu'œuvre, *son mystère reste entier*, aucune explication ne venant l'achever. Toute explication risquerait au contraire de l'achever.

---

[1] « Les trois temps de la Loi ».

Ensuite, l'œuvre et l'acte créateur qui la produit peuvent être pour le psychanalyste un éclairage nouveau de la théorie elle-même. En effet l'inconscient est à l'œuvre aussi dans l'acte créateur, comme dans le rêve et le mot d'esprit. Le poète a pensé et a dit avant nous l'énigme de l'âme humaine.

Les connivences et les complicités entre l'inconscient et l'art ont été relevées très tôt par des artistes eux-mêmes, surtout des écrivains et des poètes. Freud quant à lui n'a cessé d'enrichir ses réflexions sur les formations de l'inconscient en s'inspirant d'œuvres d'art : peinture, sculpture, littérature. Le travail de création, l'acte créateur sont sans conteste un travail de l'inconscient, au même titre que le rêve, le symptôme, la foule, le jeu et le mot d'esprit. Dans l'œuvre, avec l'œuvre, nous nous connectons, éventuellement avec d'autres ou par d'autres, avec les désirs les plus profonds, les pulsions les plus originaires, ce monde qui nous échappe, que nous partageons parfois de façon dionysiaque.

Le schéma pulsionnel de Szondi, repris et développé à Louvain par Jacques Schotte et ses successeurs, permet de penser plus avant ces connivences en distinguant la musique, les arts formels (peinture, sculpture, photo…), les arts littéraires, de récit ou de théâtre, et la danse. Ils nous mettent en contact avec l'inouï, l'invisible, l'immatériel.

On peut s'interroger sur cette connivence, sur cet accord secret. Accord secret parce qu'il s'agit évidemment de surgissements qui contournent le refoulement, comme dans le rêve, le lapsus ou le mot d'esprit.

Dans « *L'art et le pouvoir du fond* », Maldiney renchérissait lui aussi, après Freud :

« *Dans les langues germaniques art (Kunst) signifie pouvoir (können). Son être est un pouvoir être ; ce pouvoir-être se fait jour dans le* sentir – *plus précisément dans* le moment du ressentir – *à même lequel il fraye une direction de sens (Bedeutungsrichtung) qui ouvre l'horizon sous lequel a lieu – au lieu même de l'œuvre – une communication originaire avec l'être de l'étant* »

Nous ferions ainsi de l'inouï, de l'invisible, et de l'immatériel, du pouvoir être.

L'approche psychanalytique permet de jeter un éclairage nouveau sur le versant contemplatif de l'expérience esthétique, en en dissipant en partie le mystère, dit Freud. Dans la contemplation esthétique, l'effet passe par une perception – principalement visuelle – qui retient le spectateur. Celui-ci s'absorbe dans la vue de l'objet beau, et cette captation du regard s'accompagne d'un affect de plaisir.

Par son intensité et sa violence l'expérience de la contemplation esthétique dépasse le simple plaisir. Freud évoque sa confrontation avec la statue en marbre de Michel-Ange représentant Moïse : *« Jamais aucune sculpture ne m'a fait impression plus puissante »* reconnaît-il dans *Le Moïse de Michel-Ange*. Face à cette silencieuse puissance de la sculpture, Freud se sent « violemment empoigné ». En même temps, le choc suscité par l'œuvre entraîne un véritable désarroi de l'intelligence, comme si ce *désemparement* était un effet paradoxal d'un tel choc : *« je ne puis savoir pourquoi je suis ému, ni ce qui m'étreint »*.

« Je ne puis savoir », est-ce là le ressort de l'art ? On touche à l'Inconscient, ou l'Inconscient nous touche, mais on n'en sait rien, comme dans le mot d'esprit ou le rêve.

M'est venue alors l'idée de compléter la formule d'Alain-Didier-Weill pour la rendre plus szondienne. Il disait donc : l'artiste nous fait accéder à l'inouï, à l'invisible et à l'immatériel. Je lui ai demandé s'il visait spécifiquement trois formes d'art. La réponse était claire : la musique, les arts formels, peinture, sculpture, et la danse. ADW fonctionne en triade.

Comme ma pensée s'était construite aussi dans l'entourage de Schotte et de Szondi, j'ai cherché le quatrième terme. Il m'apparut vite que l'inouï et la musique pouvait être dans un certain rapport avec le vecteur du Contact (C), l'invisible et la peinture avec le vecteur Sexuel (S). Ce qu'il disait de la danse et de l'immatériel correspondait à mon sens aux particularités du vecteur du Moi, (Sch). Il restait donc la paroxysmalité (P). Quelles connivences peut-elle avoir avec certaines formes d'art ?

Mes réflexions sur une fondation théorique du psychodrame (1998) m'avaient amené à penser le récit et la tragédie avec les catégories phénoménologiques d'Emil Staiger : le lyrique, l'épique et le dramatique. A mon sens le tragique et le dramatique étaient sans équivoque en rapport avec le vecteur P, et donc aussi toute la série des arts de récits, de mise en scène, d'histoire racontée, de parole et d'écriture, c'est-à-dire de représentation. Le théâtre et le cinéma complétaient la série des arts de tension dramatique.

Du même coup je complétais la triade d'ADW par un quatrième terme : l'irreprésentable, l'inimaginable, termes parfaitement compatibles avec la théorie freudienne. L'intuition d'Alain Didier-Weill se transformait donc ainsi :

« La reconnaissance que nous avons envers l'artiste s'adresse à sa faculté de nous faire reconnaître le point d'altérité, radicalement inaccessible à tout savoir, qui est fondateur de ce que nous appelons notre existence ?

La dette que nous avons envers lui tient à ce que, ayant su payer le prix pour nous faire accéder à l'invisible, à l'inouï, à l'immatériel, et à l'inimaginable il nous rappelle que ce prix, nous avons, à notre tour, à le payer pour accéder à notre quadruple incognito »

Ce qui revient à dire que les œuvres d'art ne nous laissent pas indemnes !

Si on transforme la citation en la rapportant au schéma pulsionnel, version louvaniste, en y incluant l'émotion freudienne, cela donne ceci :

L'artiste et l'œuvre

- nous font violemment entendre par vibrations arrangées l'inouï et l'énigme du plaisir et du déplaisir, le silence et le rythme des allées et venues ; les aléas de l'ambiance, l'accrochage et le décrochage, la fusion et la rupture, les rythmes corporels ;
- nous font abruptement découvrir l'invisible du désir et de l'autre, de la forme de notre corps et de la distance qui nous sépare ;
- nous font imaginer, subrepticement, l'inimaginable de la loi et de sa transgression, le meurtre et l'inceste, où les fondements de la société sont menacés ;
- nous font sentir dans notre corps l'immatérialité de notre être, de notre puissance d'être, de notre impuissance, légèreté et lourdeur du corps ; gonflement et dégonflement du Moi.

Dans l'œuvre d'art, l'inconscient se trouve dompté et assimilé : littéralement informé, c'est à dire ayant reçu une forme. La mise en forme de l'inconscient n'est pas le développement de l'inconscience. Faut-il dire que l'artiste s'abandonne au chaos ou au contraire qu'il essaie par la création de lui échapper ? Il est « passeur » en tout cas.

« *J'écrivais des silences, des nuits, je notais l'inexprimable. Je fixais des vertiges.* », dit Rimbaud dans « Une saison en enfer » (1873).

3. Que joue-t-on en psychodrame ?[2]

Le rapport à l'œuvre d'art constitue comme une sorte d'espace intermédiaire, espace/temps d'illusion où réalité interne et objets externes se côtoient sans ne s'opposer ni s'annuler. « *L'illusion, en tant qu'elle inclut d'emblée la désillusion en tenant compte du principe de réalité, rend alors possible le lien entre ce qui s'est retrouvé séparé : l'individu et son environnement.* »[3] L'œuvre d'art peut être considérée ainsi comme objet transitionnel dans le sens où le développe Philippe Lekeuche dans « Aire transitionnelle et psychopathologie ».[4] Un objet qui n'est pas un objet, mais qui l'est quand même. L'objet, dit-il représente la transition, le passage.

---

[2] Communication à la journée annuelle de l'Association de Psychodrame le 17 octobre 2009 au Beau Vallon à Namur.

[3] Christophe Jannsen, 2013.

[4] Brackelaire & alii, 2011.

L'objet transitionnel doit pouvoir rester en fonction pour qu'on puisse faire l'expérience de la perte, du deuil, de la séparation. Le *Haltobjekt*, continue Lekeuche pour ramener les choses du côté szondien, précède l'objet transitionnel. C'est un objet de tenue, objet d'accrochage. La fonction du *Haltobjekt* est de réaliser ou de maintenir le « un », alors que l'objet transitionnel mène déjà à la dualité.

La psychanalyse opère sur cet espace d'illusion. Dans sa version psychodramatique sont convoqués une aire de groupe, une aire de jeu, des acteurs, des spectateurs. Mais pour que cela fonctionne comme espace transitionnel encore faut-il savoir comment on s'y prend.

Au-delà de l'appel au jeu, à la spontanéité, à la liberté d'association et de parole, à la rencontre et à l'ouverture vers l'inconscient, le metteur en scène choisit un protagoniste et finalement propose un jeu. Par quels méandres de son écoute flottante, de son attention à la diversité des phénomènes de parole et d'expression, des réminiscences des entretiens préliminaires où chacun a déposé l'essentiel de sa demande, se dirigent sa pensée et sa décision ? Et plus largement, quelle est son éthique du jeu : qu'est-ce qui lui paraît « jouable » ou « non-jouable » ?

S'engagent dans ces questions une représentation du psychodrame, un projet, des objectifs, des idéaux, des valeurs, une théorie en mouvement, parfois des dogmes, des interdits, des croyances, des tabous.

Ouvrons la question et faisons-la rebondir sur la clinique : que joue-t-on ?

« En psychodrame, que joue-t-on ? » La première réponse qui vient spontanément est : « *en psychodrame tout peut être joué* ». C'est presque définitoire du psychodrame lui-même. Moreno, et à sa suite les psychodramatistes humanistes ont insisté sur cette ouverture : tout peut être joué. Le jeu ouvre un espace de possibles et de représentables que le réel social ne permet pas. Il se passe là des choses qui ne se passent pas ailleurs. J'ai indiqué que c'était la définition même de l'espace sacré, opposé au profane, le lieu même de nos rencontres avec l'inouï, l'inaudible, l'immatériel, l'inconcevable, en un mot l'inconscient. Tout peut être joué, mis en scène. Cette réponse est typiquement morénienne. Je ne renie pas cet héritage morénien auquel me rattache ma filiation psychodramatique, qui passe par l'américaine *International Foundation*, la Verveine, le CEFRAP, la SEPT, le CFIP, le CDGAI et finalement le CERP.

Tout peut être joué, de la même façon qu'il n'y a pas de limites au dire, au dire associatif ; il n'y a pas de limites dans les choses à dire. Tout peut être dit. J'accepte et revendique l'ambiguïté de la formule. Non seulement toute chose peut être prise, reprise dans un dire. Il est possible de dire l'entièreté des choses à dire. Le dire est un travail d'humanisation qui est sans limites. Dans ce premier sens, tout peut être joué, représenté, mis en scène. A priori rien ne peut résister à la puissance de l'imaginaire, de la représentation, du langage. Mais aussi, dans un deuxième sens, il est possible d'imaginer qu'il n'y ait plus de contraintes au dire. Il est possible de lever, de contourner les obstacles qui empêchent le dire, qui le contraignent ou le restreignent. Il n'y a pas d'interdit a priori pour le représentable, le jouable.

Il n'y a que deux sortes d'interdits. D'abord les interdits de la convention sociale. C'est la raison pour laquelle le jeu se situe en dehors, dans un espace approprié. Ensuite ce sont les interdits que nous nous mettons nous-mêmes. Le dispositif du groupe et du jeu, avec leurs artifices, est là pour nous autoriser à tout jouer. Abandonnons-nous au dire qui vient, à la liberté d'associations, renonçons à le contraindre, à le restreindre, créons une ouverture vers une autre scène. Evidemment, ce qui peut venir dans un groupe enserré dans un cercle qui annonce une espèce d'unité, est tout autre chose que ce qui peut venir lorsqu'on est couché sur un divan, sans voir personne. C'est justement cela l'intérêt. Les deux sens de « tout peut être joué » jouent sur l'ambiguïté du permis et du possible.

Tout peut être joué, puisque c'est une fiction, puisque cela n'est pas vrai, puisque c'est du semblant, puisque c'est du jeu. J'allais dire : « puisque c'est une blague », me rappelant que le statut du jeu est proche de celui de la blague dans leurs rapports avec l'inconscient.

Justement ! Glissons du jeu au rire. Peut-on rire de tout ? On connaît la réponse de Freud : cela dépend du contexte social dans lequel on se trouve : on ne rigole pas des religieuses dans un couvent, ou du handicap chez des parents d'enfant handicapé. Cependant le rire apporte ici sa justification : rions de tout, cela permettra d'en moins souffrir.

Le jeu, tous les psychodramatistes le savent, permet ce décalage par rapport au récit, à l'évènement, qui laisse surgir de façon inattendue un mot, un geste, une mimique, une émotion, un souvenir qui viennent donner à la scène ce surplus de réalité qui fascina tellement Moreno.

Le contexte du psychodrame a été créé pour permettre ces décalages : ici, entre nous, non seulement on peut tout dire, mais on peut représenter n'importe quoi ; la représentation a une puissance d'évocation bien différente de celle du langage ; elle permet une telle intensité de présence, une telle condensation, une telle immédiateté, que le souvenir lui-même va subir les transformations de cette machinerie d'actualisation fictive. Et donc pourquoi pas aussi des scènes qui n'ont jamais existé que dans l'imaginaire, des désirs insatisfaits, des rêves non réalisés ? Non qu'on pense les réaliser en jeu, mais le jeu peut les faire éclater au grand jour des désirs impossibles, des conflits cachés, des refoulements inouïs. La moulinette du groupe et du jeu.

Comme dans le mot d'esprit, la puissance du jeu dépend du contexte dans lequel on l'insère. La thématique du groupe, la mise en scène, les renversements de rôle et les doublages, la ponctuation de la fin du jeu, les échos des acteurs et des spectateurs, l'observation et la perlaboration du protagoniste et du groupe, tout cela va permettre d' « interpréter » la scène et le jeu et de les relancer vers d'autres possibles et impossibles. Beaucoup de psychodramatistes ont cru bon de ne jouer que des scènes imaginées, il est vrai en psychodrame individuel (Dupeu, ...), et, s'il s'agit de jouer avec un groupe (Goldsztaub), c'est en restant assis, pour des raisons cliniques qu'il s'agirait de comprendre. Mettre le réel en fiction dans un groupe n'est pas accessible à tout le monde sans danger. Il faut pouvoir supporter la fiction et son paradoxe d'une affirmation aussitôt niée. Certains sujets fragiles ne peuvent supporter sans dommage cette contradiction abrupte.

3.1 Le « on » de la *personnation*

La spécificité du psychodrame c'est de tirer son efficacité de pouvoir jouer sur cet indéterminé de la *personnation*, le « on », ou, si l'on veut, de pouvoir passer d'un singulier par un collectif indéfini.

Les quatre niveaux de personnation ont été articulés par Schotte aux quatre problématiques fondamentales selon le schéma szondien. Il s'agit de sortir de la « normalisation » du « je » de la première personne, de sa sacralisation dans la rationalité, et de s'apercevoir que le moi « joue » lui-même de ses différentes possibilités de rapport à lui-même et à l'autre. Chaque facette a sans doute une fonction et donne lieu à des rapports sociaux différents.

Le premier niveau, le plus archaïque, le plus élémentaire, c'est le « on », ou le « il » indéterminé comme dans « il pleut, il neige ». Schotte le tire du *Es* allemand, celui de la formule freudienne *Wo Es war, soll Ich werden, Là où Ça était Je doit advenir*. C'est une manière d'être pris dans la masse, baigné dans le milieu, fondu, confondu, balloté au rythme des variations des stimulations internes et externes, celles de l'ambiance et de l'organisme. Le « on » est impersonnel, il n'assume rien de lui-même, de son unité qui délimite un intérieur et un extérieur, de son éthique qui lui donne le droit d'exister dans un groupe, de son histoire qui lui donne des responsabilités. Le « on » est commode et reposant pour le moi : il n'y est pour rien. On pourrait dire que le sujet se réduit au partage des émotions, des sensations, des rythmes. Il n'y a à proprement parler personne, pas de répondant, le sujet est fondu, perdu dans la masse collective. Si on se réfère d'avance aux niveaux suivants, le sujet fait l'impasse, et on comprend pourquoi, sur le désir érotique assumé, sur l'éthique à laquelle il se soumet et à laquelle il contribue, et à son histoire et ses responsabilités sociales. D'un point de vue psychopathologique, qui chez Szondi et Schotte est toujours la source et l'horizon du développement du système de la dialectique pulsionnelle, c'est ce qui se passe dans les *thymo-psychopathies* : impasse sur le sujet désirant, impasse sur l'éthique et le social, impasse sur la question de la responsabilité.

Comme « *le moi s'analyse* », certains dispositifs, la foule, l'amour, l'hypnose, le jeu psychodramatique, permettent de s'en remettre à ce premier niveau de l'être. En jeu de psychodrame parfois la fiction ne suffit pas à y accéder, il faut le doublage ou le renversement de rôles, parfois seulement l'écho du groupe et l'observation.

Au deuxième niveau, le « il » comme troisième personne.

C'est le sujet *dont on parle*, celui qui est parlé avant d'être parlant. L'enfant est toujours en effet d'abord dans le désir, dans le langage, dans la personne de l'autre. Il est porté par la personne de l'autre, même si déjà il est une personne, au sens de Dolto, c'est-à-dire désirant. Mais comme tout désirant, dé-sidéré, il n'assume pas encore son désir ; ça désire en lui ; le désir l'a pris, l'autre, l'objet, l'a saisi de son désir. Comme toujours, le désir vient d'abord d'ailleurs : coup de foudre, charme... On est bien dans la dimension première de l'amour et du désir, celle de deux unités qui font couple, qui s'aiment, qui se désirent, ou qui se détestent et se haïssent. Dans l'amour et dans la haine on est davantage l'objet des sentiments de l'autre, on est en son pouvoir. Les avatars de l'amour et de la haine ont inondé la littérature aussi bien que les journaux et le cinéma. Cette dimension de troisième personne, celui qui est parlé, se déclinera dans les jeux de psychodrame, dans tous les rôles que les protagonistes n'assument pas. C'est aussi la position des spectateurs, à distance des enjeux de désir, concernés mais sans le reconnaître immédiatement.

Au troisième niveau émerge un sujet interpellé par la loi et le groupe social.

C'est la deuxième personne de la grammaire, le « tu ». Elle pose un sujet et un groupe de référence auquel on s'allie ou on ne s'allie pas, duquel on est admis ou refusé. On est devenu celui à qui l'on parle, à qui on s'adresse, qui doit avoir du répondant, qui doit en tout cas répondre de ses actes et de ses sentiments, qui a des comptes à rendre. C'est l'univers de la responsabilité morale et de la citoyenneté. Pour faire partie du groupe, mettez-vous en accord avec la loi. En psychodrame c'est la position du héros protagoniste, quand il encaisse l'intrigue et les aléas des rôles et l'interpellation implicite qui lui est faite de toute cette histoire. Mais il n'a pu accéder à cette position d'être interpellé qu'à travers l'artifice du jeu de fiction, les doublages et les renversements de rôles. Parfois, il n'y est pas arrivé dans le jeu. C'est raté, il faudra reprendre par un autre bout.

Le quatrième niveau, celui du « je », première personne.

Il consacre l'avènement du sujet à la responsabilité et à l'histoire, et donc aussi à la limite de la toute-puissance. Le « je » est celui qui parle, qui assume, ou pas, ses responsabilités, qui a du répondant social, ou pas, accepte l'héritage de son histoire ou le refuse, assume ou subit l'avenir de son destin. On voit bien que c'est le but visé par une psychothérapie d'accéder à cette responsabilité et d'en payer le prix. Freud l'a formulé en termes d'assomption de la castration et de liquidation du transfert. Le sujet « je » est toujours supposé. A advenir.

3.2 Le « on » du fantasme

En 1919 Freud écrit un article qu'il intitule « *Ein Kind wird geschlagen* ». Une première traduction en français était „*On bat un enfant*". La traduction plus tardive a été « *Un enfant est batt*u ». Il s'agit d'analyser une représentation fantasmatique évoquée fréquemment en analyse. Ce qui me paraît intéressant ici c'est la mise en scène du fantasme, chargée d'élider la responsabilité du désir ou de l'action, voire même de l'identification. Tout est fait pour qu'on ne sache plus vraiment qui est l'enfant battu, qui est le spectateur de la scène et qui est l'auteur des coups. De la même façon la machinerie psychodramatique met en place une élision progressive du sujet responsable, du sujet coupable, du sujet désirant. Proposer une scène imaginée est une des ressources de cette machinerie.

Le moment clé du fantasme c'est de repérer trois personnages : le père bat l'enfant haï par moi : un père, un enfant, moi. Ne pourrait-on pas dire, pour répondre à la question « Que joue-t-on en psychodrame ? », qu'on joue toute situation évoquée par quelqu'un, mais qui est une position collective de « on ». On dirigera le jeu de telle sorte qu'un agent, un sujet, un protagoniste puisse passer par une position tierce. Ou, aussi, de telle sorte qu'une position tierce puisse être agie, parlée, repérée…

D'abord il faut passer par ce que Gaudé a appelé le thème dans le groupe : le discours du groupe. Pour autant que l'animation l'entende de cette oreille, le groupe finit par passer par cet aspect du « on » ; souvent, c'est un mouvement spontané des groupes : « on pense que », « on croit que… », même si les animateurs de groupe ont tendance à dire « parlez en je ». C'est justement là la question : comment parler en « je » quand celui-ci est empêtré dans ses symptômes, ses contradictions, ses illusions, ses démêlés avec son désir, ses impasses, ses angoisses ? Le groupe, laissé à lui-même, finit toujours par ronronner autour de quelque chose qui concerne tout le monde et personne en particulier[5]. C'est peut-être la raison pour laquelle il faut commencer par laisser ronronner le groupe avant de se précipiter sur un jeu ou une demande de jeu. Laissons-le ronronner pour que les sujets s'évaporent dans les dynamiques des fantasmes, dans l'imaginaire groupal, de telle sorte qu'on ne sache plus très bien de quoi on parle, ni qui parle.

Une fois le protagoniste choisi, une fois la scène circonscrite, avec des acteurs, le décor, les lieux, l'ambiance...(on peut toujours prendre son temps pour endormir le sujet), il faut passer au jeu, à l'indétermination du fictif. Le dispositif est tel qu'on peut dire qu'on est mis en scène en psychodrame, de façon impersonnelle, comme l'enfant est mis au monde, comme l'amour nous tombe dessus sans qu'on s'y attende ; comme la mort nous interpelle et la loi nous questionne, nous les sujets interloqués par la naissance, le désir, l'interdit, et la fin du monde. Comme dans « *Un enfant est battu* », « *Ein Kind wird geschlagen* », « *On bat un enfant* ». On est dans une temporalité indéterminée, comme dans le fantasme, dans une topique psychique d'où le sujet éthique s'absente, ne fut-ce que provisoirement ; le sujet responsable se met entre parenthèses, les parenthèses du désir inconscient sans doute. On est mis en scène, évidemment d'abord par ses symptômes, puis par sa demande, mais aussi par le groupe, par l'animateur de séance, par le jeu des acteurs, par le regard des spectateurs, par l'observateur, ne fut-ce que rétroactivement.

Le but de ces tours de passe-passe c'est de se rapprocher de la logique de l'inconscient. On n'est pas très loin de l'hypnose. En effet, dans l'hypnose on ne sait plus qui parle. Dans l'inconscient, les signifiants, bien qu'articulés, n'impliquent aucun sujet ; un savoir *acéphale*, dira Lacan. L'inconscient est un lieu où le sujet n'est pas « représenté par un signifiant pour un autre signifiant ». Il y a toujours dans la névrose, comme dans la perversion, quelque chose que le sujet ne veut pas reconnaître. C'est là le ressort du mécanisme du refoulement. Si le sujet reconnaissait le refoulé, il serait forcé de reconnaître en même temps une série d'autres choses, lesquelles lui sont proprement intolérables, ce qui est la source du refoulé. Le refoulement ne peut se concevoir qu'en tant que lié à une chaîne signifiante articulée. Chaque fois qu'il y a refoulement dans la névrose, c'est pour autant que le sujet ne veut pas reconnaître quelque chose qui « nécessiterait » de l'être, et ce terme, *nécessiterait*, comporte toujours un élément d'articulation signifiante qui n'est pas concevable autrement que dans une cohérence de discours.

---

[5] J'ai remarqué que l'imaginaire social fonctionne comme cela aussi, par exemple les conversations du café du commerce ; j'avais appelé cela la « fonction théâtrale » : c'est « dire » sans dire. On ne sait pas trop ce qu'on dit, ce qui permet de dire des choses non pensées.

4. Les formations de l'inconscient

Le jeu n'est-il pas une formation de l'inconscient comme l'art, l'amour, la foule ou le groupe, le rêve et l'humour ? Voilà six formations de l'inconscient décrites et théorisées par Freud. Qu'ont-elles en commun ? De produire l'inconscient dans l'espace de parole.

L'art, c'est clair, nous fait voir l'invisible, sentir l'immatériel, entendre l'inouï et concevoir l'impensable, sur le modèle du théâtre. Comme Aristote l'avait indiqué pour le théâtre, les émotions suscitées ouvrent l'espace intermédiaire d'une catharsis, c'est-à-dire d'une élévation et d'une purification accompagnées de plaisir. Mais le moi, endormi un moment, hypnotisé, absent comme dans le sommeil, n'est pas dupe : la scène se referme et il reprend ses prérogatives d'(ir-) responsabilité.

Le mot d'esprit a le même avantage de permettre une ouverture vers l'inconscient, accompagnée de plaisir, à moindres frais, puisque c'est celui qui fait le travail de raconter la blague, et qui risque de se planter, qui paie le prix fort. Il est néanmoins dédommagé par le plaisir suscité chez l'auditeur. Dans ce cas-ci une procédure sociale est nécessaire, une complicité, une solidarité sans laquelle le travail de lever les inhibitions est trop important. On ne rit pas quand on veut, on ne rit pas n'importe où.

Pour le rêve, cela se passe en circuit fermé. Le moi est endormi et permet l'autre scène psychique : la mise en scène des désirs refoulés dans le contenu latent, lui-même travesti en contenu manifeste au réveil, lorsque le moi reprend ses prérogatives.

L'amour nous fait perdre la tête, court-circuite le moi - qui en devient aveugle-, met quelqu'un d'autre à la place de l'idéal du moi. Il nous fait communiquer avec l'inconscient de l'autre, fragilise le sujet mais l'inonde de plaisir, lui fait faire des folies.

C'est dans la foule ou le groupe qu'on peut disparaître, se fondre, oublier ses responsabilités, avoir des émotions inconnues, se fondre dans la masse, rêver de révolution, chanter, devenir acteur, défier le pouvoir et la mort, mourir pour une idée, pour un héros, tuer son semblable, ne plus avoir peur.

Le jeu psychodramatique a en commun avec ces formations de l'inconscient de le produire dans l'espace de parole et d'échange, comme d'ailleurs l'inconscient produit le symptôme, à la différence que le groupe et le jeu sont sous la direction du thérapeute ou de l'animateur de jeu, qui est le garant des limites et des objectifs. *Dans ce sens-là le thérapeute vient à la place du héros de la foule ou de son idéal, et à la place du partenaire d'amour, celui en qui on a suffisamment confiance pour lâcher prise et s'aventurer dans l'espace de production de l'inconscient.*

Que joue-t-on en psychodrame ? N'importe quoi qui puisse produire l'inconscient, qui puisse être soutenu par un sujet sans qu'il s'esquive et par un groupe sans qu'il ne s'effondre, et de telle sorte que le sujet puisse retourner chez lui sans regret et sans dommage. On souhaite en effet qu'advienne du sujet, même si ce sujet n'adviendra que dans l'après-coup. Après une séance prenante un participant disait à la séance suivante : « j'avais hâte de revenir », comme s'il fallait reprendre les choses dans leur lieu d'émergence. D'où l'importance des entretiens individuels de fin de groupe.

Il faut donc éviter qu'il n'y ait que du plaisir. Cela implique qu'une mise en jeu engage aussi un risque, voire une perte, ne fut-ce que celle, provisoire, de la maîtrise du moi ou celle du solipsisme de l'imaginaire. Il faut que le risque soit pris d'une rencontre, d'une surprise, d'un étonnement, parfois d'une sidération, d'où pourra émerger un désir, ou des désirs, *désiderata.*

Chapitre 2 – L'amour – L'enfant

Les circonstances de la naissance du psychodrame, lente et progressive, émaillée d'échecs et de rejets, qui ne trouve à s'accomplir qu'après la traversée de l'Atlantique, est déjà une métaphore de ce que le psychodrame thérapeutique cherche et permet : une émergence de soi, une naissance à soi, un accouchement de la vérité de son histoire. Forcément cette naissance renvoie en même temps à l'enfant, qui ne cesse d'émerger à lui-même depuis sa naissance, entouré, porté, soutenu par le milieu ambiant, qui est essentiellement social, même si des rôles vont s'élaborer à partir des paradigmes biologiques. Dans notre culture on a appelé cela l'amour. En anthropologie on parlerait du soin, de la prise en charge. Sociologiquement et psychologiquement les « parents » portent l'enfant, le représentent, le présentent, le font naître au social en se portant responsables, garants, répondants. Cette dialectique éducative n'est possible que si chaque adulte mobilise l'enfant en lui.

C'est ce que Moreno propose aux psychodramatisants : qu'ils mobilisent dans le groupe et dans le jeu, l'enfant en eux. Il recommande d'ailleurs que le psychodramatiste en fasse de même.

Par ailleurs, on verra qu'une des conditions de cette émergence est l'amour. Ce qui lie les participants d'un groupe de psychothérapie est bien de l'ordre de l'amour. Ce qui lie le protagoniste au psychodramatiste est l'amour. De la même façon que ce qui lie le psychanalysant au psychanalyste est bien un véritable amour, une des conditions pour qu'affleure ce qui ne peut pas être remémoré.

Je me propose de développer ces deux thèmes, l'amour et l'enfant, comme enjeux cliniques au centre de la psychanalyse et du psychodrame, mais aussi ce par quoi une transmission clinique s'opère.

- Dans un premier temps on parcourra les jalons de la naissance du psychodrame en Autriche puis aux USA, en repérant les avatars des concepts utilisés par Moreno.
- Dans la foulée on examinera ce creuset de l'expérience psychodramatique : le jeu, en l'articulant à l'amour et à l'enfant.
- A partir de la clinique du moment anorexique chez des psychanalysants on tentera de cerner l'articulation entre amour et filiation.
- Et enfin, last but not least, on fera une incursion dans le champ social, repérant comment notre société tente d'élaborer amours et filiations dans l'actualité sociale et politique.

1. Naissance du psychodrame[6]

On peut envisager l'histoire du psychodrame de trois manières :

- D'une part, classiquement, évoquer les circonstances de la découverte de cette forme de thérapie et de son invention par Jacob Lévy Moreno. Et donc aussi articuler l'invention et les avatars de sa mise en place progressive en Autriche puis aux USA, à la vie et à la pensée de son découvreur, en dépassant ses écrits et reconstructions a posteriori pour faire place à son biographe canadien René F. Marineau[7].
- D'autre part montrer que Moreno s'approprie des concepts et des techniques, anthropologiquement beaucoup plus anciens (catharsis, spontanéité, théâtre, jeu de rôles ...). Montrer par la même occasion que d'autres y avaient pensé (Ferenczi).
- Et enfin parcourir l'histoire de la découverte en France et aux USA, en fonction des courants de pensée dans le champ des psychothérapies : psychanalyse, thérapies humanistes, thérapies comportementales et cognitives, thérapies systémiques et familiales.

Envisageons quelques séquences de ce projet qui a été développé dans mon livre « *Psychodrame et psychanalyse – Jeux et théâtres de l'âm*e ».[8] Le premier chapitre s'intitule « Histoire d'une trouvaille et annexion dénaturante »

Histoire, d'abord

Nous sommes tous des historiens, du moins depuis notre puberté, lorsque nous devenons capables de nous récapituler, de réorganiser notre vie en chapitres, plutôt que d'accumuler les faits et les émotions les uns après les autres. Pour récapituler il faut une case vide, comme dans le jeu du taquin. C'est ce vide-là qui se crée à l'adolescence, ce que Gagnepain, à Rennes, appelle accession à la dimension de la dialectique de la Personne. La case vide est dans la dialectique de la Personne.

---

[6]Exposé fait à Lyon le 26 novembre 2016 au colloque de la SEPT, Société d'Etudes du Psychodrame Pratique et Théorique.

[7] « *Jacob Levy Moreno 1889-1974 – Father of psychodrama, sociometry, and group psychothe*rapy », Tavistock / Routledge, London and New York, 1989, ou "*J.L. Moreno et la troisième révolution psychiatri*que", Métaillé, Paris-Montréal, 1989.

[8] Bruxelles, De Boeck, 1998, désormais accessible sur le site du CERP à l'adresse suivante : https://sites.google.com/site/cerpasbl/textes/d-un-divan-a-l-autre, sous l'intitulé « *D'un divan à l'autre* ».

En psychodrame, la case vide c'est le jeu. Faire un jeu en psychodrame c'est aussi réorganiser son histoire. Faire histoire, c'est ce que Freud proposera à ses patients, lorsqu'il renonce à la suggestion.

Lorsqu'il écrit en 1914 « *Remémoration, répétition et élaboration* » il déploie me semble-t-il, différentes façons de faire histoire.

- *Wiederholen*, Répéter est une façon. L'insistance de la répétition est une façon, celle de la tournure du symptôme de toujours ramener à l'avant-plan quelque chose d'inachevé qui cherche une issue.
- *Erinneren*, Remémorer est une autre dimension de s'historiciser. *Er-inner*, reprendre à l'intérieur de soi, faire soi, s'approprier.
- Et enfin le *Durcharbeiten*, qui pour moi renvoie clairement au travail de la récapitulation, dont parle Gagnepain. Refaire des chapitres avec les éléments de son histoire.

Trouvaille.

Moreno est un homme de trouvaille. Il y a dans ce mot quelque chose du fortuit, du hasard, du jeu, de l'inattendu, d'une surprise, ou quelque chose qui s'apparente à un des concepts clés de Moreno, la spontanéité. Le jeu psychodramatique pour lui est un lieu de trouvaille, d'irruption, de surprise. C'est sa façon d'envisager de refaire l'histoire : la rejouer dans une fiction.

Annexion dénaturante

Parce qu'on a assisté en France à une tentative d'annexion du psychodrame de Moreno en le rebaptisant « psychodrame psychanalytique ». Comme si le psychodrame ne pouvait plus être laissé à Moreno, son inventeur ; il fallait à chaque occasion le préciser, le psychodrame *morénien* doit être purifié de ses traces et relents de suggestion. Opération cathartique s'il en est.

Le transfert et l'interprétation devaient rendre ainsi le psychodrame *psychanalytique*, et celui-ci dévalorisait le psychodrame désormais dit *morénien.* Cette annexion dénaturait la trouvaille et la reléguait, comme l'hypnose, au rang des pratiques incertaines, pré-analytiques.

Or il me semblait qu'en reléguant Moreno et sa trouvaille aux oubliettes de la psychothérapie, on méconnaissait certains aspects de son geste et de son invention qui pouvaient éclairer notre pratique actuelle notamment du point de vue clinique et institutionnel des indications. Il y a dans le psychodrame une originalité thérapeutique qui ne doit rien à la psychanalyse et dont certains concepts, lorsqu'on les fige, ne rendent pas compte, originalité qui peut trouver ses fondements théoriques dans une anthropologie culturelle et clinique.

A l'époque j'ai salué l'arrivée du livre des Lemoine : « *Le Psychodrame* ». Point. Pas le psychodrame psychanalytique. Non. Le

Psychodrame. Il fallait accepter de payer la dette qu'on doit tous à son inventeur.

Ce tremplin de l'histoire m'a permis d'accéder à d'autres développements, en passant par la catharsis et les mystères d'Eleusis, le théâtre grec, le groupe et la psychologie des masses, le mot d'esprit, le jeu humain, le jeu de l'enfant, le corps, l'enfance, et finalement la question de la transmission.

Mais avant d'en aborder certains aspects je dois rappeler l'horizon théorique à partir duquel je mets la clinique au travail.

Mes réflexions s'appuient sur les développements louvanistes de la pensée de Schotte d'une part, « *la pathoanalyse* », issue de ses recherches à partir des idées développées par Léopold Szondi. Et, d'autre part, sur les développements rennais de la pensée de Gagnepain, les médiations dialectiques, que nous avons mis en correspondance avec les recherches szondiennes de Louvain.

Elles se sont concentrées sur *ce creuset que constitue le groupe et le jeu en psychodrame*, creuset qui rend possible une analyse du Moi et donc une transmission. Cela m'avait permis d'avancer la formule, un peu provocante, il est vrai : *« en psychodrame le jeu prend la place du transfert »,* ce qui signifie, qu'il vient à cette place-là, la place du moment dionysiaque, ou la place du moment dramatique de la transformation décisive. *Drama*, dans le sens théâtral, action et représentation, mise en scène, autre scène. Le drame, chez Emil Staiger[9], se distingue du moment lyrique et du moment épique. Le jeu vient donc à la place dionysiaque du dispositif par opposition à la place apollinienne ou épique selon les distinctions de Nietzsche[10] et de Dominique Barruccand[11]. Le jeu, comme le transfert, vient pallier les dérapages d'une remémoration qui patine en quelque sorte. Donc raconter son histoire, même au travers des associations libres ne suffit pas. La répétition s'installe rapidement. Ce qui insiste se transfère dans l'ici et maintenant. Le jeu est le lieu approprié pour ce qui insiste, sinon l'insistance sollicite la sourde oreille.

Les conditions de ce « *passage* » au jeu ou au transfert sont définies essentiellement par *cette capacité que nous avons de nous perdre en quelque sorte*, de perdre provisoirement notre identité rationnelle et morale. Notre *Moi* est capable de s'analyser, d'abandonner ses idéaux et ses contraintes morales, pour accéder à ses *capacités participatives*. Freud dit clairement que cela nous arrive dans certaines *foules, dans l'hypnose et en amour*. On peut ajouter dans *le transfert et dans le jeu.*

---

[9] « *Les concepts fondamentaux de la poétique* », Lebeer-Hossmann, Bruxelles, 1990.

[10] "*La naissance de la tragédie*", Paris, Gallimard, 1982.

[11] "*La catharsis dans le théâtre, la psychanalyse et la psychothérapie de groupe*", Paris, EPI, 1970.

Venons-en au personnage de Moreno. Il est tout entier du côté de ce versant dionysiaque de l'être. C'est ce qui a fasciné et inquiété les psychanalystes français quand ils ont pris contact avec le psychodrame *morénien* : l'importance des phénomènes de suggestion qu'on pouvait repérer dans sa pratique, son personnage charismatique, les phénomènes émotionnels de groupe que l'animateur pouvait susciter ou qu'il ne contrôlait pas, la rapidité des transformations opérées, l'importance accordée à la formation et à l'élaboration technique, comme si l'invention technique permettrait de contourner les résistances, de les forcer, la confusion des démarches psychothérapeutique, pédagogique et éducative, et le manque de rigueur à conceptualiser son action, comme s'il fallait justifier ses choix à n'importe quel prix théorique, amalgamant diverses sources épistémologiques, éventuellement incompatibles.

Ces apparences ne pouvaient que heurter des psychanalystes qui tous savaient par l'histoire de la psychanalyse et par l'expérience qu'ils avaient faite de la cure que la psychanalyse ne s'inaugure, ne s'institue et n'aboutit qu'à renoncer à utiliser la suggestion comme ressort principal et à œuvrer péniblement à une élaboration très prosaïque et très peu spectaculaire de son histoire personnelle inconsciente et de la théorie. Par ailleurs les mêmes psychanalystes ne pouvaient qu'être insatisfaits de la façon dont Moreno fondait théoriquement sa pratique du psychodrame. Pour le suivre il fallait pratiquement renoncer à tous les acquis théoriques freudiens, qui cependant éclairaient une quantité de problèmes humains dont la névrose et l'art ne sont pas des moindres. En psychanalyse, l'exigence épistémologique devenait de plus en plus insistante après les re-lectures de Freud et de ses épigones par Lacan et les philosophes convoqués et critiques.

Et cependant un certain nombre d'entre eux se sont intéressés au psychodrame, probablement parce qu'il permettait d'offrir une aide psychothérapeutique dans certaines situations cliniques dans lesquelles la psychanalyse comme telle était d'un maigre secours.

1.1 Jalons de l'histoire

Psychodrama was born on Fool's Day, April 1, 1921, between 7:00 and 10:00 p.m. » [12]

Moreno adore refaire l'histoire, réinventer son histoire. Dans ses écrits il ne cessera de changer les dates de ses trouvailles et les définitions de ses concepts. Il ne peut pas analyser son passé, il le réinvente à chaque occasion. Né à Bucarest le 18 mai1889, il écrira et soutiendra publiquement qu'il est

[12]J.-L. Moreno, *Psychodrama*, First Volume, Third Edition, New-York, Beacon House, 1964, p. 1.

né en 1892. Est-ce pour se rapprocher imaginairement de 1492, date à laquelle Christophe Colomb quitte l'Espagne, et date à laquelle Isabelle la Catholique chasse les Juifs d'Espagne ? Le mythe de sa naissance le fait naître en 1892 sur un bateau qui venait d'Espagne vers la Mer Noire. Il s'invente une naissance d'apatride. Il ne fait que s'inscrire dans le mythe familial de ses ancêtres qui ont quitté l'Espagne vers la Bulgarie en passant par la Turquie. Qu'il fasse naître le psychodrame à Vienne le jour des fous n'est pas sans importance non plus.

Reprenons ce moment de son histoire où je vois le paradigme vivant de sa découverte.

Nous sommes en 1918. Moreno est un jeune médecin qui fait de la littérature et du théâtre. Il fréquente les cafés viennois. Au café *Herrenhof* il réussit à fédérer toute la jeune génération des artistes et écrivains viennois autour de la revue *Daimon.* Alfred Adler en fait partie. Martin Buber, qui a développé le concept de « *Rencontre* » y publie. Ils sont tous les deux actifs dans le mouvement socialiste. Pour des raisons philosophiques mystérieuses Moreno ne peut pas suivre le mouvement des médecins qui suivent Freud. Il se rend compte que Freud est la deuxième révolution psychiatrique, après Pinel, qui a rendu au malade son humanité. Il rêve d'être celui qui portera la troisième révolution psychiatrique. Il ne peut pas être le disciple de quelqu'un.

Alors que Freud est dans l'histoire, dans la culture classique, dans le passé, Moreno se sent habité par le mouvement culturel viennois, dans l'immédiateté : la musique dodécaphonique, l'expressionnisme, le retour à la subjectivité, l'émergence de la Personne. On prône la créativité, l'immédiateté, l'ici et maintenant, la rencontre. Nous sommes aux portes du surréalisme. Ces jeunes adultes se méfient de la psychanalyse qui à cette époque explique, interprète, analyse. Les psychanalystes ont en effet tendance à se hausser dans la position de « tout savoir sur tout ». Cela laisse peu de place à l'immédiat, à la spontanéité, à l'action. On discute interminablement dans les cafés, et Moreno aime cela. Il a besoin d'action. Néanmoins il ne se sent pas admis, ni reconnu à la hauteur de son ambition. A la fois il se sent proche des gens simples, et il revendique un rôle social de contestataire, tout en ayant un idéal et une mystique très élevés.

A la fin de la guerre le jeune médecin va s'établir à Bad Vöslau, petite station balnéaire à 40 kms de Vienne. Il est engagé à l'usine textile par le maire socialiste. Il est rapidement reconnu comme faiseur de miracle, recevant à toute heure du jour et de la nuit. Le médecin du peuple. Souvent, il refuse de se faire payer. Il écrit des poèmes. Il appelle sa maison « Le château ». Il reçoit des écrivains et des poètes.

Refusant d'assister les femmes en couches, il va de plus en plus délaisser la pratique médicale, mettant en danger sa réputation d'honorabilité. Il n'en a cure. Il commence à s'intéresser à la psychiatrie et à la radiothérapie. Finalement, n'ayant pas les compétences, il devra renoncer à utiliser les appareils coûteux qu'il s'est acquis pour la radiothérapie. De plus en plus, il va dans les familles de ses patients et s'intéresse aux conflits familiaux, essayant de résoudre les conflits par le théâtre réciproque, immédiatement.

En 1919, il rencontre Marianne

C'est enfin la muse dont il a besoin. Elle a 19 ans. Lui en a 30. Assez vite elle quitte son poste d'institutrice pour s'installer chez lui et l'assister dans ses écrits. Ils vivent une passion amoureuse folle, débordante, mystique. C'est le temps le plus fort de sa vie dira-t-il. C'est sa première grande relation amoureuse. Il vit une folie à deux ; il sort d'une période difficile, et il écrit le « *Renouveau de Dieu* », texte mystique. C'est un temps fort, une période mystique en déconnexion avec le monde environnant. Il a délaissé la pratique médicale. Il veut devenir prophète. Après un échec pour se faire accréditer comme radiothérapeute, la seule voie qui continue à l'intéresser est la pratique de la thérapie familiale et de l'action communautaire par le biais du théâtre réciproque. La passion qu'ils partagent lui donne des ailes. Rejeté par la médecine, il fréquente à nouveau les cercles littéraires de Vienne. Son texte « *Le Renouveau de dieu* » aurait été écrit sur les murs du château en ruines de Merkestein, qui a inspiré Beethoven. Moreno ne sait plus si c'est lui, Marianne ou Beethoven qui écrit. « *Nous l'avons écrit, dira-t-il dans une déconnexion d'avec le monde environnant. Folie à deux, vision à deux. Nous sommes éblouis, fébriles, transportés.* » Le Moi a quitté ses frontières rationnelles et morales pour retrouver la source pulsionnelle de son être. C'est dans cette expérience presque psychotique que je vois l'invention du jeu psychodramatique de Moreno, dans sa source dionysiaque. Une transe.

Nous sommes en quelque sorte au cœur même de la découverte du transfert par Freud.

A l'inverse de Freud qui, partant de l'hypnose et de la suggestion en vient à la libre association et à la remémoration, et découvre ainsi le transfert dans le dispositif mis en place, Moreno découvre la transe mystique qu'il cherche depuis longtemps. Il mettra beaucoup de temps pour tenter de l'inclure dans un dispositif adéquat pour que cela devienne une psychothérapie. Il est intéressant de remarquer que ces thèmes, rencontre, transe, ... seront au centre de la psychologie humaniste qui se développera aux USA, notamment avec Carl Rodgers, et des variantes comme celle de Fritz Perls. Moreno n'a pas participé à ce mouvement, mais ses positions sont très proches. J'ai indiqué que ce sont les idées développées par Buber en Autriche, puis Abraham Maslow aux USA, dont certaines ont été empruntées à Moreno.[13]

1.2 Echecs et erreurs de Moreno

Après cette extase mystique et amoureuse, mais déjà avant cette rencontre, j'ai été frappé par les situations d'échecs et d'erreurs dans lesquelles il s'est mis. Il y a là comme une insistance qui ne peut que nous signifier qu'il poursuit une intuition, qu'il se sent investi d'une mission, d'un destin, et qu'il doit aboutir. Je rapproche cette insistance à la fois de l'insistance du symptôme, de la répétition du trauma, mais aussi de l'insistance de l'analysant de revenir en séance chaque semaine, ou du psychodramatisant de redemander un jeu. J'y vois aussi comme l'insistance du peintre à refaire une série du même tableau, mais qui n'est jamais vraiment le même (cf. *Empire des lumières* de René Magritte), ou celle du musicien de jazz soliste de rejouer sans cesse le même standard, avec des variations, d'autres musiciens, d'autres effets sonores, d'autres harmonies, alors que la mélodie revient sans cesse. L'invention de Miles Davis, John Coltrane et de Bill Evans dans *Kind of Blue*, a été répétée des milliers de fois par tous les musiciens. Insistance. Qu'est-ce qui insiste ? C'est d'ailleurs la même insistance collective si on se réfère à l'ensemble des musiciens de jazz avec certains standards. Depuis que Joseph Kosma et Jacques Prévert ont composé les « Feuilles Mortes », qu'Yves Montand l'a chanté, nombre de musiciens noirs américains l'ont repris avec insistance dans « *Autumn leaves* ». Qu'est-ce qui insiste ? Qu'est-ce que c'est que cette insistance morénienne ? Voyons-en quelques étapes.

1. **Revenu à Vienne** après cette extase avec Marianne, lors de *la soirée du jour des Fous*, le 1er avril 1921, il se déguise en bouffon du roi et cherche dans l'assemblée des notables quelqu'un qui acceptera de s'asseoir sur le trône de la scène et de proposer des réformes sociales pour un pays qui n'a plus la splendeur de l'empire austro-hongrois et dont tout le monde est insatisfait.

C'est l'échec froid de son premier sociodrame. Il a manqué son entrée chez les grands et s'aperçoit qu'il y a un monde entre les enfants et les notables. Nul n'est prophète en son pays, conclut-il.

2. **La même année, 1921**, c'est *Le théâtre impromptu, ou le « Stegreiftheater »*. Théâtre improvisé, théâtre au pied levé.

[13] Robinson, 2005.

Une ou deux fois par semaine à la Maysedergasse, on joue. Avec Anna Höllering, la future Barbara, Georg Kulka, son partenaire rencontré dans ce lieu même, Ladislaus Löwenstein, dit Peter Lorre. William, le frère de Moreno, paie la location de la salle. Il s'agit d'un théâtre sans spectateur. Moreno y introduit le journal vivant, formule que Stanislavski a utilisée à Moscou. Les parias de la société politique, culturelle et thérapeutique s'y retrouvent.

C'est l'épisode célèbre de Barbara, qui change ses rôles habituels de sainte et d'héroïne pour jouer à la perfection une prostituée. Métamorphose conjugale dit-on.[14] Ce que Moreno ne dira jamais c'est que le mari était beaucoup plus difficile à vivre que sa femme et que quand cessa le théâtre impromptu, le couple se sépara définitivement. Georg Kulka se suicide en 1929 et Anna Höllering se réfugie chez sa soeur et ne se lia plus jamais à un homme. Le même échec se répétera avec Diora et Robert, malgré des changements prometteurs. Robert se suicide après un psychodrame.

Emigré aux USA en 1925 il recommence : l'« Impromptu theatre », New-York, 1929.

Cette fois il n'ouvre pas ses portes au grand public. C'est un public d'adultes qui se rencontrent dans un studio du Carnegie Hall. Jeunes artistes, musiciens, acteurs, critiques d'art... Moreno reprend une formation complète à la spontanéité, avec le journal vivant et l'expression corporelle. Il travaille avec J.J. Robbins qui a traduit une œuvre de Stanislavski. Moreno vise manifestement une révolution sociale grâce à l'abolition de ce qu'il appelle les « conserves culturelles ». Il se réserve le rôle de l'analyste de ces séances de théâtre impromptu. Cette idée d'analyste pourrait relier Moreno à Freud, éventuellement, mais il ne donnera jamais d'indications précises sur ce rôle. Robbins, comme Stanislavski, veut, lui, une révolution du théâtre grâce à une réévaluation du jeu de l'acteur.

En 1931 Moreno installe son *Impromptu Theatre* au *Guild Theatre* de New-York. Il n'a pas renoncé à révolutionner le monde en passant par la révolution théâtrale. Il publie le magazine *Impromptu* qui présente les grands thèmes et les méthodes de sa révolution. Mais, comme à Vienne, c'est la même constatation et l'échec rapide : la personne qui vient au théâtre y *vient pour son propre plaisir* et pour son enrichissement personnel, pas pour une révolution sociale. Il rencontre le même problème qu'au *Stegreiftheater* qui amènera « *la fin de l'expérience : ambiguïté récréation-création, personnel*

---

[14] cf. Anne Ancelin-Schützenberger, 1970, *Précis de psychodrame*, p. 19 :"...*cette jeune étudiante se trouvait guérie de sa névrose de caractère, et ses rapports conjugaux devenaient plus harmonieux.*"

professionnel et amateur, objectifs thérapeutiques contre théâtraux, importance de la qualité de la performance ou non. »[15]

3. Quinze ans plus tard, en 1936, Moreno installe un sanatorium psychiatrique à Beacon sur la rivière Hudson.

Ina Truman, la fille de l'une de ses patientes, lui prête les deux mille dollars nécessaires lors de la signature du contrat d'achat d'une ancienne école. Il vient de recevoir sa certification de psychiatre.

Il a la chance de rencontrer Gertrude Trone, riche héritière, qui décide d'apporter les fonds nécessaires à la réalisation du théâtre de l'hôpital, à condition que Moreno la guérisse de son alcoolisme. Elle s'installe à Beacon, dont elle est la première patiente, à la grande satisfaction de son mari, qui y va de son obole personnelle. Moreno est seul avec elle dans l'hôpital et c'est une aubaine pour lui, parce que Gertrude Trone, qui a retrouvé une raison de vivre, l'aide beaucoup dans son travail de traduction et l'accompagne dans ses projets. Malgré le refus de Moreno de l'épouser, elle laisse une fortune qui permet à Moreno de continuer ses aménagements. Il fait construire le premier théâtre thérapeutique selon ses plans.

« ...le théâtre conserve certaines caractéristiques de son plan de Vienne, mais Moreno a ajouté un balcon. Il utilise une scène semi-circulaire, une place pour le public et une cabine de régie à l'arrière d'où on pourra contrôler les lumières et les effets spéciaux »[16]

« La scène est faite de trois cercles concentriques dont les diamètres varient de 3,60 m à 4,80 m, chacun surélevé par rapport au précédent et qui correspondent aux niveaux successifs dans l'échauffement de la spontanéité. Quelques chaises et une table sont le seul décor. Un quatrième degré propre aux états d'âme des héros et des prophètes, est fourni par un balcon, dominant le plateau de 3 m. L'auditorium a 15 m de long, 7,50 m de large et 12 m de haut. Il comporte 70 places assises. Un projecteur permet des effets de lumière et de couleur spontanés. Une séance psychodramatique publique et payante a lieu toutes les semaines. Des séances fermées s'y déroulent dans le cadre de la consultation et de la clinique psychiatriques dont le théâtre est une annexe. »[17]

C'est le commencement d'une première expérience avant-gardiste de psychothérapie communautaire. C'est aussi là qu'il va mettre au point le psychodrame comme méthode psychothérapeutique individuelle et de groupe.

---

[15]cf. Marineau, *op. cit.*, p. 191.

[16]cf. R. Marineau, 1989, *J.L. Moreno et la troisième révolution psychiatrique*, p. 215.

[17]cf. D. Anzieu, 1979, *Le psychodrame analytique chez l'enfant et l'adolescent*, Paris, PUF p. 35.

« Le travail dans le théâtre de psychodrame est partie intégrante du plan de traitement. Chaque jour, tout le monde se retrouve au théâtre : on y met en scène les problèmes de la vie quotidienne, le contenu des délires et hallucinations des patients, les conflits que vivent, ont vécus ou craignent de vivre les patients dans leur milieu. Tout le monde est invité et encouragé à mettre en actes ses conflits, plutôt que d'en parler... La spontanéité, la créativité et la rencontre sont toujours des concepts clés, mais Moreno pratique maintenant la psychothérapie de groupe par la méthode du psychodrame. Il n'y a plus d'ambiguïté quant au but : chaque psychodrame est un acte thérapeutique au sens strict du terme et le théâtre de Beacon devient le lieu de naissance du psychodrame thérapeutique. »[18]

C'est le début de la réalisation de son rêve, la matérialisation d'une utopie. Entre cette soirée du jour des fous à Vienne et l'inauguration du théâtre psychodramatique de Beacon une série de tentatives, d'erreurs et d'échecs jalonnent cette naissance lente et douloureuse, toujours bercée d'une illusion indéfectible, que n'altèrent ni les échecs, ni la mise en acte de son projet cosmique.

Quelle est l'erreur de Moreno ? Il n'a pas compris qu'on ne change pas une société, un fonctionnement social par des tours de passe-passe. Il n'a rien voulu savoir de ce que Freud avait découvert du fonctionnement du psychisme individuel. Sa vision est d'emblée sociale et pédagogique. Du point de vue sociétal et culturel, en se basant sur ses découvertes, Freud ira autrement plus loin, notamment pour articuler la dynamique pulsionnelle névrotique, le malaise dans la civilisation, l'avenir de l'illusion religieuse, le Surmoi et les pulsions mortifères.

Dans une fausse anecdote, probablement construite de toutes pièces, il raconte avoir été écouter Freud à Vienne. A la sortie de la conférence il l'aurait apostrophé péremptoirement : *« Vous triturez le psychisme individuel dans l'intimité d'un cabinet de médecin, moi je prends les gens là où ils sont, dans la rue, là où ils vivent et je les mets en action pour changer leur vie. Je commence où vous finissez ».*

Il ne sait pas encore que gouverner est aussi impossible qu'éduquer et psychanalyser. Il croit qu'en intervenant directement dans l'espace social son grand pouvoir de thaumaturge va permettre de changer quelque chose. Il méconnaît la demande de changement et la résistance au changement.

Du point de vue d'une action sociale, Augusto Boal et les thérapeutes familiaux iront beaucoup plus loin. Le théâtre de l'opprimé et le théâtre-action peuvent permettre aux gens d'améliorer leur vision de la vie, à condition de

[18]D. Marineau, *op. cit.*, p. 216.

faire aussi l'analyse des contraintes et oppressions dans lesquelles ils sont. En somme, c'est de l'action politique et sociale.

Par ailleurs, aveuglé par son destin et sa mission, il méconnaît complètement la fonction sociale de l'institution. Le pouvoir d'un médecin, socialement parlant, est établi et renforcé parce qu'il est institué médecin, reconnu, légitimé. Ne s'institue pas médecin qui veut. Il fait autorité aussi parce qu'on la lui donne. Un métier se fait reconnaître comme service, échange de services, dans une organisation sociale qui contribue à notre identité. Du côté de la demande, adresser une demande de guérison à quelqu'un l'institue comme soignant, supposé soigner, ou guérir.

Moreno méconnaît aussi l'importance de l'espace thérapeutique, comme espace séparé de la vie courante, espace sacré en quelque sorte, avec des règles de fonctionnement différentes, ce qui permettra une régression permettant le changement.

Moreno s'institue guérisseur avec des gens qui n'ont rien demandé. Par contre il va concentrer ses travaux sur la sociométrie, observant les interactions dans des groupes restreints, mais sans jamais, à ma connaissance, participer aux recherches de Kurt Lewin, pourtant très fécondes, Anne Ancelin l'a montré.

« Bien des éducateurs rêvent de ramener à l'unité tous les types d'apprentissage grâce au principe de spontanéité. Cette unification se réalisera peu à peu, à mesure que l'invention et la pratique des méthodes auront démontré son utilité. Nous sommes de plus en plus nombreux à comprendre que l'action de l'éducateur ne peut être nettement séparée de celle des parents, du conseiller, du thérapeute, de l'ami et du partenaire. En revanche on ne peut distinguer l'élève du fils, du patient, de l'individu qui apprend ou reçoit des conseils. L'intrication dynamique de toutes les formes d'apprentissage met au premier plan une notion qui jusqu'à maintenant semblait réservée au spécialiste, au psychothérapeute, la notion de catharsis mentale »[19]

1.3 Que reste-t-il des concepts de Moreno ?

A peu près rien. Cependant il faut évoquer la catharsis, la spontanéité et les rôles, qui sont des concepts qui ont fait histoire dans la culture et la philosophie. Que peut-on en faire dans une optique de théorisation psychanalytique ?

---

[19]J.L. Moreno, *op. cit.*, 1965, p. 403. C'est nous qui soulignons. Il est difficile de dire quand Moreno a écrit cela, dans le dédale des éditions, des traductions, des ajouts successifs, des remaniements.

1. Catharsis

Le concept fait partie de l'histoire du théâtre et de la psychanalyse. Comme Aristote l'avait bien vu, le théâtre permet la catharsis des passions pour les spectateurs. Ne devant pas s'engager dans le drame qui se déroule devant eux, ils y participent cependant par identification émotionnelle, la crainte et la pitié soulageant leur conscience. Le théâtre est bon pour le peuple, qui était payé pour y assister. Politiquement c'est compréhensible, comme les jeux à Rome. Néanmoins les drames de Sophocle ou d'Euripide pouvaient peut-être « élever » l'âme, ce que ne permettait pas la cruauté des gladiateurs avec les chrétiens.

D'ailleurs la catharsis était présente déjà dans les mystères d'Eleusis. A la vue du spectacle des mystères l'initié était purifié pour toute sa vie. C'était un peu comme le pèlerinage à La Mecque. La participation affective, la disparition provisoire du Moi dans la Masse, la révélation des mystères, tout ce dispositif devait concourir à laisser des traces.

Bien des dispositifs d'initiation participent de cette catharsis-là. Comme Jean Florence l'a suggéré à propos de l'identification au théâtre, la catharsis s'opère grâce à une dénégation au sens de Freud (*die Verneinung*).[20] Il y a une prise de conscience de ce qui est refoulé, mais au prix d'une négation concomitante. Sous les effets de la mise en scène, les défenses habituelles sont levées et laissent apparaître le matériel fantasmatique ; mais celui-ci est automatiquement nié ; il n'est présent que pour autant qu'il est nié. Une fois la négation du jeu théâtral disparue, les spectateurs se retrouvent avec le conflit, sans défense. Le plaisir laisse une trace sans altérer le Moi.

Il faut croire que Moreno se doute que la catharsis théâtrale d'Aristote est insuffisante à expliquer les effets du psychodrame. C'est pourquoi il va complexifier la notion de façon contradictoire, et, je l'avoue, incompréhensible.

On sait le sort que Freud lui réserva, préférant le lent travail d'analyse des résistances et l'interprétation dans le transfert.

Néanmoins on ne peut négliger, au-delà de la méthode cathartique, que quelque chose opère qui purifie le désir. C'est ce que Lacan va soutenir dans le Séminaire VII sur l'éthique. S'appuyant sur *Antigone*, Lacan montre que la catharsis peut être l'expérience du franchissement de ses propres frontières. C'est donc toujours par quelque franchissement de la limite, bénéfique, que l'homme fait l'expérience de son désir. Son commentaire d'Œdipe-Roi est très explicite dans ce sens. Il montre ainsi la dimension tragique de l'expérience psychanalytique et en quoi le désir doit rester dans un rapport fondamental avec la mort. Probablement qu'en psychodrame le

[20] "L'identification dans la théorie freudienne", Publications de l'Université Saint Louis, Bruxelles, 1978.

passage du groupe au jeu, et le retour au groupe et à l'observation qui ponctue ce qui est passé dans les interstices des jeux, des effets semblables peuvent être attendus.

2. Spontanéité

Moreno a emprunté à Bergson ses idées pour forger le concept de spontanéité. Il retient qu'il y a des actes imprévisibles qui expriment la personnalité totale et qui ouvrent sur le monde et l'individu lui-même. Mais sous l'influence américaine la spontanéité devient un mélange de pragmatisme, d'intensité dramatique et d'authenticité. Anzieu remarquera que la théorie de la spontanéité de Moreno se développe dans ses ouvrages en une phénoménologie, une métapsychologie, une psychopathologie, une psychotechnique et une psychologie génétique. Difficile à suivre. Les psychanalystes, quant à eux, réinventent à chaque séance « la parole associée librement ». Et les psychanalysants tout autant. Nous savons que l'association doit se réinventer à chaque séance. Pour le comprendre il faut la théorie du refoulement et de la résistance, ce qui est autre chose que les contraintes des conserves culturelles. En ce sens la phrase « *je commence là où vous finissez* » trouve tout son sens. Au-delà des résistances de l'appareil psychique, au-delà de l'interprétation, il y a les contraintes sociales et les modèles dominants qui nous sollicitent et nous enferment. Une action sociale collective est toujours possible aussi.

En psychanalyse, m'appuyant sur les travaux de Frédéric Vinot[21], j'explore plutôt le concept d'*improvisation*, qui me paraît plus propice que celui de spontanéité pour rendre compte de ce qui surgit dans la cure, insiste, surprend, s'immisce... tant du côté de l'analysant que du côté des interprétations du psychanalyste, liés en quelque sorte dans l'acte même du jaillissement attendu de la parole, comme l'était par ailleurs Moreno avec son protagoniste.

3. Rôles

La théorie des rôles de Moreno transforme son psychodrame individuel en psychodrame du groupe. En effet, tel qu'il présente le psychodrame[22], l'attention est centrée sur l'individu et ses problèmes personnels. Les spectateurs ne sont effectivement impliqués dans l'action psychodramatique qu'en proportion des affinités qu'ils établissent entre leur propre rôle et celui du protagoniste ou des antagonistes. *« Dans le psychodrame même l'approche soi-disant collective est, en un sens plus profond, centrée sur l'individu... (Le psychodramatiste) ne se sert de l'approche de groupe que comme d'un moyen thérapeutique pour atteindre plusieurs individus dans la*

---

[21] "Penser la psychanalyse avec le jazz", in "*Cliniques méditerrannéennes, - Improviser en psychanlys(t)e*", n°93, Erès, 2016.

[22] J. L. Moreno, 1965, pp. 48-49.

même séance. L'approche de groupe, dans le psychodrame, a affaire à un groupe d'individus privés, et l'ensemble même de ces individus est, en un sens, un groupe privé. »[23]

Par contre, le vrai sujet du *sociodrame* est le groupe. Cette distinction sera à la source de deux pratiques différentes du psychodrame (notamment Anzieu et les Lemoine), mais, chez Moreno, on a parfois l'impression qu'il mélange les deux approches dans ses considérations socio-pédagogiques, voire thérapeutiques. On ne voit pas très bien comment il passe de la sociométrie au travail thérapeutique en psychodrame après cette affirmation très claire que le psychodrame est une thérapie individuelle en groupe.

Sa grande contribution à la psychosociologie c'est sans doute sa découverte de la distribution des affinités positives et négatives dans les groupes. Ces affinités constituent de véritables réseaux psychosociaux. On comprend l'importance de ces réseaux dans un fonctionnement institutionnel, comme une colonie, une classe, un atelier, du point de vue de la dynamique du groupe, de son efficacité et de sa créativité. Ces réseaux constituent la forme la plus souterraine de communication sociale et donc la structure d'un groupe humain. Il s'agit bien là d'une sorte d'inconscient de groupe, appellation que Moreno n'hésite pas à utiliser. Malheureusement il passe constamment d'une psychologie individuelle à une psychosociologie et à une sociologie, sans vraiment fournir une analyse pertinente de ces réalités, et l'emprunt du terme d'inconscient ne peut avoir qu'une valeur métaphorique. Néanmoins la conséquence la plus importante de cette découverte des réseaux de communication sociale devrait être une contestation radicale de la notion sacrée d'unité et d'identité de l'individu dans la théorie de la personnalité. Moreno commence par critiquer les notions de Moi et de Soi parce qu'elles sont inutilisables en psychologie expérimentale. Cependant il n'y renoncera jamais vraiment. *« Ce ne sont pas les rôles qui émergent du moi, mais le moi qui peut émerger des rôles ».*[24] En effet, tout le monde maintenant peut être d'accord pour dire que le moi se constitue à partir des rôles d'actions réalisées sur la base des interactions avec le milieu et que ces rôles sont d'abord psychosomatiques. Mais la définition que Moreno donne du rôle (*« c'est la manière d'être réelle et perceptible que prend le Moi »*[25]) donne à penser que si le moi s'est constitué à partir des rôles, il s'érige finalement en instance supérieure délimitant les rôles qu'il s'approprie et en rejetant d'autres. Il y aurait là les ingrédients suffisants pour comprendre le problème de la division du sujet humain et l'intérêt du psychodrame pour aborder cette « pathologie » inévitable. Mais Moreno croit pouvoir résoudre le problème intra-individuel

---

[23]Ibidem, p. 49.

[24]J.-L. Moreno, 1970, p. 33 ; cf. aussi J.-L. Moreno,1987, p. 72 et Leutz, *Mettre sa vie en scène*, 1985, p. 21 :"*...l'enfant exerce des rôles sans les avoir reconnus consciemment.*"

[25] Moreno, 1987, p. 81.

par une thérapeutique sociale. On a parfois l'impression que pour Moreno il s'agit que l'individu se mette en accord avec le groupe social, l'autre généralisé, alors qu'à d'autres moments il opte clairement pour une contestation subjective de l'ordre social. Alors que G. Mead en vient à distinguer dans la personnalité le « *je* » -réponse pleine de spontanéité aux attitudes des autres- du « *moi* » -ensemble des attitudes des autres que l'individu assume en lui, Moreno, quant à lui veut éliminer du concept de rôle tout ce qui est appris et calqué. Il refuse le *role taking*, comportement conservé. Pour lui, un rôle s'invente comme dans le *role playing*. Par ailleurs le *role taking* peut être un cas particulier du *role playing*. Quand l'acteur joue un rôle il peut lui donner toute sa spontanéité. Le développement d'un rôle *in statu nascendi* nous apprend plus sur la personnalité d'un individu et sur ses relations humaines que ses rôles socialisés, dit-il. Ainsi la personnalité est devenue un « système total des rôles privés et sociaux propres à un individu et qu'il joue dans ses contacts interpersonnels et intergroupes ». [26] Ce système est à trois dimensions: les rôles psychosomatiques, tels que le rôle du mangeur, du dormeur, le rôle sexuel; les rôles sociaux, tels que le père, la mère, le frère; et les rôles psychodramatiques, incarnation de choses imaginées, à la fois réelles et irréelles, telles qu'on en trouve dans les religions, dans les rêves, dans les désordres mentaux pathologiques et dans les oeuvres poétiques. Le champ des rôles psychodramatiques est beaucoup plus étendu et domine le champ des rôles sociaux. On retrouve la triade, chère à Moreno, avec le psychodrame en position tierce et synthétique.

C'était une psychosociologie intéressante à cette époque-là. Maintenant, avec la théorie des médiations dialectiques de Gagnepain et la dimension de la *Personne*, on a un outil théorique bien plus performant pour une anthropologie clinique qui peut éclairer la pratique clinique du psychodrame.

4. La controverse avec Brill sur « l'analyse » de Lincoln.

Le 5 juin 1931, à l'Hôtel Royal York, Abraham A. Brill présente une communication dont le titre est *Abraham Lincoln humoriste*. Brill a fondé en 1911 la société psychanalytique de New-York. Il a reçu de Freud les droits de la traduction de ses oeuvres en anglais. L'omniprésence de Freud dans la psychiatrie américaine dérange Moreno. Brill a commis l'erreur de faire savoir à Moreno qu'il souhaitait l'entendre réagir à sa communication. C'est un esclandre mémorable. Moreno récuse à Brill et à la psychanalyse le droit de faire l'analyse de quelqu'un qui est mort et qui n'est pas là pour contredire les affirmations dans l'ici et maintenant, faisant ainsi valoir les différentes facettes contradictoires de sa personnalité. Toute l'argumentation de Moreno repose sur la confusion possible entre « analyse » d'un

---

[26]Anzieu, 1979, p. 80.

phénomène, et donc d'une biographie, et « cure psychanalytique ». Il retourne le concept de transfert, dont il a très bien compris une des dimensions, sur la situation, ici et maintenant, de Brill parlant de Lincoln. *« Pourquoi Brill nous parle-t-il de Lincoln de cette façon ? Qu'est-ce que cela a à voir avec la situation présente et la personnalité de Brill ? »* Pour Moreno seule l'analyse « in situ » est intéressante, et c'est là l'utilité de la méthode psychodramatique.

Il ne se rend pas compte qu'il défend là ce que deviendra essentiellement la méthode psychanalytique : l'analyse in situ de la situation de transfert, c'est-à-dire le rapport établi avec le thérapeute à partir de la productivité de la maladie. Il reproche en effet à l'analyste Brill de s'exclure du rapport à l'analysé, Lincoln, comme Freud s'est exclu du rapport à Moïse et à Léonard de Vinci. Il pousse sa logique jusqu'au bout en interrogeant Brill sur ses raisons de choisir Moreno comme commentateur de son exposé. Il se lance alors dans une analyse des rapports entre Brill et Lincoln, et des rapports entre Brill et lui-même, qui peuvent éclairer le choix de Moreno comme commentateur, omettant à son tour d'analyser ses propres rapports à Brill, comme analyste de la prestation de Brill. Plus tard, en 1967, Moreno publiera une monographie, « *The psychodrama of Sigmund Freud* », dans laquelle il fait exactement ce qu'il reproche à Brill, faire l'analyse d'une personnalité décédée, et donc qui ne peut pas se défendre ici et maintenant avec sa spontanéité.

Conclusion

Qu'est-ce qu'on peut retirer de l'incident pour la compréhension des erreurs de Moreno concernant la délimitation d'un champ psychothérapeutique ?

D'abord on peut voir que Moreno fait preuve d'une lucidité et d'une connaissance incroyables de la logique de la cure psychanalytique. Mais il ne voit pas que ce qu'il cherche et promeut comme mécanisme fondamental du psychodrame thérapeutique, la catharsis mentale d'intégration par l'action thérapeutique *in situ*, dans l'ici et maintenant, est très proche de ce que Freud a fini par trouver dans la cure, le transfert, comme résistance à la *talking-cure*, comme actualisation agie du conflit en névrose de transfert, chemin obligé de l'analyse, *dans lequel l'analyste est lui-même engagé malgré lui, mais dans une position qui lui permet de maintenir ce cadre interprétatif de la maladie.* Mais en même temps on s'aperçoit que si pratiquement il finit par bien délimiter le champ d'action et le rôle du psychodramatiste, il n'arrive pas à formuler mieux les conditions de son efficacité.

Malgré sa lucidité, il maintient la confusion entre les rôles de la vie et les rôles sur la scène thérapeutique. Quand il épouse Zerka Toeman en 1949 il parle d'un couple thérapeutique. En 1952, à la naissance de Jonathan, il aime parler de la première famille psychodramatique pour illustrer le mode de vie par lequel Jacob, Zerka et Jonathan ont choisi de « s'entre-éduquer ». Beacon devient le lieu concret de réalisation d'un idéal : *« lieu de vie d'une famille réelle, le centre sera le cœur d'un réseau d'où émergent une nouvelle philosophie de la santé mentale et une nouvelle praxis d'une thérapeutique centrée sur l'action. »*[27]

J'ai rencontré Jonathan Moreno à Amsterdam lors d'un congrès de psychodrame. Il nous disait à quel point cela l'insupportait que ses parents transforment toute situation conflictuelle en scène psychodramatique. Il leur aurait dit, en colère, « *ce n'est pas de psychodramatistes dont j'ai besoin, c'est d'un père et d'une mère* ». CQFD

[27]Marineau, *op. cit.*, p. 218.

2. Le jeu, l'amour, l'enfant : l'immarcescible du psychodrame

Il y a dans le dispositif inventé par Moreno une curieuse analogie avec la structure de la passion amoureuse. En témoignent, d'une part, certaines anecdotes contemporaines de la naissance du psychodrame qui montrent son inventeur dans une sorte d'extase amoureuse et mystique. Mais aussi, d'autre part, la structure du groupe humain où chacun relâche sa garde pour accéder au jeu et au temps de l'enfance, temps vide, « temps mort » bien vivant de l'histoire psychique. C'est cet artéfact qui présentifie le pulsionnel et le traumatisme, permettant un temps de transmission. Passage d'un singulier par un collectif, du « je » au « on », moment premier de l'histoire des positions personnelles.

« Sarah et le Cri de la Langouste »

Belle île en mer, août 1922, Sarah Bernhardt, prise au piège de l'usure du temps et de l'oubli, tente de terminer ses mémoires et revit avec Georges Pitou, son secrétaire, quelques épisodes de sa vie... Elle ne regarde pas derrière elle, mais s'enivre du passé, se gorge d'émotions perdues, s'emplit à nouveau de ce qu'elle a vécu de peur de partir vide. Vieillie, Sarah joue sa dernière représentation. Son secrétaire, Pitou, humble, admiratif, couche sur le papier les souvenirs de la diva capricieuse, et au besoin rejoue avec elle des lambeaux de vie pour exciter la mémoire à accoucher des émotions passées. Pour l'aider à se souvenir de cette vie pleine d'audace et de fantaisie, il accepte d'endosser des personnages. Ainsi, sa mère, sa sœur, son mari, son fils, son amant, son impresario américain, un machiniste, Oscar Wilde et Georges Bernard Shaw répondent tour à tour à une Sarah Bernhardt défiant sa propre mort entre vie et théâtre. Eric-Emmanuel Schmitt a su redonner à cette pièce de John Murell une vitalité actuelle à laquelle les acteurs Jacqueline Bir et Alexandre Von Sivers contribuent grandement.

Sarah Bernhardt s'adonne avec son secrétaire, qu'elle traite comme un valet, un ego-auxiliaire, à un jeu psychodramatique étonnant : il lui donne la réplique dans le rôle des personnages de son histoire et elle le maltraite s'il y met trop du sien. C'est le moyen qu'elle a trouvé pour retrouver le fil de ses souvenirs, de ses associations, de ses sentiments mêmes, comme si elle n'avait plus accès à l'histoire de sa vie, de ses amours, de ses succès et de ses échecs qu'à travers ce subterfuge cynique. Parmi ces démêlés rocambolesques elle lui demande tout à coup : « cela ne vous fait pas souffrir que je vous traite comme cela dans ces scènes ? » et lui de répondre : « si, mais quelle jouissance ! ».

La réplique d'Alexandre Von Sivers laisse entrevoir combien une mise en scène, une représentation, un jeu, lorsqu'on suspend l'immédiateté du temps vécu, peut mêler et démêler le pulsionnel et le mortifère, lieu mythique de l'éclosion d'une advenue de sujet. Sarah essaie encore d'advenir à elle-même, au-delà des artifices du théâtre, peut-être d'advenir à la fin d'elle-même.

Quel cri éructe la langouste au moment d'être plongée vivante dans l'eau bouillante ? Il n'est pas étonnant que Sarah Bernhardt tente d'y mêler encore du plaisir. Plaisir de l'un et plaisir complémentaire de l'autre.

2.1 Le psychodrame sur le modèle de la passion amoureuse

Moreno a tenté de fonder son psychodrame par ses théories de la catharsis, de la spontanéité et des rôles. Chacune de ces théories peut conduire à une impasse métapsychologique.[28] Par ailleurs, on peut repérer dans certains écrits de Moreno et dans les anecdotes de sa vie, relatées et critiquées par Marineau, son biographe, un modèle théorique du jeu psychodramatique qui trouverait son fondement dans l'expérience amoureuse, modèle qui s'apparente au style dramatique dont participe le transfert[29]. Selon les développements d'Emil Staiger le style dramatique est à distinguer des styles lyrique et épique.[30] C'est, selon les développements de Nietzsche, la dimension dionysiaque[31], dimension qui ramène sur la scène thérapeutique le temps de l'enfance, l'enfant immarcescible, celui dont Ferenczi disait qu'il fallait pouvoir l'entendre, ce dont Lacan s'était moqué. Confusion de langues !

Moreno refusait d'assimiler sa catharsis d'action ou catharsis d'intégration à la catharsis abréactive de Breuer et Freud. Pourquoi? Parce qu'il savait que le modèle de la catharsis abréactive (liquidation des affects par la reviviscence dans un état hypnotique) n'explique pas les transformations profondes de la personnalité (du moi) que le jeu psychodramatique est susceptible d'opérer. On trouve d'ailleurs chez lui, et beaucoup de psychodramatistes s'en feront l'écho, une insistance sur le fait que l'expérience du jeu psychodramatique est d'abord et avant tout une *expérience vécue originale* dont les effets sont une énigme et dont la rationalité nous échappe. L'insistance sur l'originalité de la rencontre ne peut que nous renvoyer à son prototype originel, l'amour, qui résiste à toute explication.

---

[28] (1988) « *Psychodrame et psychanalyse – Jeux et théâtres de l'âme* », Bruxelles, De Boeck.
[29] R. Marineau, (1989), « *J.L. Moreno et la troisième révolution psychiatrique* », Paris, Métailié.
[30] E. Staiger, (1990) « *Les concepts fondamentaux de la poétique* ».
[31] F. Nietzsche, (1982) « *La naissance de la tragédie* », Paris, Gallimard.

Ainsi, le psychodrame serait comme l'amour : cela ne s'explique pas. On trouve effectivement dans l'œuvre de Moreno quelques traces de ce langage de l'amour.

Le thème de la *rencontre* est central dès 1914 : dans un passage du « *Renouveau de Dieu* » il chante cette qualité de présence qui fait disparaître l'individualité. Contact immédiat, total et actif des deux partenaires. C'est le langage de l'amour en même temps que la découverte des deux techniques principales du psychodrame, le doublage et le renversement de rôles. « *Mon regard d'amour me porte vers toi et m'absente de moi* », dirait l'amoureux dans ce texte. On ne peut mieux dire l'idéalisation de l'aimé dans l'amour. Comme dans le renversement de rôles « *je me vois avec tes yeux* », et comme dans le doublage « *je te vois avec tes yeux* » dira Moreno plus tard. Telle une rencontre amoureuse, la rencontre est pour Moreno une force qui dépasse les protagonistes : « *Alors la rencontre ne m'arrête pas, tel un fleuve qui n'est gêné dans son cours par aucun méandre et par aucun banc de sable* ».[32]

C'est dans ce contexte du printemps de 1920 qu'il a écrit le *Renouveau de Dieu*, le temps le plus fort de sa vie, à Bad Vöslo[33], moment cathartique par excellence. J'ai évoqué plus haut sa rencontre avec Marianne. Contexte mystique, déconnexion d'avec le monde environnant, folie à deux, dit Marineau. Ils refont le monde et renaissent l'un à l'autre, l'un de l'autre, court-circuitant les générations, éblouis, fébriles, transportés. « *La proximité est telle qu'elle engendre une communication quasi totale, immédiate, parfaite* ».[34] L'émotion de l'amour et de l'écriture est probablement si intense que Moreno transformera le souvenir du contexte de son émergence : le texte aurait été écrit sur les murs du château en ruines de Merkenstein où Beethoven puisa l'inspiration de sa *Neuvième Symphonie*. Marineau semble contester cette reconstruction, elle-même inspirée par l'aura amoureuse.

Ne peut-on pas suggérer, à partir de ce contexte langagier particulier, que ce que Moreno a cherché confusément dans ses expériences théâtrales, et dans le psychodrame qui en est le prolongement le plus inspiré, c'est ce qu'il a trouvé dans cette période de sa jeunesse qui précède la naissance du psychodrame : un moment d'amour fou, un moment de folie, de rupture des frontières, de transformation de soi malgré toutes les contraintes sociales ?

Ne veut-il pas insuffler dans la méthode psychodramatique ce par quoi il a été pris lui-même originellement, une grande passion amoureuse qui précède le rapport sexuel et le rend supportable et qui transcende les limites de l'individualité et de la différence des sexes ? Qui transcende les limites de toute différence ? Ne veut-il pas que se reproduise pour les patients, et finalement pour chacun, cette expérience sacrée, jeu ou amour, dans laquelle

---

[32]Cité par Grete-Anna Leutz, 1985 in *Mettre sa vie en scène*, p. 29.

[33]cf. Marineau, *op. cit.*, p. 121.

[34]Autobiography, 7, 14, cité par Marineau, p. 12.

on arrive à abattre les frontières, les cloisonnements, à remettre en contact les tensions contradictoires de ce qui nous constitue, en fin de compte, comme il y insiste constamment, opérer la synthèse impossible. [35] Ne cherche-t-il pas, comme dans l'amour, à nous remettre en contact avec les fantasmes originaires, avec les traumatismes fondamentaux, avec les angoisses fondatrices de la structure même du psychisme ?[36]

Ces effets imprévus de l'amour sur la personne, n'est-ce pas là une des facettes d'une catharsis dramatique qui serait à la fois désintégrative et intégrative ? Le moment de folie visé, le moment d'amour fou, n'est-ce pas un moment pulsionnel par excellence ?

La spontanéité, concept majeur de Moreno, n'est-ce pas ce mouvement qui s'opère quand les frontières tombent, quand l'unité et la continuité se refont, le mouvement même de la transformation du sujet qui prend une nouvelle position et se laisse emporter par quelque chose qu'il ignore ? La spontanéité n'implique-t-elle pas aussi que l'on prenne des risques ? On ne sait plus, dans ce mouvement, qui est porteur de quoi. Ainsi l'amoureux est emporté par la force de l'amour, mais on pourrait tout aussi bien dire qu'il est lui-même la force de l'amour ou qu'il est mû par l'objet d'amour.

Si cette hypothèse tient la route dans le contexte biographique de Moreno et à partir de certains aspects de son œuvre, la difficulté serait de fonder une psychothérapie sur l'expérience amoureuse. Une série de questions ne tarderait pas à se poser à propos d'un tel dispositif. Par exemple, concernant le rôle du thérapeute ; dans une telle hypothèse celui-ci ne peut qu'être l'inducteur de l'amour dans le jeu, et le groupe artificiel ne peut qu'y être associé. Cela reviendrait à se demander comment on obtient ce processus de désintégration-intégration fondé sur l'amour, par quelles procédures, dans quel état psychique la personne se trouve, et quels rapports il y a entre le jeu, l'amour et la psychose. En effet, si en amour cela vient tout seul, comme on dit, par hasard, comment provoquerait-on cet état particulier d'amour en psychothérapie ? Quel rôle devrait jouer le groupe, quel rôle devrait jouer le psychothérapeute ? Quels effets déclencherait-on? Rappelons que Moreno lui-même s'est rendu compte que ce moment fort du jeu est délicat, difficile à manier; le retour au groupe peut être critique et comporter une réaction

[35]cf.ces phrases paradigmatiques de sa visée, dans *Psychothérapie de groupe et psychodrame*, 1987, p 166 : « *Son propre Moi a la possibilité de se retrouver et de se réorganiser, de restructurer les éléments dispersés par des forces perfides, d'en faire une synthèse et d'y gagner un sentiment de puissance et de soulagement, "une catharsis de l'intégration", une purification par la perfection. On peut dire à juste titre que le psychodrame donne au patient une expérience neuve et plus large de la réalité, une "réalité supplémentaire" et pluridimensionnelle, un apport qui équilibre, en partie au moins, les sacrifices consentis au cours du travail de production psychodramatique* ».

[36] cf. les développements que je déploie à partir du schéma pulsionnel de Szondi et l'Ecole de Louvain (Schotte, Mélon) dans « *Psychologie clinique* », 2005.

dépressive. Mais aux autres questions, Moreno ne donne pas vraiment de réponses.

Le transport amoureux n'est-il pas aussi le milieu même de la psychanalyse freudienne ? Freud le premier avait parlé de « guérison par l'amour », rappelle Zenoni [37] . Le travail d'Anne Millet dans « *Psychanalystes, qu'avons-nous fait de la psychanalyse ?* » met en exergue ce moment crucial de débats théoriques et affectifs entre Freud, Rank et Ferenczi concernant ce qu'est devenue la psychanalyse en rapport avec la clinique de l'époque.[38] A relire les écrits de cette époque on a l'impression que Rank et Ferenczi appellent, attendent le psychodrame pour être au plus près de la clinique des affects.

Freud comprendra que ce qu'il a voulu éviter de la catharsis abréactive, l'évanouissement passager du moi, sa mise hors circuit de type hypnotique, revient de toute façon dans le transfert, morceaux après morceaux, véhiculant des pans vivants entiers de l'histoire pulsionnelle du sujet. On peut voir en effet que le transfert en psychanalyse implique aussi le dépassement du rapport strictement thérapeutique, son débordement par d'autres mises en rapport, comme dans le jeu, comme dans l'amour. Le transfert et l'amour ne sont-ils pas également des moments de surgissement pulsionnel ? Ne sont-ils pas des moments démoniaques, dionysiaques, des moments de possession ou de transe ?

Freud utilisera différentes métaphores pour parler de l'analyse : guerre, domptage, chirurgie : il avoue une fois de plus par la même occasion le danger du transfert et la nécessité de s'y prendre avec une extrême prudence. Moreno ne devinait-il pas les mêmes enjeux et les mêmes dangers ? Ne parle-t-il pas aussi de guerre (*prôtagônistès* : celui qui combat au premier rang), de mort (*agônizesthai* renvoie aussi à agoniser)? Lorsqu'il décrit la nécessité pour le psychodramatiste et ses assistants d'entrer dans l'univers psychotique du malade, de parler avec lui en langage psychotique, ne reconnaît-il pas que « *c'est naturellement une pratique psychiatrique dangereuse* »?[39] Ou lorsqu'il parle du retour délicat du protagoniste dans le groupe où la catharsis du groupe doit s'opérer, ne reconnaît-il pas que le « *processus de purification ne se poursuit pas sans conflits* », que « *le groupe entier est en effervescence* », et qu'il « *faut toute l'habileté du médecin pour trouver une solution* »?[40] On a l'impression que les deux hommes sont en présence des mêmes enjeux pulsionnels, à la fois libidinaux et mortifères. La différence c'est que Freud, qui a saisi l'importance métapsychologique de la répétition et de son versant mortifère, prétend ne pas permettre au transfert de se développer dans toute l'ampleur dont est

---

[37] *Le corps de l'être parlant*, 1991, Bruxelles, De Boeck, p. 129.

[38] (2010), Paris, Seuil.

[39] Moreno, 1987, p. 168.

[40] Moreno, 1987, p. 167.

capable la pulsion, mais d'en garder une maîtrise chirurgicale. Alors que Moreno semble vouloir atteindre dans le jeu le paroxysme même de l'amour et de la renaissance. Il est vrai que ce qui viendra de toute façon atténuer la puissance des enjeux pulsionnels mortifères du jeu psychodramatique, c'est la situation de groupe, comme les auteurs français n'ont pas manqué de le remarquer.

Au commencement de l'expérience analytique fut l'amour, dit Lacan dans son séminaire sur le transfert. Au-delà de la rencontre entre un homme et une femme, J. Breuer et Anna O., Lacan renvoie ici au fait que si « *la cellule analytique, même douillette, n'est rien de moins qu'un lit d'amour* » elle suppose cependant que si le psychanalyste s'isole avec un autre c'est pour lui apprendre ce qui lui manque, mais lui apprendre en tant qu'aimant.[41]

Au commencement du psychodrame est l'amour, suggère le contexte biographique de la découverte de Moreno et quelques phrases clés de son œuvre. Le transfert, l'amour, le jeu psychodramatique posent également l'énigme de l'intersubjectivité, de la subjectivité humaine, comme la pose d'ailleurs la folie elle-même. Dans l'amour, dans le transfert, dans le jeu, le sujet ne sait plus ce qu'il est, qui il est, pas plus qu'il ne sait ce qu'il a, ce qui lui arrive. L'amant (*l'éraste*) ne sait pas plus ce qui lui manque que l'aimé (*l'éromène*) ne sait ce qu'il a, ce qui fait son attrait, pour reprendre les termes d'un des textes les plus fameux sur l'amour, le *Banquet* de Platon. Devant l'énigme de la source de la passion, devant cette souffrance insupportable pour le psychisme, *tout se passe comme si l'un venait se mettre à la place de l'autre* ; l'un et l'autre (s)'interroge (sur) le désir, à la place de l'autre pour tenter de présentifier, de révéler ce qui manque ou ce qu'il y a de caché. En ce sens, la passion révèle le manque fondamental qui (dé)structure le sujet humain, mettant l'autre en position d'avoir ou d'être ce qui manque. Désirant, désiré, désirable, les positions par rapport au désir sont interchangeables, transférables. C'est cette mobilité des positions désirantes qui doit permettre à Moreno de parler d'une catharsis de groupe. L'acteur est véritablement joué, tout autant que le public est joué, par les métaphores, les renversements, les dédoublements, termes techniques qui ont d'abord été poétiques dans le langage de l'amour. Ces transports amoureux sont source de déchirements, de discordances, de perte de soi en même temps que de trouvailles fugitives.

Mais la trouvaille la plus subtile n'est-elle pas dans la substitution de la place, dans le déplacement, de la même façon que Socrate qui doit parler à son tour de l'amour parle d'un vide et non d'un plein, comme les autres convives du banquet en parlaient, et, dans le mouvement même de sa pensée, par sa bouche il fait plutôt parler Diotime, une femme. *Une autre parle à sa place* ? La leçon philosophique de Lacan rejoindrait-elle ici l'intuition

---

[41]Lacan, *Le Séminaire, Livre VIII, op. cit.* pp. 24-25.

amoureuse de Moreno lorsqu'il invente le renversement de rôles? Il est clair que la différence se joue sur la question de l'autre, et donc sur la question de la structure imaginaire de la relation.

Toute la question, ouverte explicitement par Lacan, est de voir si en analyse, mais aussi en psychodrame, *il ne faut pas laisser une place vide, pour que le sujet puisse conclure lui-même*. C'est beaucoup plus difficile en psychodrame qu'en psychanalyse, parce qu'en groupe il y a toujours bien quelqu'un pour boucher le trou, comme en amour d'ailleurs. Il y a toujours bien quelqu'un pour nous faire croire qu'il a ce qui nous manque, pour nous séduire. C'est pourquoi la passion amoureuse, celle qui transporte autant qu'elle transforme, est elle-même fugitive. Et le transfert en psychanalyse ne peut véritablement accéder à son rôle médiateur d'un changement de structure du moi que dans la mesure où la passion n'est jamais vraiment partagée, c'est-à-dire dans la mesure où le psychanalyste se refuse comme objet de la passion de l'autre et fait entendre à l'analysant qu'il y s'agit encore de lui, de ce qui, chez lui, manque.

Comment en psychodrame maintenir un espace vide d'objets d'amour qui renvoie systématiquement le sujet à lui-même ? Si la psychanalyse se définit par le transfert, c'est surtout dans ce sens technique particulier d'un dispositif systématique dans lequel *le psychanalyste refuse d'occuper la place qu'on lui assigne*. En psychodrame comment renvoyer chacun à la part de solitude et de vide qui fait son existence et donc aussi sa névrose ? Dès le moment où un groupe est confronté à cette question, c'est son existence même de groupe qui est menacée.

2.2 Le groupe et l'amour

Le modèle de l'amour joue, par un autre tour de folie dirait Pascal, dans la situation de groupe et contribue à l'analyse du moi que permet le groupe comme le jeu, analyse du moi nécessaire à l'accession à l'infantile ou au pulsionnel. Cette « réduction » va permettre le passage du singulier au collectif, lieu psychique de l'enfant en chacun. C'est cette scène vide que le psychodramatiste doit maintenir par tous ses procédés de mise en scène, pour qu'affleure l'infantile commun.

Dans sa « *Psychologie des foules et analyse du moi* », on pourrait ramener la thèse de Freud à ceci : dans un groupe le moi des individus a tendance à se désintégrer et les forces pulsionnelles qui le faisaient tenir ensemble, qui le faisaient être un, réalisent d'autres intégrations, d'autres réseaux, qui font que l'individu a perdu ses caractéristiques d'individu isolé. La masse, que permet le groupe, est un avatar du résultat des mêmes forces pulsionnelles. Freud nous engage à l'analyse des rapports pulsionnels qui transcendent l'individu et le collectif comme tels. Moreno n'était peut-être pas loin de cette idée avec son concept de *télé*. Les mêmes rapports sont à l'œuvre, dira Freud, dans l'hypnose et l'amour.

Est-ce qu'un groupe de psychodrame qui se prépare au jeu peut être assimilé à ces masses dont Freud parle et peut-on lui appliquer la formule finale selon laquelle « *une telle masse primaire est un certain nombre d'individus qui ont mis un seul et même objet à la place de leur idéal du moi et se sont, en conséquence, identifiés les uns avec les autres dans leur moi* »? La réponse varie sans doute en fonction des croyances des psychodramatistes, c'est-à-dire de leur éthique. Les moréniens n'hésitaient pas à s'appuyer sur cette médiation, voire à l'intensifier chez certains qui s'inspiraient plus du courant humaniste, parce qu'on y partage cette croyance que la vérité surgira d'elle-même de l'infantile. Les psychanalystes sont plus prudents. Mais il faut bien avouer que, malgré tout, le risque est grand pour que les mécanismes d'idéalisation et d'identification jouent leur rôle dans « *l'abandonnement* du moi », et sa « *dégradation* », et que chaque individu régresse vers un fonctionnement plus primitif. C'est d'ailleurs cette régression qui peut plus facilement permettre le jeu des acteurs.

Ces éléments ainsi rassemblés permettent de conforter l'hypothèse selon laquelle les conditions d'établissement du transfert sont analogues à celles qui permettent le jeu psychodramatique, et donc que *dans le psychodrame le jeu est à la place du transfert*, dans la mesure où les phénomènes de groupe analysés ainsi sont la condition même du jeu. Le dispositif remémoration-transfert et le dispositif groupe-jeu ont en commun avec l'hypnose et la foule de favoriser une régression telle que l'idéal du moi, habituellement chargé de la fonction d'inhibition et de restriction, est remplacé par un objet extérieur qui n'est pas sans évoquer la figure paternelle archaïque. La masse (groupe), par rapport à l'hypnose, ajoute le processus d'identification. Il y a régression dans la mesure où le moi perd son autocontrôle, et donc cette régression est en quelque sorte une fête comme dans l'état maniaque, dans lequel Freud suppose que l'idéal du moi est dissous temporairement dans le moi après avoir régné préalablement avec une particulière rigueur. Et si on veut bien se rappeler que Freud note que l'hypnotisé conserve sans doute un savoir qui lui permet de garder une certaine maîtrise du phénomène, ne peut-on pas aussi appliquer cette remarque au jeu et au groupe, au transfert et à la foule ? Après tout, se diraient sans doute l'acteur, le psychanalysant et l'individu dans une foule : ce n'est qu'un jeu.

Freud est très clair : il fait dériver la psychologie des masses de l'hypnose et pas l'inverse, de même qu'il fait dériver la suggestion de l'hypnose et pas l'inverse. Contrairement à ce que Bernheim affirmait, « *la suggestion est un phénomène partiel de l'état hypnotique, lequel a son véritable fondement dans une disposition inconsciemment conservée à partir de l'histoire originaire de la famille humaine.* ». Ces dispositifs « d'amour » permettent donc de se mettre en contact avec les immémoriaux de la famille humaine.

De même que tout le monde ne peut pas se mettre dans une disposition de transfert, tout le monde ne peut pas se mettre dans une disposition de groupe et de jeu. Les indications de la psychanalyse et du psychodrame sont à comprendre dans cette « disposition ».

2.3 Passage du singulier par le collectif dans le psychodrame

Ferenczi serait, selon Jean-Marc Dupeu, le précurseur du psychodrame. Deux extraits des Œuvres Complètes peuvent nous mettre sur la voie. Ainsi le rôle du « *par exemple* » dans l'analyse (tome II) : Ferenczi sollicite du matériel, au-delà du récit de généralités en disant : « *par exemple ?* ». Il insiste pour que le patient mette en scène l'idée énoncée en l'explicitant dans un souvenir, dans un exemple. De façon encore plus précise, dans son article « *Prolongements de la 'technique active' en psychanalyse* », en 1920, Ferenczi décrit des techniques de mise en scène, qui, dit-il, ne font qu'expliciter que la psychanalyse a été toujours active, contrairement à ce qu'on croit. Dans une séance Ferenczi demande à la patiente, jeune musicienne qui craint le trac, de chanter cette chanson que sa sœur tyrannique lui chantait avec des gestes expressifs et équivoques. Il lui demande de jouer cette scène de la sœur, avec les mêmes gestes (renversement de rôle). Il lui fait répéter plusieurs fois la scène jusqu'à ce qu'elle corresponde vraiment à son souvenir, au-delà d'un simple mime évocateur maladroit. « *Elle parut trouver du plaisir à ces exhibitions* », dit Ferenczi. Cette scène la mit en contact avec son désir refoulé de plaire. Le travail d'associations libres pouvait continuer.

Il justifie sa technique de mise en scène en montrant que jouer une scène oblige une dépense d'énergie telle que cela mobilise, à son insu, des contenus psychiques refoulés. Il indiquait, dans l'exemple de la jeune chanteuse, que ce n'est pas non plus sans plaisir. Si on ajoute le facteur « social » (jouer en acte plutôt qu'en paroles devant le médecin), on a tous les ingrédients par lesquels Freud a rendu compte du travail et de l'efficacité du mot d'esprit. C'est le modèle que j'avais moi-même développé dans mon travail « *Psychodrame et psychanalyse* ». Pour passer d'une scène à une autre, il faut une dépense d'énergie.

Ces exemples de Ferenczi permettent de poser la question de l'état du sujet dans l'analyse et dans le psychodrame : en quoi le sujet, qui associe librement dans la cure, est-il différent du sujet qui joue une scène en psychodrame avec des acteurs et des thérapeutes ? Mais on pourrait élargir la question : qui est le sujet endormi ? Le sujet ivre ? Le sujet hypnotisé ? Le sujet en foule ? Le sujet névrosé ? Le sujet en crise ? Le sujet en amour ? Le sujet délirant ?

Dans son livre « *De la représentation – L'exemple du psychodrame* », au début du chapitre 5 : « *Discours de séance : thème et sujet* », Serge Gaudé tente de comprendre comment les échanges langagiers entre les participants d'un groupe de psychodrame vont s'articuler de telle sorte qu'ils traduisent le travail d'un sujet à la recherche d'un sens par la parole. Si le psychodramatiste y met du sien, cette recherche peut devenir discours, discours de séance, pour autant qu'il y ait adresse à quelqu'un et que le questionnement fasse auditoire. Dans ces aléas de discours qui peuvent mener à un jeu, insiste Gaudé, et suite aux interventions du psychodramatiste, à la cantonade, le participant comme sujet désirant, individu concret, se trouve provisoirement mis entre parenthèses.

Ce passage du livre de Gaudé indique à quel point le psychodrame opère un passage du singulier au collectif, ou, mieux, un passage du singulier par le collectif. C'est une formulation d'autant plus intéressante qu'il me semble que c'était, à l'origine, l'intention même de Moreno. Passer du singulier au collectif. Toute son œuvre pédagogique et sociale va d'ailleurs dans ce sens-là.

Dans la mesure où un des aspects du malaise dans notre civilisation est précisément de ramener tout au singulier et de dévaloriser le collectif, cela vaut la peine d'essayer d'articuler de façon moderne cet aspect de la découverte de Moreno et de comprendre comment et pourquoi le psychodrame articule singulier et collectif, en précisant le rôle décisif que le psychodramatiste joue dans ce passage. La question du temps psychique est aussi en jeu : temps de l'enfance, intemporalité de la structure, c'est-à-dire la question de l'immarcescibilité de l'histoire psychique. Cette dimension pourrait très bien renouveler la question du traumatisme.

Du côté du singulier je vise cette dimension du sujet de l'inconscient telle qu'elle s'est mise en place chez Freud progressivement, et que Lacan a développée, de telle sorte que depuis lors un enjeu majeur de l'éthique du psychanalyste c'est de proposer de devenir sujet de son désir. Cette question est particulièrement aiguë dans les névroses. Où est le sujet de l'inconscient dans l'irrationalité des symptômes ? En quoi le sujet est-il engagé dans la répétition symptomatique dont il se dit en même temps insatisfait ? Freud nous l'a montré, il y est question du sujet archaïque, tel qu'il s'est mis en place dans l'histoire psychique, elle-même contingente des conditions sociales et familiales. Cette perspective psychanalytique fonde une psychologie clinique, qui ne s'intéresse qu'à ce qui est singulier, unique.

Mais en même temps elle indique en quoi la question du sujet est articulée au collectif familial, au collectif culturel, au collectif social, à l'enfant en tant que collectif aussi, c'est-à-dire au collectif en tant qu'il est toujours déjà universel et commun aux êtres de langage que nous sommes. Il y a des questions auxquelles nous ne pouvons échapper, les tragiques grecs nous l'avaient déjà clairement indiqué. L'époque où Freud cherche le fondement de la structure du sujet, sur lequel vient buter toute entreprise psychothérapeutique, c'est l'époque de *Totem et Tabou.* Lacan ne l'a pas ratée puisque c'est à partir de là qu'il va tenter de comprendre pourquoi le pacte humain semble déraper dans la psychose. Pour le Freud de *Totem et Tabou* la structure humaine dont nous héritons commence mythiquement par une sorte de collectif : c'est celui de la horde primitive, soumise au pouvoir d'Un seul, le tyran. Mais ce premier collectif mythique, dont nous ne cesserons de rêver par nostalgie, alimenté par la solidarité et la haine, laissera bientôt la place à un autre, sans pour autant disparaître : le collectif du pacte qui lie symboliquement les frères entre eux et au Père, désormais sacralisé. Traduisons : nous sommes unis par le langage que nous avons en partage, qui nous permet de traverser nos différences et de nous donner quelque chose en commun ; mais le langage ne nous appartient pas, ni individuellement, ni collectivement ; c'est par définition le lieu de l'Autre, le lieu du symbolique commun qui nous échappe, mais où nous avons à chercher une place de sujet singulier. La structure vivante du sujet est comme un palimpseste.

Dans une séance de psychodrame des gens se mettent à parler. Qui parle et à qui s'adressent-ils ? Il faut examiner l'allure de ces discours particuliers créés par le dispositif. On ne dit pas n'importe quoi. Sans doute, d'une part, le contexte impose une ou l'autre orientation de ces paroles adressées. D'abord on est là pour parler de ce qui ne va pas et qui pourrait déboucher dans un jeu. Le malaise et le jeu sont deux déterminants de la parole. Ensuite, les paroles s'adressent autant à l'animateur de séance, voire aux co-animateurs s'il y en a, qu'au groupe à l'écoute, en attente. Au père et aux pairs. On sait que l'animateur ne parlera pas de ce qui ne va pas chez lui et qu'il est là pour recueillir les paroles des participants et leurs effets. On sait que les autres sont là pour *parler à leur tour* et *donner écho* à ce qu'*on* dit. Ce qu'un participant dit est fonction de ces buts et de ces adresses : le malaise en lui qui devrait se transformer, le jeu à venir qui devrait éclaircir, l'animateur qui recueille et le groupe qui écoute et relance. On est dans une structure langagière particulière. Mais ce qui donne à ce discours en formation sa fonction langagière c'est le fait que tous ses éléments se réfèrent à la place de l'Autre, le lieu où le discours humain peut être entendu, le lieu où le sujet qui parle ici et maintenant peut trouver du sens à ses paroles, au-delà des souffrances, des répétitions et des malentendus.

Si chacun qui se risque à la parole en groupe hésite toujours avant de parler, c'est qu'il sait que ce qu'il dit peut l'amener à un jeu, là où il sera moins maître de ce qui se passe. Mais ce risque qu'il appréhende, il le souhaite aussi, puisqu'il espère que c'est là que s'éclairciront ses énigmes, c'est là qu'il pourra prendre place comme sujet de son dire. Mais il sait aussi que la structure langagière qui lui permet de parler et de s'adresser à quelqu'un implique qu'il ne sait pas exactement ce qu'il dit, que ses paroles (ses signifiants) en disent plus qu'il ne sait, et que les avatars de son dire peuvent amener des surprises. Il sait que la place qu'il occupe dans sa parole est en partie du semblant, qu'en quelque sorte il est dupe de son propre discours, du fait que le langage ne lui appartient pas. Il y prend place, dans le langage, mais sa place est déterminée ailleurs ; il y a comme une sorte d'usurpation de place. Il y a donc des risques d'être démasqué, c'est pourquoi, pour convaincre que l'usurpation n'est pas absolue, qu'il y s'agit quand même de lui, sujet, il peut y mettre les émotions nécessaires qui en disent plus que la parole. Dans les limbes inchoatifs de la parole qui émerge, déjà le corps et les affects parlent, corps et affects singuliers mais déjà collectifs[42].

Quand les mots tardent, l'émotion prend la place ; le problème c'est qu'elle n'est que partageable ; elle ne donne pas une place comme l'énonciation de soi-même en donne une. Le sujet est dans une structure d'expression interprétative : n'importe qui peut entendre autre chose que ce qu'il croit dire, les membres du groupe et l'animateur. Il ne s'agit donc pas seulement d'être compris, entendu, mais aussi d'être interprété. La surprise est toujours possible qui révèlera une part cachée du sujet. C'est donc aussi le sujet qui est à advenir. En psychodrame l'interprétation sera aussi collective.

Si un autre participant réagit à ce que dit le premier c'est à la fois pour soutenir et amplifier ce que dit celui-ci, et dans ce sens il se sent éventuellement déjà entendu, mais c'est souvent aussi pour y mettre du sien, y aller lui-même dans la recherche d'un sens à sa parole. La question qui se pose au psychodramatiste est alors de voir en quoi ce que dit le second est dans un certain rapport avec ce que dit le premier. Est-ce que le dire du premier est déployé de quelque manière par un élément, un signifiant du dire du second ; y-a-t-il déjà interprétation du dire du premier ? Si c'est clair pour tout le monde, il suffit de le souligner ; si ce n'est pas clair on peut chercher à le faire préciser. Cette ponctuation du psychodramatiste est essentielle, parce qu'elle permet que *se tisse progressivement un thème*, qui n'est plus le thème du premier, mais qui commence par être *le thème de quelques-uns*. Ce n'est pas le thème du groupe, mais seulement de quelques-uns. Il suffit de quelques-uns pour que *le thème passe du singulier au collectif*. Du même coup, *le premier qui a parlé est en quelque sorte dessaisi de l'aspect singulier de sa demande*. Sa demande est devenue l'affaire de quelques -uns. Le psychodramatiste a besoin de ce « quelques-uns » pour pouvoir jouer. Il faut que quelques-uns soient pris, d'une manière ou d'une autre, dans le discours qui est en train de se créer.

Si le psychodramatiste n'intervenait pas, on risquerait d'aller d'un dire à l'autre, et c'est celui qui y apporte le plus de poids, le plus d'émotion éventuellement, qui l'emporterait. Après cela se créeraient des alliances, des conflits, des compétitions, voire des rejets selon le jeu des identifications. Comme dans la vie.

---

42 cf. plus loin « Corps, groupe et psychodrame », 2010.

Ce collectif groupal, ce discours du groupe, n'est-ce pas ce que Lacan appelait dans son Discours de Rome « *cette partie du discours concret en tant que* transindividuel *qui fait défaut à la disposition du sujet pour rétablir la continuité de son discours conscient » ?* Redéfinissant l'inconscient dans son rapport à un collectif, Lacan évoque le corps marqué, les souvenirs d'enfance, le langage propre, le style, le caractère, les traditions et les légendes de la culture à laquelle on appartient, etc., l'histoire repensée ne prenant son sens qu'à être entendue par quelqu'un dont la subjectivité n'est pas fondamentalement différente de celle de l'analysant. Il fait référence à la notion de symbolisme analytique dont FREUD a donné un aperçu remarquable dans ses leçons d'introduction de la psychanalyse. A ce propos Freud disait : « *On a l'impression d'être en présence d'un mode d'expression ancien, mais disparu... Les rapports symboliques n'appartiennent pas en propre au rêveur...les raisons lui échappent...(il) n'a pas besoin de le savoir* » Il découvre cet univers symbolique qui nous détermine dans l'être, c'est-à-dire dans la mise en rapport avec d'autres êtres humains. Mais en même temps, cette écriture d'un discours sur un palimpseste de groupe porte les traces de l'*infans* en chacun et *son mystère plus lointain que l'inconscient* dit Alain Didier-Weill, en déployant ces intuitions de Ferenczi. Retour à l'infantile, celui d'avant la parole, retour à la détresse originaire de la néoténie dirait Didier Robin. La clinique actuelle en dessine les contours.

Conclusion

Pour rejoindre ce fonds immarcescible de notre humanité, qu'on pourrait appeler l'enfance de l'humanité, l'intemporel de notre histoire, la psychanalyse se sert du divan, des associations libres, du silence de l'analyste et du transfert. Le psychodrame met le jeu et le groupe à la place du transfert. Par ce dispositif de jeu et de groupe chacun peut provisoirement élargir les limites du moi, comme dans le rêve, dans la foule et dans l'amour. Ces dispositifs de « décomposition » du moi, de son analyse permettent, dans la spontanéité du jeu ou la liberté des associations, qu'affleurent d'autres réseaux, d'autres intégrations, et particulièrement celles qui concernent les traces des traumatismes infantiles, les traces de l'enfant immarcescible. Finalement la série hypnose, amour, jeu, groupe, transfert, suggestion trouve son « *véritable fondement dans une disposition inconsciemment conservée à partir de l'histoire originaire de la famille humaine* ».

C'est au moment où le dispositif a permis *l'affleurement des pensées inconscientes et leur travestissement* que doit cesser sa part suggestive minimum, et qu'il convient de laisser le protagoniste seul dans son jeu, *seul à s'interpréter*. Je ne sais pas si Moreno avait compris qu'il fallait laisser non seulement une place vide, du vide dans l'espace du groupe, du jeu et de la scène, mais un temps mort, un temps vide, une suspension du temps. C'est ici aussi que cesse, provisoirement du moins, la comparaison stricte avec le modèle du mot d'esprit. En effet, il s'agit d'utiliser l'économie de dépense non pas à un plaisir, mais à *un travail supplémentaire de transformation et de décision dans l'agir en menant le jeu à son terme.* Il y a évidemment un temps vide dans le dispositif du mot d'esprit, sinon il n'y aurait pas de suspense, pas de tension, pas d'affleurement des pensées refoulées. Mais ce vide, mis en scène par celui qui raconte, et qui exige de lui une dépense, donc un travail, est immédiatement comblé par la chute qui produit le plaisir. L'inconscient se referme sitôt ouvert, comme au théâtre.

En psychodrame, mener le jeu à son terme ce n'est pas trouver une solution, ou atteindre le paroxysme et la décharge émotionnelle. On n'est pas là pour rigoler, ni pour pleurer. C'est permettre que tombe une phrase, un geste, une mimique, un mot, un silence, de quelqu'un qui dans la scène parvient à se déprendre de ce qui fascine et se répète. C'est ce signe-là que l'animateur ponctue en arrêtant le jeu et que l'observateur relève en le replaçant dans le contexte de la séance ou de la cure. Ce « trait-là », s'il fait trace, sera repris par d'autres, ou par le même, à d'autres séances.

L'expérience didactique de formation au psychodrame implique, dans la version psychanalytique, qu'on analyse l'histoire même de ses déterminismes psychiques et sociaux. L'expérience de transfert implique qu'on traverse des émotions (pour utiliser l'expression d'Aristote concernant le ressort de la tragédie), c'est-à-dire qu'au-delà de la reconstruction remémorante de son histoire, des affects archaïques, parfois intenses, sont actualisés dans la situation de relation avec le thérapeute ou le formateur. Dans l'expérience psychodramatique du jeu, le rapport au savoir et à autrui est modifié par le dispositif : le savoir est déconstruit et l'autre s'absente, puisque chaque acteur ne joue que ce que le protagoniste a lui-même suggéré dans la mise en scène. Mais dans la façon concrète de jouer, l'antagoniste peut faire voir au protagoniste les faces cachées de sa mise en scène. L'animateur est là pour créer les conditions de la surprise, l'observateur pour faire entendre ce qui est encore inouï.

Et enfin, le dispositif de la mise en scène et du jeu, pivot de la transmission, opère un passage d'une demande singulière par un collectif. En effet, la mise en jeu ne commence que quand l'animateur de séance s'est assuré que la scène demandée renvoie d'une façon ou d'une autre à des problématiques que d'autres peuvent partager : l'amour, la mort, le désir, la jalousie, le deuil, la rivalité, la frustration... De telle sorte que la scène est en même temps singulière (une scène concrète de l'histoire du protagoniste) et collective (une problématique que nous rencontrons tous, d'une façon ou d'une autre). Du singulier au collectif et inversement : ce passage me paraît être la structure même des transmissions humaines.

3. Amour et filiation

Lors d'un trajet par autoroute Liège-Bruxelles, je conduisais distraitement, sur cette route que j'avais faite mille fois. Peut-être pensais-je à ce qui m'amenait à Bruxelles. J'ai vu, inscrits en grandes lettres sur l'arcade d'un pont, ces mots : "*...je t'aime...je ne cesserai jamais...*" Sans doute y avait-il un prénom devant le "je t'aime" ? J'imagine qu'il y avait aussi une suite après le "je ne cesserai jamais". La vitesse et ma distraction m'ont privé des mots manquants.

"...Je t'aime...Je ne cesserai jamais..." On reconnaît la formule classique d'un serment d'amour. Dans ce cas-ci, un serment d'amour qui dépasse la sphère privée et intime, et qui s'énonce à tout le monde. "*Sachez tous, que cette personne, je l'aime, et je ne cesserai jamais de l'aimer*". Nous avons sans doute tous déjà vu de tels serments dans des lieux publics.

Le serment est une affirmation, une promesse solennelle, qui invoque un être ou un objet sacré. Les mots que j'ai lus sur l'arcade du pont d'autoroute, pourraient être entendus comme ceci :" *je jure devant tout le monde que j'aime cette personne ; je promets que je l'aimerai toujours. Il y a dans mon amour et dans cette promesse quelque chose que je veux sacraliser*". Si on déploie un peu le serment d'amour, c'est quelque chose comme cela. C'est très fort.

Cette promesse sacrée évoque évidemment une parole qui concerne l'indestructibilité du lien. L'amour sera indestructible, éternel, immortel. En réfléchissant à cet événement somme toute assez fréquent sur les murs de nos villes, ce qui frappe c'est que l'affirmation du lien amoureux comme indestructible dépasse l'intériorité du couple des amants, pour nous inclure comme témoins dans le champ social. L'amour devient public. La déclaration d'amour implique et engage tous les chauffeurs qui font le trajet Liège-Bruxelles par l'autoroute !

Sans doute, la passion amoureuse se déclare-t-elle aussi, voire d'abord, dans une intimité coupée du rapport social conventionnel ; sans doute, quantité de serments d'amour ne se proclament-ils pas aux quatre vents comme celui-ci; peut-être, l'écrivain public d'autoroute ne peut-il pas énoncer sa promesse dans l'intimité de la rencontre des amants avec toute la force de son amour.

Cependant ce franchissement *de l'intime au public* fait penser qu'il y a dans l'amour, dans la passion amoureuse, quelque chose qui ne concerne pas seulement les deux subjectivités en présence. On pourrait croire en effet, au premier abord, que la passion amoureuse ne concerne que ceux qui s'y sont engagés, dans l'intimité. Au contraire, cette inscription dans un lieu public s'adresse à tous ceux qui passent par là, et révèle qu'il y a dans l'amour quelque chose qui implique, qui engage, la question même de la subjectivité de tous les êtres humains capables d'aimer. On est au-delà de l'individuel et déjà dans le social.

Cela rappelle cette affirmation forte de Freud, dont nous n'avons pas encore épuisé toute la valeur théorique. Elle se trouve dans un texte de 1921, bien connu : "*Psychologie collective et analyse du Moi*". Freud affirme dans l'introduction de son essai que toute psychologie individuelle est en même temps une psychologie sociale. Cela revient à dire que la psychologie freudienne, la métapsychologie de l'appareil psychique, tente de rendre compte de ce qui est spécifiquement humain, y compris dans ces passages, ces franchissements, de l'individuel au social. L'appareil psychique, qui est l'objet de la métapsychologie, est en deçà de la question de l'individuel et du social. C'est bien ce qu'affirme notre écrivain public : mon amour concerne tout le monde.

Qu'en est-il de l'amour dans l'expérience de la cure, qui est le point de départ de notre démarche théorique de psychanalystes ? C'est de là que nous sommes autorisés à parler et à faire entendre notre voix dans le concert des disciplines de l'humain. Voici quelques fragments d'analyse qui parlent d'amour, et même d'amour fou. Il s'agit de ce que j'ai entendu, de ce qui m'était adressé, de certains analysants qui avaient traversé dans leur vie une période anorexique. Il y a là un contexte très proche du serment d'amour évoqué plus haut.

D'abord, dans le moment anorexique, il y a une passion ; et une passion qui, dans les situations les plus critiques, peut franchir la limite de l'intime au public. A ce moment-là, la passion anorexique devient évidente pour tout le monde, et paraît liée à un engagement sacré. Même si cet engagement est intime, enfoui au plus profond de l'inconscient, il n'en est cependant pas moins visible pour l'entourage et pour les médecins consultés. C'est bien en réponse à cette passion, qu'on pourrait dire mortifère, que l'entourage réagit lorsqu'elle a franchi la limite de l'intime et du secret. Les réactions les plus fréquentes de l'entourage indiquent clairement que cette passion anorexique ne laisse pas indifférents ceux qui y sont confrontés. Ils l'appelleront "entêtement" ou "folie", et depuis toujours réagiront avec un acharnement et une violence qui indiquent que cela les concerne. Peut-être plus particulièrement la mère, le père, les frères et sœurs, le médecin de première ligne, et, jusqu'il y a peu, aussi les psychiatres dans l'institution de soin.

Pourquoi la passion anorexique nous dérange-t-elle tant ? Sans doute en partie parce que les rapports que nous avons avec notre corps sont tels, que justement il ne s'agit pas de notre corps propre. Pas plus que les rapports que nous avons avec nous-mêmes. Le corps, la subjectivité, sont nécessairement toujours déjà socialisés : historiquement depuis la naissance, structuralement dès avant la naissance. Mais en cette période particulièrement fragile de la post-puberté, cette socialisation du corps et de la subjectivité se problématise dramatiquement pour aboutir à des passions sacralisées, telles celles de l'anorexique et peut-être aussi celle de l'écrivain de l'autoroute. Il y a en effet, dans cette proclamation amoureuse, quelque chose d'adolescent. Cette problématisation dramatique de la subjectivité n'est pas sans toucher, émouvoir, perturber l'entourage.

Donc d'abord, dans le moment anorexique, il y a une passion. Ensuite, il y a comme dans toute passion une évidence indestructible, une volonté résistante qui peut faire obstacle à toute démarche de compréhension, fut-elle thérapeutique. Le roman de Valérie Valère est un exemple public très convaincant. Dans le livre que Ginette Raimbault et Caroline Elyacheff ont consacré à l'anorexie, on perçoit bien cette évidence indestructible, cette volonté résistante de la passion des anorexiques. Les auteurs les appellent "*Les Indomptables*". Antigone est une de leurs quatre figures de l'anorexie, à coté de Sissi, la dernière impératrice d'Autriche-Hongrie, Catherine de Sienne et Simone Weil, jeune philosophe française. Ce qui est indestructible, dans ces situations cliniques, littéraires ou légendaires, c'est la volonté de ne pas manger, de ne pas céder. Ce qui est indestructible chez Antigone, dans la pièce de Sophocle, c'est le lien sacré qui l'unit à son frère. Elle ne cèdera pas, au prix de sa vie... comme les anorexiques. Sa passion amoureuse pour ce lien sacré indique bien, ce que Lacan n'a pas pu voir, que l'éthique d'Antigone est une éthique incestueuse. Guyomard nous l'a fait remarquer dans son livre "*La jouissance du tragique*".

Ne pas manger, ne pas céder, ne jamais cesser de...voilà les signes d'une contestation passionnelle, qui concerne aussi bien la sphère psychique profonde que la sphère sociale, et qui n'est pas sans rapport avec ce que nous appelons en psychanalyse, depuis Lacan, le désir. C'est le point commun essentiel entre la passion amoureuse et la passion anorexique : ne pas cesser, ne pas céder, pour la vie.

Voilà donc côte à côte le serment d'amour et la passion mortifère dans le moment anorexique. Evidemment, l'affirmation intempestive et non réaliste du serment d'amour, ou la volonté inébranlable de l'anorexique, peut avoir pour fonction de cacher et de révéler l'ambivalence de tout amour, de toute passion. Mais cette voie de compréhension est-elle suffisante pour rendre compte de l'aspect sacré du serment d'amour, ou pour rendre compte du caractère héroïque de la position d'Antigone face à Créon ? L'indestructibilité du lien ou de la volonté ne renvoie-t-elle pas aussi à l'indestructibilité de la vie elle-même ? Ce qui est en jeu fondamentalement, n'est-ce pas aussi le rapport des humains à la mort ? Et mettre sa vie en jeu dans une déclaration publique et solennelle n'est-ce pas interpeller ou contester aussi, dans l'ordre symbolique de la filiation, la place qu'on occupe dans la chaîne des signifiants qui nous déterminent ?

Pour articuler le désir et l'amour, la vie et la mort dans ces situations cliniques, sociales et littéraires il faut revenir un moment à Freud, à Lacan et au Banquet de Platon.

S'il est un des enseignements majeurs de la psychanalyse, un de ceux qui a passé la rampe du cercle des spécialistes et qui s'est propagé dans toutes les formes de l'enseignement de la psychologie freudienne, c'est bien que "amour" et "filiation" sont intimement intriqués dans le complexe d'Œdipe.

Qu'est-ce que cela veut dire ? Que nos capacités d'aimer sont spécifiquement humaines, qu'elles puisent leur énergie dans le fond pulsionnel toujours déjà humain, et viennent buter sur la loi symbolique, spécifiquement humaine. La Loi socialise en même temps qu'elle individualise nos capacités d'aimer. Ce que Freud découvre, à partir de Totem et Tabou, et que Lacan reprend dans toute la première partie de son œuvre, c'est que le désir s'inscrit, par le complexe œdipien, dans la loi de la filiation symbolique.

Tout désir humain est celui d'un sujet parlant. La subjectivité spécifiquement humaine est celle d'un Sujet barré. C'est le propre de la psychopathologie freudienne de relire la psychopathologie classique à la lumière de cette découverte freudo-lacanienne, et c'est aux psychanalystes d'en assumer les effets dans la cure et le transfert.

C'est justement dans son séminaire sur le transfert que Lacan fait une relecture du Banquet de Platon et nous livre sa conception de l'amour. Relisons le Banquet de Platon, le texte de Lacan, en nous appuyant aussi sur un texte plus récent de Marie-Claire Galpérine. C'est une communication qu'elle a faite à Lagrasse qui s'intitule : "Lecture du Banquet de Platon[43]".

Quel enseignement peut-on tirer du texte de Platon à propos de l'amour ?

Pour tous les convives d'Agathon, pour tous ceux qui sont réunis ce soir-là chez le jeune poète, qui fête le prix que lui a valu sa première tragédie, Eros, l'Amour, le Désir, est un dieu particulier. C'est même un des plus anciens dans la Théogonie d'Hésiode : il est proche du Chaos, de la Béance originelle. Les convives du Banquet décident de le célébrer ; chaque convive fera un discours.

En construisant le texte Platon nous fait voir comment tout l'art de la parole des sophistes consiste à masquer l'indigence de la pensée. Il nous

---

[43] Verdier, 2004.

présente les orateurs en commençant par les moins intéressants. Socrate parle en dernier, puis fait parler par sa bouche, Diotime, une magicienne. Commençons par l'apport spécifique de Diotime. Chacun s'accorde pour dire qu'il est un moment décisif du dialogue. Elle est manifestement le porte-parole attitré de Platon. C'est elle qui a soi-disant instruit Socrate du mythe de la généalogie d'Eros. Ce mythe n'existe nulle part ailleurs que dans le Banquet : c'est donc une construction de Platon lui-même, pour faire entendre sa théorie sur l'énigme de l'amour.

Diotime situe d'emblée les choses dans la généalogie, dans la lignée, la filiation : Eros a un père immortel, Poros, et une mère mortelle, Pénia.

- Poros, c'est l'abondance, la ressource, l'astuce, l'expédient ; on pourrait dire aussi la toute -puissance ; il est fils de Métis, la pensée première.
- Pénia c'est l'indigence, la pauvreté, la misère ; on pourrait dire le manque.

Pénia se fait faire un enfant par un Poros ivre, lors des fêtes de la naissance d'Aphrodite. L'enfant c'est Eros, L'Amour. Le contexte de sa conception aphrodisiaque le met nécessairement en rapport intime avec la beauté. Platon fait naître Eros d'un dieu immortel et d'une femme mortelle. Il situe donc la question de l'amour d'emblée en connexion avec la question de la vie et de la mort. Il ne sera ni dieu, ni humain, mais démon (*daimôn*), un intermédiaire entre les dieux et les mortels. Comme son père, il est amant de la beauté et de la sagesse. Eros est aussi comme sa mère : il désire la beauté, la poursuit, mais ne la possède pas ; comme elle, il est toujours pauvre et toujours en chemin. Le mythe platonicien présente la vie du désir dans le mouvement vers la possession, au seuil de la jouissance ; il meurt comme désir dès qu'il possède l'objet de son désir. L'Amour ne peut rien retenir, et c'est là qu'il est mortel.

C'est dans ce contexte généalogique que Diotime va provoquer le désarroi de Socrate, qui avouera son ignorance. Elle se met alors à parler de façon magistrale. Ce moment du dialogue est intéressant, dans la mesure où d'autres commentateurs l'ont laissé dans l'ombre, y compris Lacan. A ma connaissance seule Marie-Claire Galpérine interprète ce passage en le déployant.

Il s'agit des "*œuvres de l'amour*". A première vue on pourrait lire qu'il s'agit de ce que tout le monde sait : quand on fait l'amour on peut avoir un enfant. En effet Diotime dit : "*L'œuvre de l'amour est enfantement dans la beauté, selon le corps et selon l'âme*". Cet enseignement décisif de Diotime est en contradiction avec les effets de la généalogie d'Eros. Nous venons de voir qu'Amour était toujours en recherche de posséder, de faire sien, de dévorer son objet ; qu'il mourrait dès qu'il possède ; qu'il restait toujours au seuil de la jouissance. Au contraire, maintenant, dans son enseignement magistral qui désarçonne Socrate, voilà Eros qui s'épanouit et s'accomplit dans l'acte par lequel il fait être ce qui auparavant n'était pas. C'est le sens que Platon donne à *enfantement*, utilisant indifféremment les deux verbes : "engendrer" et "enfanter", ce qui nous montre qu'il prend le terme dans un sens particulier : création, continuité de l'être, renouvellement de l'être, désir de dépasser la finitude de la vie ; on pourrait dire dans une langue plus actuelle : appropriation de soi. Certains philosophes, et Lacan, n'ont pas marché dans ce tour de passe-passe platonicien, qui se trouvera être la base de la conception idéaliste de l'amour chrétien.

Voilà Eros "créateur", et son œuvre « *poïesis* ». Les amants sont des poètes. La source du désir n'est pas seulement le manque, comme Socrate lui-même l'avait établi avant de donner la parole à Diotime. C'est une plénitude intérieure qui est recherchée, je dirais une continuité de l'être, une indestructibilité de l'être.

C'est ici que je vois l'articulation pensée par Platon dans le Banquet, entre amour et filiation. L'amour c'est ce qui permet à l'être de chercher la continuité et la pérennité qui lui font défaut et qu'il peut trouver symboliquement dans l'apparentement, dans la lignée, dans la filiation, dans la continuité généalogique. Comme le disait Bettelheim, "*Love is not enough*", "*l'amour ne suffit pas*". On pourrait modifier la formule : l'amour ne se suffit pas. Toutes les structures sociales qui définissent des places à chacun dans l'espace public et dans l'inconscient subjectif indiquent que l'amour ne suffit pas. La passion amoureuse vise autre chose que ce que les chansons en disent.

L'enseignante de Socrate fonde sa démonstration sur le caractère universel propre à tous les vivants : la fécondité, comme si elle réduisait l'amour à la reproduction. Mais ce qu'elle tente de faire voir à Socrate, dans l'Amour, c'est une force créatrice au cœur même de la substance vivante, antérieure à la différenciation sexuelle. Non seulement l'amour nous pousse à nous apparier, sexuellement, mais il nous pousse aussi à nous apparenter, génitalement.

On pourrait paraphraser la démonstration de Diotime en disant : le mystère de l'amour est du même ordre que le mystère qui nous pousse à avoir des enfants ; l'un et l'autre sont liés. La question de l'amour est liée à la question de la filiation. Il y a là, dit-elle, un instinct plus fort que la mort. L'amour est ce qui résiste à la pulsion de mort. La trouvaille d'Eros est celle d'un moyen (*mèchané*), (il tient cette intelligence de son père Poros), moyen pour l'être mortel d'avoir part à l'immortalité. Ce moyen c'est la *genesis* dit Platon. C'est la génération. *Genesis* qui est aussi *poïesis*, la puissance créatrice par laquelle le mortel produit de l'existence. De telle sorte, qu'incessamment, à la place de l'être ancien il en laisse un nouveau. L'amour nous permet de faire unité et identité individuelle en nous apparentant dans une lignée. Avant d'assurer la pérennité de l'espèce par la procréation, l'Amour nous fait exister. Il est ce qui dans le vivant mortel, est immortel. Le désir d'éternité est bien l'essence de l'Amour. C'est comme cela que je comprends la démonstration de Platon.

Rappelons les mots écrits sur le pont de l'autoroute : *je t'aime...je ne cesserai jamais*...A l'aurore de la passion amoureuse se trouve déjà le désir d'éternité de l'être.

La lecture lacanienne du Banquet nous avait introduit à la question du manque dans l'amour : l'objet du désir, pour celui qui éprouve ce désir, est quelque chose qui n'est pas à sa disposition, ce qu'il *n'a pas*, ce *qu'il n'est pas* lui-même, ce dont il est manquant, ce dont il manque essentiellement. On connaît la formule lacanienne : en amour on ne peut donner que ce qu'on n'a pas. La lecture du Banquet nous pousse à compléter la formule : en amour, on donne de l'être et on en demande, mais on ne peut donner que *ce qu'on n'est pas*.

A la suite de Socrate, ce n'est pas seulement dans les mots que Lacan cherche la source de l'énigme de l'amour, mais dans *ce qui se passe entre* les personnages de la scène, dans l'échange, dans le dialogue. Au-delà des mots, Lacan s'intéresse au rapport entre Socrate et les autres orateurs, entre Diotime et Socrate, entre Socrate et Agathon, précisément au moment de l'entrée intempestive d'Alcibiade. La question de l'amour et du transfert, est articulée à la situation d'interlocution, comme dans la cure psychanalytique. De ce point de vue, la théorie platonicienne de l'âme, qui suppose à la connaissance non seulement une sorte d'immortalité, mais surtout une antériorité infinie, se transforme explicitement chez Lacan en une théorie du signifiant. Celui-ci n'est pas seulement immortel, mais surtout toujours déjà là. Dans la foulée du commentaire de Marie-Claire Galpérine, on peut parler aussi d'une antériorité infinie du mythe. Il y a une limite au plan du savoir de Socrate et c'est à ce moment-là qu'il passe la parole à Diotime, qui lui enseigne le mythe de l'origine de l'amour. Le mythe de l'étrangère de Mantinée vient ici suppléer à la béance de ce qui peut être assuré par la méthode socratique. La question décisive posée par Platon à propos de l'amour est celle de son origine. Poser la question de l'origine de l'amour, n'est-ce pas en même temps poser la question de l'origine du sujet désirant ? La passion amoureuse comprend en son centre actif, douloureux et dramatique, la question de l'origine du sujet désirant. Si on aime c'est pour savoir qui on est et où on va.

Le progrès du discours de Socrate par rapport aux discours des autres convives réside dans le fait que celui qui s'adresse à quelqu'un, celui qui demande, attend de l'autre son consentement dans l'être. Il fait dépendre son existence de l'autre. C'est pour cela que la phrase : "je ne cesserai jamais..." paraissait une phrase forte, inquiétante sans doute pour celui ou celle à qui elle s'adresse. On sait que c'est par cette théorie de la cure, théorie de la parole, que Lacan articule la question de l'amour avec celle du transfert.

Revenons pour finir à la passion anorexique. Ginette Raimbault et Caroline Elyacheff disaient: "*L'anorexique met corporellement en question et la transmission sociale de la parenté et sa transmission psychique, renvoyant chaque parent (et pas seulement la mère) au sens que peut avoir pour eux le fait d'être ensemble et d'avoir mis au monde cet enfant-là.*"[44] C'est sans doute pour cela qu'une grande clinicienne de l'anorexie, Hilde Bruch, dans son livre "*Les yeux et le ventre*", considère l'anorexie mentale primaire comme une forme de la schizophrénie. Je lui laisse la responsabilité de son opinion, mais je pense qu'elle a perçu la gravité du problème.

Les anorexiques veulent leur vie, leur corps, indépendants, non apparentés et non appariés. Leur obstination, leur entêtement, leur acharnement, souvent secrets dans les fragments d'analyse qui m'ont inspiré, sont aussi forts que le serment d'amour sacré gribouillé sur un pont d'autoroute.

Les anorexiques, dans les moments anorexiques, payent le prix de la passion mortifère dans la perspective de la filiation. J'ai entendu leurs souffrances passées comme une question qui m'était adressée à un moment particulier de la cure. Cette question je l'énoncerais : "Et qu'est-ce qu'on fait de la passion amoureuse dans la perspective de la filiation ?"

J'avais évidemment entendu aussi que cette question, au moment anorexique, s'adressait à d'autres, qui semblaient muets. C'est quand même une question de vie et de mort. Il n'est pas si facile de répondre. Il faut pouvoir supporter la réponse qu'on donne. Il m'a semblé que le silence de l'entourage des anorexiques sur cette question, était immédiatement rempli de réponses faux-fuyants qui fixent une place à l'être dans l'ordre des choses, fût-ce les choses de la vie : pour vivre il faut manger et autre fadaise.

Les analysants qui ont vécu un moment anorexique me paraissent avoir compris que tous les mots qui fixent une place à l'être dans le rapport social, mais le rapport social commence par le rapport à la vie, tous ces mots sont meurtriers.

Le silence de l'analyste peut avoir une autre dimension si le rapport d'interlocution dans lequel on s'est mis permet de laisser affleurer l'angoisse éprouvante de la question et la responsabilité d'y répondre soi-même.

---

[44] "Les Indomptables", p. 42.

4. Amour et filiation dans le champ social et politique

Est-ce que le psychanalyste peut ajouter ses idées et prendre part au concert, au combat, à propos d'un enjeu de société tel que la question du mariage homosexuel ? Pourquoi pas ? Mais son éclairage s'ajoutera aux autres éclairages de la question. Sur un sujet comme amour et filiation la clinique psychanalytique l'a averti des enjeux anthropologiques.

En France cette question a provoqué une crise de la société, alors qu'en Belgique la même question avait été décidée sans ramdam. Devant le déferlement de slogans, de niaiseries, de foules, face au manque de réflexion suscitée dans les médias sur cette question, tout à coup urgente, il m'a semblé qu'il fallait prendre le temps de réfléchir et tenter d'éclairer la question à la lumière de la philosophie et des sciences humaines. Quant aux politiques, ils sont toujours un peu coincés dans leur idéologie à court terme. C'est dommage. Ils pourraient alimenter la réflexion aussi, parce que c'est réellement une question politique, dans le sens de l'organisation de la cité.

La société est-elle menacée par le mariage homosexuel ? Est-ce la fin de la morale ? Les enfants sont-ils en danger ? Est-ce la fin d'un monde ? La résistance au mariage pour tous est-elle un dérivé de l'homophobie ?

Je clarifie immédiatement la position d'où je peux parler : ce n'est pas en tant que psychanalyste. Nous n'avons pas de savoir là-dessus. La clinique psychanalytique, qui est notre laboratoire à partir duquel nous bricolons du savoir qui concerne l'humain, ne nous permet pas de répondre à la question : « est-il souhaitable ou pas que des couples homosexuels puissent se marier, comme les couples hétérosexuels ? Est-il souhaitable ou pas que ces couples homosexuels puissent devenir légalement parents, avec tout ce que cela comporte comme effets sur la filiation et le droit ? » Je partage l'avis de Jacques-Alain Miller : on n'a pas à instrumentaliser le savoir psychanalytique à des fins apologétiques pour cautionner l'une ou l'autre thèse concernant ces questions.[45] Au fil du temps la psychanalyse s'est écartée de toute normativité. Il n'y a que la nostalgie de certains premiers temps de découvertes, d'ostracisme, d'aveuglement et de combat pour renouer avec ces positions largement dépassées, quand la morale venait au secours d'une pensée défaillante.

[45] « Jacques Lacan soulignait au contraire que les êtres humains, parce qu'ils sont parlants, ont chacun, un par un, à s'arranger de leur sexualité comme ils peuvent, sans que la liberté de leurs inventions ne soit entravée par un conditionnement invariable de type animal », JAM, in *Du mariage et des psychanalystes*, janvier 2013.

Néanmoins, étant donné qu'il n'y a pas de fait clinique spontané, nous avons théorisé la clinique à partir des œuvres freudiennes, lacaniennes, et autres, en se confrontant aux différents savoirs construits sur l'homme, espérant permettre que *le savoir de l'inconscient* puisse émerger de façon singulière. Le psychanalyste a donc côtoyé un certain nombre de questions fondamentales en sciences humaines en dialoguant avec les linguistes, les juristes, les sociologues, les psychologues, les anthropologues, les philosophes… Il a donc aperçu certains invariants anthropologiques auxquels sa pratique l'a amené et qui sont discutés par les sciences humaines. C'est à ce titre qu'il peut réfléchir, avec les autres, à ces questions importantes du mariage, de la sexualité, de la filiation et du droit. Et ce n'est pas parce que certaines de ses découvertes ont passé la rampe et peuvent servir, à son insu, de référence morale qu'il n'a rien à dire, au contraire. Mais il ne fait pas autorité, il participe au concert.

Pour clarifier les enjeux, admettons que toute société humaine est instable par nature, donc constamment menacée. Parfois elle est relativement stable, parfois en turbulence, jamais au statu quo. Comme le psychisme individuel. C'est un jeu de forces en équilibre. Donc parler d'une menace qui pèserait sur les fondements de la société, c'est entretenir le mythe d'une société stable, continue, immuable. Mythe ou rêve ? En politique, conservateurs et progressistes se sont toujours opposés.

Est-ce parce que techniquement, financièrement, sociologiquement et économiquement les turbulences sont actuellement assez fortes qu'on craint que les institutions, l'éthique et l'éducation soient menacées sévèrement, mettant en danger le fonctionnement social et la filiation ? Est-ce parce qu'il y a des turbulences sérieuses dans la sexualité et dans la famille depuis Mai 68 qu'on craint tout à coup pour le fondement de notre société ? Peut-être.

En quoi la prétention des homosexuels à se marier et à élever des enfants vient-elle menacer certains équilibres, certaines valeurs ? En ce qui concerne l'enfant, de toute façon, il est toujours en danger, par nature. Chez ses parents hétérosexuels, il est en danger, parce qu'il est fragile. L'enfant est-il plus en danger chez des parents homosexuels ? Les arguments qu'on avance le plus souvent, et qui sont contredits semble-t-il par des observations sérieuses, ou des témoignages, n'indiquent-ils pas aussi une inquiétude actuelle pour l'enfant, en général : son développement, son identité, sa place dans le champ social, son avenir économique, scolaire, son équilibre psychologique, les dangers des influences négatives qui le menacent, les troubles du comportement qu'il risque, les drogues qui le guettent, la disparition de l'autorité qui le handicape, etc. ? Inquiétude sans doute pour l'enfant qui est en nous.

Michel Serres, Michel Maffesoli, et d'autres pensent qu'on est à la fin d'un monde. Monde à venir de la *Petite Poucette* pour l'un, troisième révolution planétaire, monde présent de la *participation magique* pour l'autre, moment dionysiaque où les cartes se redistribuent, avec les risques que cela comporte. Le meilleur et le pire. Néanmoins, au-delà des émois, des anathèmes et des accusations, voire des injures, essayons de réfléchir et de repérer des enjeux sans les confondre. En quoi le mariage des homosexuels et leur probable filiation menacent-ils notre monde ?

Ne faut-il pas distinguer tout d'abord *désir et droit* ? Ne faut-il pas aussi distinguer *nature et culture* ? En quoi le droit est-il menacé par le désir ? En quoi la nature est-elle menacée par la culture ? En quoi le rêve de mariage et de filiation des homos menace-t-il la loi qui structure le champ spécifiquement humain ?

Les homosexuels désirent se marier, ils désirent avoir des enfants. Dans l'ordre du désir rien n'est étonnant a priori. Que des humains qui s'aiment aient envie de faire valider leur union, leur couple et l'inscrire dans une organisation sociale et juridique, rien d'étonnant. Leur amour est du même ordre sans doute, toute morale mise à part. Qu'ils aient envie d'inscrire dans le temps, la durée (pourquoi pas l'éternité ?) leur passion amoureuse, rien d'étonnant. Toute passion défie l'éternité, sans doute parce qu'elle est éphémère par nature. Pourquoi l'inscrire dans la loi ? Qu'est-ce que ça change ?

Je réfute à l'avance l'argument alarmiste qui consiste à craindre l'irruption dans la foulée d'un désir de mariage pour des amours incestueuses. C'est un argument traquenard, épouvantail, voire pervers. L'amour homosexuel est *une des versions* du sexuel humain. L'amour incestueux n'est pas une des versions du sexuel. C'est un interdit fondateur. Néanmoins, par son côté provocateur et cynique, cet argument tente de refouler l'homosexualité au rang des crimes graves. C'est une manœuvre, sans plus, qui en dit long sur la faiblesse d'esprit de ceux qui l'utilisent.

Le mariage n'est pas une donnée naturelle, comme le prétend Bertrand Vergely contre toute analyse un tant soit peu éclairée par l'anthropologie et le droit. Le mariage est un acte social, une validation sociale, un engagement social, une alliance qui tente de faire sortir la sexualité de la sphère intime pour la socialiser, pour la « *tiercéiser* ». Il n'y a là rien de naturel puisque le mariage et son contrat nous situent d'emblée dans le culturel qui dépasse le naturel. On n'a pas « droit au mariage », mais le mariage circonscrit et régule des droits et des devoirs, organisant entre autres la famille et la filiation, données capitales de l'histoire humaine.

Ce qui est surprenant c'est que les homos veulent que cette alliance soit validée dans l'ordre social, *au moment où les hétéros n'en veulent plus*, voulant peut-être souligner eux que *l'ordre du désir devrait prédominer sur l'ordre de la loi et du social*, de la contrainte (Mai 68) et du devoir. Les hétéros renoncent à cette possibilité, à cette protection, pour des raisons variées évidemment, mais dont on peut résumer l'intention en un slogan : « *on n'a pas besoin que le social, la loi, se mêle de notre amour ; il tient par lui-même* ». Mais ça pourrait tout autant dire le contraire : « *nous savons que l'amour est éphémère, pourquoi le contraindre dans la loi qui l'oblige à durer, épargnons-nous des tracasseries en cas de rupture. Simplifions le problème !* ».

On pourrait dès lors penser que les homos veulent le mariage aussi pour faire durer leur amour, pour exister socialement, pour être comme les autres, pour valider leur « *étrangeté sexuelle* », pour vaincre les résistances de l'homophobie qui leur rend la vie impossible. Ne veulent-ils pas indiquer, à eux et aux autres que leur sexualité n'est pas seulement de l'ordre de la *passion* (c'est-à-dire de la folie), que leur sexualité n'est jamais qu'une des versions possibles du sexuel humain. Ils chercheraient à « se blanchir », à sortir d'un anonymat inconfortable. Au moment où les hétéros proclament que l'ordre du désir, de la passion est le plus important, les homos veulent sortir de l'étrangeté et socialiser leur version de passion. Ils sont en décalage l'un avec l'autre. Cette concomitance est-elle un hasard ? Ou au contraire l'autre est-il la réponse à l'un ?

Cependant, peut-on entériner immédiatement, sans plus de réflexion, qu'au-delà de ce désir, non seulement légitime mais explicable et compréhensible, les homos aient *droit* à cette égalité de traitement ? Est-ce une affaire de justice sociale, comme ils tentent de nous le faire entendre, surtout à gauche ? Le mariage, l'enfantement, la responsabilité d'élever, n'est-ce qu'une affaire de justice et de droit ? J'ai vraiment des doutes là-dessus. Cet argument utilise une donnée sociologique et éthique (l'égalité des droits) dans un domaine où le droit ne s'applique pas encore. Un examen approfondi reste à faire pour distinguer les droits, notamment l'égalité des droits, de ce qui anthropologiquement est fondamental : la transmission, l'enfantement, l'éducation, l'appariement, l'apparentement. Si le mariage des homos ne change pas grand-chose au corpus légal et social, du côté de la filiation ce sera un bouleversement du droit. Après avoir bouleversé la morale, c'est cela qu'ils nous demandent aujourd'hui. Bouleversons le droit.

Ce n'est pas parce qu'on désire quelque chose qu'on y a droit. Il faudrait donc examiner ce que dit le droit, et s'il faut le changer, au besoin. Mais ce ne sera pas sans conséquences, et ces conséquences les homos et leurs partisans n'en ont rien à faire apparemment, obnubilés qu'ils sont par l'épouvantail de l'homophobie et l'égalité des droits. Le droit est indépendant du désir. Le droit est de l'ordre du social. On voit que l'enjeu s'éclaircit : il faut distinguer sexualité et social, désir et droit.

Dans la foulée, on peut aussi comprendre, expliquer, que des homosexuels (après tout n'importe quelle personne célibataire) puissent désirer avoir des enfants, les élever, se les affilier, etc... Pourquoi ? Parce *qu'amour et filiation*, bien que liés, ne sont pas exactement du même registre humain. Ce n'est pas parce qu'on est célibataire (ou pas lié amoureusement) qu'on n'a pas envie d'avoir un enfant. Sexualité et génitalité sont connexes mais peuvent jouer leur partition en tenant l'autre à distance. Sinon on n'aurait jamais vu des hommes et des femmes qui choisissent un célibat consacré. L'acculturation et le destin subjectif font leur œuvre humaine. Cependant, dans notre tradition filiation et choix sexuel sont liés. Par leur demande les homos délient sexualité et filiation, du point de vue du droit. Ce n'est pas une mince affaire, mais c'est possible puisque chez l'humain sexualité et génitalité ne se confondent pas.

Ce n'est pas parce que leur forme d'amour est homo et pas hétéro, qu'ils sont automatiquement dispensés, privés, dépourvus de ce désir d'enfant. Désirer quelqu'un est une chose, désirer un enfant et vouloir l'élever en est une autre. Chez l'humain l'enfant est une dimension de la personne, l'un a besoin de l'autre. On aurait tort de ne considérer qu'une face de cette particularité humaine, celle où, clairement, l'enfant a besoin de l'adulte pour le porter le guider, le protéger, le représenter, l'éduquer. L'adulte porte en lui l'enfant, l'enfant est dimension de lui-même, et son destin le comprend nécessairement, bien que chacun puisse encore en faire ce qu'il veut de ce destin.

Porter l'enfant en soi c'est être situé dans une généalogie, une histoire, une lignée, une espèce, c'est un besoin naturel médiatisé ethniquement, culturellement et psychologiquement. C'est pourquoi les religieux et religieuses, qui n'ont pas d'enfant, se font appeler Père et Mère. C'est l'ordre de la culture qui médiatise sans l'annuler l'ordre de la nature.

L'enfant n'est exclu de la sexualité homosexuelle que parce que la société occidentale a progressivement privilégié, sacralisé, moralisé le lien entre la sexualité hétérosexuelle et l'enfantement pour inscrire cette alliance et la descendance dans la durée, avec des droits et des devoirs, ce qui permet à la société de se structurer, donc de se pérenniser. Est-ce contemporain de l'avènement de la démocratie et du capitalisme ? Peut-être. Rappelons-nous que l'homosexualité grecque à l'âge classique était plutôt d'allure pédérastique (un « vieux » aimait un « garçon ») et concernait aussi la transmission de la pensée. Le Banquet de Platon nous l'explique bien.

La société cherche toujours la durée, l'éternité, la fixité, l'immobilisme. Elle supporte mal les turbulences. Chaque dictateur en herbe rêve d'un empire de mille ans. Je crois qu'on peut dire que la société (l'humain dans sa dimension collective organisée) supporte mal les turbulences du désir, les aléas de la pulsion, les versions du pulsionnel. En tout cas le social doit toujours réguler le sexuel, le modéliser, le former, l'encadrer. Foucault l'a bien indiqué dans son histoire de la sexualité[46]. En Occident la vie sexuelle a enclenché une volonté systématique, dit-il, de tout savoir sur le sexe qui s'est systématisée en une « *science de la sexualité* », laquelle ouvre la voie à une administration de la vie sexuelle sociale. Ainsi *le dispositif d'alliance*, qui sociologiquement est vieux comme le monde, est ordonné à une homéostasie du corps social qu'il a pour fonction de maintenir. Alors que le *dispositif du plaisir*, du désir chez l'humain, a au contraire comme destin de proliférer, d'innover, d'annexer, d'inventer. L'opposition actuelle, l'incompatibilité, l'hétérogénéité entre homosexualité et hétérosexualité, était impensable à l'âge classique en Grèce. Les deux étaient parfaitement compatibles et cela ne menaçait pas l'ordre de la société. Les versions du sexuel ne deviennent perversions qu'à travers un certain dispositif de savoir et de contrôle social, où le savoir médical est instrumenté aux fins de pérenniser une société de pouvoir et de contrôle.

Dans le monde occidental, traversé par les trois religions monothéistes et le pouvoir capitaliste, l'incompatibilité des versions du sexuel est la source même de l'homophobie à un point tel que chaque individu, en renonçant à la sexualité homosexuelle, ou à la polymorphie des versions, s'est clivé par refoulement jusqu'à *haïr ce dont il s'est séparé*. L'identité sexuée se construit avec ou contre les dispositifs de contrôle social et les identifications archaïques. Quand les clivages se sont produits, c'est bien douloureux de les modifier. Notre expérience d'analyste nous y confronte à partir de chaque symptôme.

Coupant au plus court (selon les exigences de la logique capitaliste ?), la société occidentale a eu tendance à privilégier ce qui est au plus près de notre nature animale : le couple procréateur et l'élevage des petits. C'est la source du modèle de la famille « normale », de la femme « normale », de l'homme « normal », de l'enfant « innocent »....La Sainte Famille ! Croissez et multipliez-vous !

C'est pourquoi le mariage des hétérosexuels est le mode d'organisation de la conjugalité le plus ancien et le plus universel, à première vue. C'est ce qui

[46] Histoire de la sexualité I, La volonté de savoir, 1976.

est au plus près des nécessités de la nature, de la production et de la consommation, avant que les progrès des sciences ne nous permettent de nous libérer d'une partie de ces contraintes naturelles. Le propre de l'humain est de médiatiser ces nécessités de la nature, de les « humaniser » culturellement, donc le couple, le désir, l'enfant, la transmission, l'élevage, seront construits humainement[47]. L'individu devient personne ; il n'abolit pas la nature en lui, il la culturalise, il l'anoblit. Les lacaniens disaient quant à eux, s'appuyant sur la philosophie et la linguistique : l'homme devient sujet, porté par la « parole et le langage ».

Concernant l'enfant, Michel Serres lui-même rappelle comment d'abord l'Église nous propose, avec le modèle de la sainte famille, une *famille d'adoption* plutôt qu'une famille « naturelle ». La famille inventée par l'Église chrétienne est d'ordre symbolique, elle rompt avec l'ordre naturel et est médiatisée par « le symbolique ». Qui est Joseph pour Jésus, si ce n'est un père d'adoption ? Qui appelle-t-on Père dans l'Eglise ? Quelqu'un qui n'est biologiquement pas père. Qui appelle-t-on Mère ? Quelqu'un qui n'est biologiquement pas mère. Les religieuses et les religieux, qui ont fait une sorte d'impasse sur leur sexualité (ordre du désir) et sur leur génitalité (ordre de la filiation), renouvellent, transforment ou médiatisent, les rôles et signifiants de la filiation. C'est une des forces du christianisme : contre tous les mouvements sociaux et éthiques fondés sur le naturel, la force, le pouvoir et la domination, d'avoir contribué à inscrire l'humanité dans une symbolique véritablement humaine, au-delà de la nature animale, qui néanmoins est en nous indestructible.

Michel Serres rappelle qu'adoption vient de *optare*, qui veut dire choix. Le droit romain fondait ainsi la filiation : est fils tout enfant que j'adopte et que je lève au-dessus de mes épaules. L'enfant n'est pas un animal, c'est un sujet, dit Dolto. On le choisit et il nous choisit. On l'adopte et il nous adopte, nous inscrivant ainsi dans un système d'échange social. Les systèmes de filiation ne sont pas éternels, immuables, fixés dans la pierre.

L'histoire du droit et l'anthropologie nous montrent à quel point l'humain a été créatif sur les versions du sexuel et sur l'éducation des enfants. Est-ce que le mariage homosexuel est une mise en cause des fondements de notre société, comme dit Gilles Bernheim, Grand Rabbin de France ? Sa réflexion tente de dépasser le simple affrontement de slogans qui, de part et d'autre, tend à caricaturer la pensée de l'adversaire pour la disqualifier. Selon lui, en passant de la paternité/maternité à la parentalité on va assister à un brouillage des généalogies et le statut de l'enfant sujet de droit deviendra objet de droit.

---

[47] *Dialectiquement* comme Gagnepain nous l'a montré (théorie de la médiation), en l'occurrence ici, médiation de la « personne ».

« *Nous avons nous aussi droit à avoir des enfants !* » disent les homos. Même si le rabbin déclare que pour lui l'enjeu n'est pas l'homosexualité, rejetant du même coup l'argument d'homophobie proféré comme un interdit de penser, je crois au contraire que *l'homosexualité, s'étant insinuée dans le champ social comme pratique acceptable* (il n'y a plus grand monde de sensé pour ne pas admettre cela), *vient contester, par un désir légitime de mariage et de filiation, l'ordre social*, nous obligeant à repenser le droit pour tenter de nous adapter à l'évolution de la société civile.

Ce qui est gênant c'est que c'est difficile d'en parler et de prendre le temps de réfléchir, prendre le temps de souligner, comme Natacha Polony tentait de le faire sur le plateau de Ruquier[48], que la prétention du mariage et de la filiation homo vient bien tourmenter l'institution, vient bien secouer (pervertir ? menacer ? ébranler ? faire vaciller ?) *un des* fondements du droit de la famille et de l'organisation sociale. Aussitôt une égérie ou un prosélyte lancent leurs cris d'orfraie. On ne peut même plus réfléchir quand une pensée unique coupe court à toute mise en perspective, toujours suspectée de vouloir questionner les nouveaux dogmes.

L'énervement hystérique des tenants du mariage et de la filiation qui empêchent de penser autrement que par homophobie interposée, fait voir justement qu'un des enjeux caché est bien de secouer le cocotier de la société. Si le couple humain hétéro offre en effet une figure naturelle de l'altérité dont a besoin un enfant pour se construire une identité qui tienne la route, qui dit que ce *gommage partiel de la différence des sexes* dans un couple homo va abolir *toute différence* ? D'ailleurs, ce gommage lui-même a un sens historique et une légitimité éthique et politique. Il recouvre l'accession de la femme à une sexualité différente, libérée de l'enfantement, et à un rôle social différent, à l'égal de l'homme. On aspire au gommage de la différence des sexes dans l'éthique sociale du travail. S'affranchissant d'une partie de son déterminisme biologique la femme peut prétendre à une autre inscription dans l'espace social. La différence des sexes est gommée en partie. Les homos en profitent pour s'immiscer dans la brèche et se normaliser.

J'en viens donc à me demander si les revendications des homosexuels ne sont pas concomitantes de l'émancipation des femmes. Dans les deux cas l'ordre social est chamboulé par cette immersion intempestive de sexualités différentes. Sexualité (désir érotisé ou *appariement* de partenaires) et génitalité (engendrement et *apparentement* dans la filiation) sont liées chez l'homme comme chez l'animal. Mais chez l'homme les versions sont

---

[48] On n'est pas couché.

médiatisées symboliquement, on dira plutôt ethniquement. La logique ethnique implique un double moment de « négation » de l'ordre naturel. Chaque culture peut décliner d'autres versions. L'humain se construisant par négation, pas étonnant que cela ouvre des contestations.

Mais on peut encore aller plus loin dans une réflexion anthropologique. Claude Lévi-Stauss nous y convie dans un de ses derniers textes, publié après sa mort. Il s'agit de ses dernières conférences au Japon, « *L'anthropologie face aux problèmes du monde moderne* [49]. Il nous rappelle que des sociétés traditionnelles (notamment en Afrique), donc en dehors des sphères monothéistes, ont inventé des appariements sexuels et des apparentements de filiation très éloignés de la soi-disant loi naturelle qui serait censée gérer éthiquement l'humain. Poussés par l'exigence de continuer l'espèce et devant l'impasse de la stérilité ou de la mort précoce d'un conjoint, ces peuples ont créé, créativité spécifiquement humaine, des stratégies d'alliance et de filiation, faute de pouvoir avoir la maîtrise scientifique que nous avons sur la stérilité et la fécondation.

Donc rien n'exclut que, poussés par des exigences de désir et de filiation typiques de notre monde moderne, les homos ne soient les porte paroles d'une loi humaine en train de se transformer en fonction des exigences actuelles. J'ai indiqué le lien possible avec les transformations du couple hétérosexuel et la libération du corps des femmes, mais on peut très bien « entendre » aussi que cette revendication « d'égalité » proclamée comme un étendard, ne porte en fait pas sur cette question, mais a pour fonction d'occulter d'autres inégalités, économiques cette fois, devant lesquelles le droit, la justice, la politique sont littéralement impuissants, dominés qu'ils sont par l'économique. Ceci permettrait de comprendre pourquoi toutes les opinions de gauche s'engouffrent sur la question du mariage pour tous, ce serait parce que les politiques de gauche sont incapables de faire avancer la question de la solidarité sociale d'un point de vue économique. On peut craindre que l'énervement hystérique de la gauche sur cette question du mariage pour tous ne soit une façon de se cacher qu'on ne peut pas le boulot pour tous. A voir.

Les manifestations et les prises de position publiques, parfois intempestives, parfois réfléchies, montrent à l'envi que quelque chose sera bouleversé. On ne peut pas *balayer d'un revers de la main*, comme dit Jean-Pierre Winter ce qui a fait le fondement de nos sociétés pendant des millénaires. C'est pourquoi *la hâte politique* à répondre à ces désirs légitimes peut être, elle aussi, questionnée. C'est ce que font les politiques

[49] Seuil, avril 2011.

tenants du mariage homosexuel : ils balaient du revers de la main la texture même de l'appareil symbolique humain qui est mis au travail de devoir se modifier pour s'adapter aux sexualités nouvelles. C'est ce « revers de la main » qui dérange. Qu'est-ce qu'il s'agit de faire croire au peuple de gauche qui concerne le droit, l'injustice sociale, la discrimination, la différence, la morale, le progrès, la liberté sexuelle... ? Et qu'est-ce qu'il s'agit d'occulter ? La même réflexion pourrait d'ailleurs s'appliquer concernant l'immigration. L'injure devient alors xénophobie. Cela devient difficile de penser tout haut surtout si le fond des problèmes (justice sociale, immigration, richesse et pauvreté) fait du surplace, même avec des politiques de gauche.

Au moins les résistants au mariage pour tous disent clairement que certaines choses ne doivent pas être occultées, ni balayées d'un revers de main. Un virage oui peut-être, mais pas de mirage. C'est aussi pour cela qu'ils parlent, manifestent et tentent de penser quelque chose. Ils disent qu'il ne faut pas jeter le bébé avec l'eau du bain : la différence des sexes, l'ordre des générations, l'origine complexe de notre identité masculine ou féminine, la castration qui limite la toute-puissance. Réfuter tout cela en traitant les autres d'homophobes, c'est un peu court. C'est une esquive qui donne raison aux résistants à qui on ne la fait pas, tradition oblige.

Je pense que si le mariage des homosexuels est maintenant légitime, ce n'est pas au nom d'une égalité de droit. C'est parce qu'on a réussi à élargir le champ des sexualités socialement acceptables (l'homosexualité ne met plus en danger l'ordre social) et qu'à partir de là on peut admettre leur désir de contracter mariage, et éventuellement de prendre en charge des enfants. Alors que dans le même mouvement on admet maintenant que la femme ne soit pas identifiée à sa matrice et sa sexualité à celle de la Vierge Marie sans mettre en danger l'ordre social.

Comment vont se jouer dans les familles de couples homosexuels les questions de filiation, de généalogie, de transmission, de différence des sexes, de toute-puissance, d'altérité, de castration, de frustration, d'interdit, d'éthique, de désir, d'identification, de nomination...et *tout le toutim* que la psychanalyse clinique nous a appris à reconnaître comme étant l'essence humaine ?

Je dois bien avouer que nous n'en savons rien, et donc on peut admirer ceux qui prennent le risque de s'engager dans cette direction sans autre savoir que leurs convictions profondes et une confiance dans leur éthique. Jean-Pierre Winter pense qu'on prend le risque de mettre en péril le processus d'hominisation en portant atteinte à l'ordre symbolique et au langage si on autorise légalement les homos à se marier et à accéder à une filiation légale. Rappelons que le processus d'hominisation est depuis toujours en péril, la barbarie n'est jamais loin. Je crois que le danger principal est ailleurs.

timisme local. Remarquons que [illegible] processus d'organisation [illegible] [illegible] en perd [illegible] [illegible] [illegible] jours.

Chapitre 3 – Le corps, la pulsion

1. Corps, groupe et psychodrame

Il était de tradition de présenter la spécificité du psychodrame, dans son long débat avec la psychanalyse, comme mettant le corps en jeu, en mouvement, en action. Fini le corps contraint d'être au repos. Fini le corps allongé sur un divan, le « corps mort », le corps immobile, le corps muet. Fini de se centrer exclusivement sur le langage et de réduire les émotions au transfert. On aurait d'ailleurs pu aller plus loin : non seulement le corps se mettait en mouvement, mais il se mettait en scène, en représentation ; il se donnait en spectacle. Il suscitait des émotions, il activait la pulsion scopique et donc la jouissance à laquelle il convient de renoncer dans la cure. Retour du corps, après son éviction ? Hystérie dirigée [50] ? Dévoiement de la psychanalyse ?

Pour ma part, lorsqu'il s'est agi de fonder théoriquement la trouvaille de Moreno[51], j'ai repoussé les séductions humanistes du corps enfin retrouvé, au bénéfice de l'action et du jeu de représentation, ce qui avait pour avantage de pouvoir articuler catharsis, jeu, mot d'esprit, amour, théâtre, rêve et analyse du moi. Il fallait, en effet, échapper aux tentations de glorification du corps triomphant et tout-puissant, soi-disant naturel, antidote aux avatars pernicieux de la culture décadente, et le resituer dans sa dimension d'un corps mortel ou d'un corps psychique traversé par l'angoisse de castration. Le réel du corps c'est qu'il meurt.

« *Im Anfang war die Tat* » disait Freud à la fin de son « *Totem et Tabou* ». Le héros romantique de Faust défie la religion, la morale, la société et le langage. Au commencement ce n'est pas le Verbe, c'est l'action. Evidemment, la question des commencements est toujours un faux problème. Il n'y a pas de commencement corporel qui serait l'antécédent d'un psychisme. Il n'y a qu'un corps psychisé ou un psychisme incorporé. Agir, qui est évidemment autre chose que parler, c'est déjà une parole qui s'ébauche, c'est une pensée qui se précipite. Dire, faire, vouloir et être sont tout uniment psychisés et incorporés, traversés contre notre gré par une logique, une technique, une éthique et une ethnique spécifiquement

[50] Jean Florence, « *Ouvertures psychanalytiques. Philosophie, art, droit, psychothérapies* », Bruxelles, Publications des Facultés Universitaires Saint-Louis, 1985.
[51] « *Psychodrame et psychanalyse – Jeux et théâtres de l'âme* », De Boeck, Bruxelles, 1998.

humaines[52], et ce depuis le début, le temps zéro, mythique, de notre corps d'animal humain. Il est d'emblée destiné à être médiatisé. On peut même déjà dire qu'il est d'emblée déjà expressif, destiné à un autre, pris dans le langage et dans l'échange, toujours déjà interprété. Je pense que le corps humain est solidaire d'un monde, des autres et d'un sujet, toujours à venir. Les rapports *monde – corps – autre – je* sont à penser dans le même mouvement d'histoire, d'existence et d'interprétation. Le corps humain n'est pas quelque chose de donné, organique, physique, anatomique, biologique...que sais-je ? mais il est construit dans une histoire singulière et en même temps collective, comme image qui ne peut que manifester ses discordances avec ce qu'un observateur peut voir ou mesurer. Le réel de notre corps ne nous appartient pas.

C'est dans cette perspective que j'aborderai les manifestations corporelles dans l'espace du psychodrame thérapeutique. Je suis convaincu qu'il ne faut pas isoler les aspects corporels de ce qui se passe dans une séance et dans le groupe, dans la cure même ; le corps est déjà dans le langage, dans les thèmes, dans la dynamique du groupe, dans les actions des jeux, dans les émotions ; il insinue ses propres logiques dans les thématiques, les métaphores, les mises en scène, les fantasmes, les impasses, les inhibitions, les angoisses. Il s'interprète dans les aléas d'une séance, dans ses interstices, dans les contraintes du moment et les libertés du lieu et des rapports possibles. Nous n'avons pas à interpréter les manifestations corporelles, on donnerait ainsi un pouvoir magique à un grand Autre énigmatique qui aurait plus raison que le sujet qui parle, qui joue, qui pleure, qui entre en conflit, qui s'adresse à quelqu'un. Chaque participant interprète son corps et le corps des autres, le groupe s'interprète corporellement ; les fantasmes, les mises en scène s'appuient sur les logiques du corps, les déploient, les scandent, les déclinent. C'est la tâche des thérapeutes d'en ponctuer l'insistance, d'en souligner l'incidence, d'en relever les indices, par une parole interprétante qui relancera le groupe et les protagonistes vers d'autres débroussaillages ou d'autres approfondissements.

« Ce que la parole ne véhicule pas, ou plus, ou pervertit, les postures, les mimiques, les répétitions dont on peut dire qu'elles constituent souvent une chorégraphie privée, est saisi dans l'intertransfert entre les acteurs et repris par eux dans le jeu, sous la forme de dialogues, de postures et de passages par l'acte allusif. » Gérard Bayle.[53]

---

52 Je me réfère aux travaux de la théorie de la médiation de Jean Gagnepain et de l'école de Rennes.

53 Cité par Fabienne de Lanlay, in « *Le corps dans tous ses états ou l'enjeu du corps en psychodrame* », in « *Le psychodrame : la magie du jeu* », sous la direction de Maya Garboua et Marie-Laure Léandri, Editions In Press, Paris, 2009.

1.1 Débroussaillage philosophique

« Il y a toujours un jeu entre le fait que mon corps se donne comme autre, mais qu'il reste le même. Dans le moindre de mes actes, je ne fais que jouer sur les différenciations, en quête d'une unité qui n'en est jamais une. Une unité qui essaie de croire à elle-même. » [54]

Le corps opaque et le corps « fiction »

Toute corporéité est comme une énonciation : c'est une mise en scène dans un rapport social de l'ambiguïté du corps d'un sujet. La présence supposée du sujet dans son corps en expression évoque toujours autre chose qui échappe à l'acteur et au spectateur. C'est le principe même de la danse comme spectacle. Il y a « quelque chose qui passe », qui est porté par la musique et qui vaut la peine pour quelqu'un d'autre, parce que cela agit autrement que par le seul langage.

Comment a-t-on pu ne concevoir le corps que comme concept négatif à occulter ? C'est que le corps est en soi un concept qui fait obstacle au discours théorique en troublant la rationalité du Logos. Le discours a quelque chose d'immatériel qui le met à l'abri de ce qui dans le corps est prosaïque, matériel, mortel. Le langage échappe en quelque sorte à la mort, le corps y est invariablement soumis. C'est pourquoi il est l'impensable, disait Jankélévitch, la limite même de la réflexion discursive, parce qu'il renvoie au néant. Je crois que le mouvement moderne de glorification du corps est le moment opposé du balancier, où s'annule justement cette prosaïcité mortifère. Le corps est donc entre mort et toute puissance. Il y a dans le corps les deux faces : celle de sa condition mortelle, qu'en psychanalyse on a appelé la face de la castration, et celle de sa glorification totalisante, de sa toute-puissance narcissique. Référent implicite de tout discours, comme présence inanalysée, le corps s'échappe à lui-même, il nous échappe sans être le référent ultime : c'est sa part d'*altérité*, d'opacité sans laquelle la danse ne serait pas possible. Maladie, souffrance, folie, sommeil, vieillissement, maladresses, sont le côté obscur du corps, son opacité où se love sans doute aussi, depuis Freud, la vérité du sujet.

En Occident notre retard est évidemment grand, puisque dans notre culture, essentiellement celle de la scientificité des modèles positivistes, la première approche du corps est celle de l'objectivisme, qui situe le corps dans un temps et un espace réels, mesurables. Il faut à la fois assumer cet héritage cartésien et le dépasser, en ne se contentant pas seulement de le contester et en prenant garde de ne pas substituer au mécanicisme

[54] Michel Bernard, in « Esthétique et théâtralité du corps », Corps symboliques, *Quels corps* ?, 1988.

scientifique une idéologie alternative tout aussi totalitaire, où le corps serait irrémédiablement soumis à la parole interprétante du seul psychanalyste.

Au-delà de la corporéité, donnée irrécusable dans son immédiateté, on aura repéré la double impasse possible face à l'opacité, à l'altérité du corps [55] : d'une part, celle de la technicité du corps, ou sa technocratisation ; le corps-instrument paraît ici comme un obstacle, un empêcheur de tourner en rond, un capital à optimiser, à entretenir, à réparer, à mettre à la casse… ; la médecine moderne s'est, malgré elle, engagée dans cette voie sans issue, et elle justifie à elle seule l'alternative d'autres approches : psychomotricité, danse, théâtre, psychodrame… ; d'autre part, celle de la dévotion du corps, de son culte, de son adoration, de sa « fétichisation » ; c'est la religion du corps, l'opium corporel, le corps comme réponse ultime aux frustrations de la vie moderne ; c'est le piège dans lequel est tombée, malgré elle, la psychomotricité qui se proclame « approche globale de l'être humain visant à retrouver, enfin, l'harmonie perdue, le plaisir, … ». Laissons plutôt cela aux commerçants de bonheur.

Le corps-salut répond au corps-instrument. Sans doute, dans le même mouvement, cette impasse idéologique désigne-t-elle implicitement une vérité sous-jacente : le fantasme de « retrouver » un utérus primitif, une communication immédiate, une totalité vécue, une globalité perdue, dont la psychanalyse peut nous montrer la dynamique implicite. La « réalité » ultime du corps est-elle de l'ordre du fantasme ? En effet, c'est le langage, le symbole, la culture qui nous privent de quelque chose qui n'a sans doute jamais existé comme tel, mais qui insiste sans arrêt comme *donnée implicite* de notre corporéité qu'il faut déconstruire. Mais le fantasme et le mythe sont le produit de la même réalité humaine, de telle sorte que le corps primitif est toujours à la fois fantasmé et mythisé. « *Chaque société a son corps, comme elle a sa langue* », dit Michel de Certeau, le corps social ne faisant que prendre le relais des corps-psychiques.[56] Le corps est donc aussi une fiction, et la psychanalyse n'est pas la seule à s'en être aperçue.

---

[55] cf. l'excellente analyse de Jean-Marie Brohm « Corpus symbolicum », in « Corps symboliques », *Quels corps ?*, 1988.
[56] « Histoires de corps », in *Esprit*, février 1982.

Le tout et les parties

« *L'énigme tient en ceci,* disait Merleau-Ponty, *que mon corps est à la fois voyant et visible* »[57]. Son apport majeur à une philosophie du corps a été de revenir au monde vécu en deçà du monde objectif, mesuré, positivé. Au-delà de l'aphorisme qui consiste à affirmer le monde comme l'objet de notre perception, il faut revenir à *l'acte même de percevoir comme produisant à la fois un monde et un sujet.*

Revenons, avec François Dagognet [58], en deçà de ces avancées phénoménologiques, où le corps est déjà vivant ; revenons à ce qu'indique déjà le signifiant « corps » dans la langue et à ce qu'il indique comme problématique implicite. On devinera comment le corps se décline en groupe, ou comment un groupe s'incorpore.

« *krp* », le radical signifiant du mot « corps », en indo-iranien, indique « la forme » : objet saisissable en même temps qu'unifié. S'il s'agit de choses matérielles ou abstraites, il désigne une collection d'éléments, le rassemblement de choses identiques, une réunion de fragments, tout être matériel quelconque qui résulte d'une organisation et qui confère une allure. *Le tout ici l'emporte sur les parties.* Celles-ci peuvent être échangées contre d'autres, l'unité, la synthèse n'en est pas altérée. Les éléments comptent moins que l'agencement basal essentiel. Le tout éclipse par son importance ce qu'il organise et le compose. D'emblée on peut voir que ces racines du mot « corps » rejoignent les thématiques groupales implicites : rassemblement, articulation, organisation, intrication, connexion...

Le corps vivant, et principalement celui de l'homme, portera à son paroxysme cette idée de « corps ». Il faut cependant réfléchir, dit Dagognet, à ces corps élémentaires pourvus de stabilité, de solidité, de résistance où l'unité transparaît dans une forme expressive qui dépasse les éléments, à tel point que les isoler détruit la globalité qu'on appréhende. Cette évidence peut nous apparaître crûment lorsqu'on évoque, ou lorsqu'on perçoit, un membre humain, non seulement *dévitalisé* mais *détaché.* L'effet est saisissant : on identifie immédiatement la destruction de la vie, mais aussi de la forme globale, celle que l'identification permet. Percevoir un membre humain, c'est en même temps percevoir le corps humain dans son entier et la dévitalisation qui a conduit à la séparation du membre du reste du corps ; *c'est donc dans le même mouvement percevoir la vie.* On pourrait voir comment peuvent se rejoindre là, d'un point de vue psychologique, à la fois la clinique de certaines perversions, de certains moments psychotiques et de

[57] « *L'œil et l'esprit* », Gallimard, 1964, cité dans « *Les philosophes et le corps* », 1992.
[58] F. Dagognet, « *Le corps multiple et un* », Les empêcheurs de penser en rond, 1992.

la mise en œuvre de la pulsion de mort. Ce sera la fonction psychologique de l'image unifiante du corps de concilier les parties et le tout, l'érotisation et la destruction, la vie et la mort. Mais on saisit aussi comment un groupe s'unifie, et comment un membre du groupe isolé fait surgir des fantasmes de mort ou de haine.

Si on reste un moment à ce préliminaire de la vie, le corps en tant qu'il est seulement matériel est déjà autre chose qu'un amalgame, qu'un mélange, qu'un tas. Le seul amoncellement de choses multiples ne fait pas un corps. Il y manque quelque chose qui fait une *substance*, qui donne une *constance*, qui entraîne une *solidité* : ainsi un tas de grains de blé n'est pas un corps, alors qu'un sac de blé en est déjà presque un. Par contre, une maison, n'est pas un tas, une addition de briques, de fenêtres, de tuiles, etc. : c'est une structure *orientée*, soumise à un *projet*, un sens, une intention, une fonction, des règles, qui lui donnent son unité, sa forme globale reconnaissable. Il y a dans la forme globale une fixité, un *accord* entre les composants qui les orientent vers une identité, forme qui se détache et est liée à un fond. Lorsqu'un groupe se réunit en cercle il signifie cette intention de substance, de constance, de projet. Métaphores corporelles, métaphores groupales.

Avec le corps vivant, s'ajoute une certaine autonomie. C'est-à-dire que, contrairement au corps matériel, minéral, le corps vivant (du végétal à l'humain) acquiert une capacité d'auto-production. *Le principe de son unité, la vie* représentant le tout, est à l'intérieur de la forme globale. Le vivant a constitué un intérieur et un extérieur, une surface délimitante qui s'oppose à l'inertie des corps inertes simplement matériels. Plus ou moins indépendamment le vivant produit sa propre vie, ce dont sont incapables aussi bien le sac de blé que la maison.

Au sommet de la pyramide des corps se trouve le corps humain. Alors que chez le végétal, et parfois chez l'animal, *le « tout » se trouve dans chaque partie* (c'est la vie même de chaque cellule de base, capable de reproduction), chez l'homme, « *le tout a tellement absorbé les parties que celles-ci ne peuvent plus exister par elles-mêmes* »[59]. Chez le végétal et certains animaux la division ne supprime pas le corps, elle le multiplie. Chez l'homme, les parties se logent dans le tout et ne peuvent plus revenir à leur commencement, sauf pathologie comme dans la psychose ou la perversion, mais sur des plans différents. Bien que doté d'une motricité semblable à l'animal, ce qui le distingue du végétal, l'homme s'est aussi affranchi en se redressant, libérant ses mains qui lui permettent de modifier le milieu.

---

[59] F. Dagognet, « Des corps au corps lui-même », in *Le corps,* 1992, Vrin.

Nous voyons ainsi se dessiner progressivement le corps de l'homme : du tas minéral à la première forme unifiée ; de l'organisation minimum au vivant végétal, qui laisse déjà deviner un *sentir* témoignant d'une vie intérieure en connexion avec un milieu ; d'une vie disséminée dans chaque partie à une motricité qui implique un *se mouvoir* qui le rend semblable aux animaux supérieurs ; d'une motricité quadrupède à l'affranchissement du bipède et à la primauté de la vue, puis de la pensée réfléchie, sur l'immédiateté instinctuelle. Et ainsi de suite...Ce ne sont là que quelques privilèges de la corporéité-psychique de l'homme.

Mais ne faut-il pas déjà affirmer que ce qui peut nous intéresser aussi dans un groupe, éventuellement de psychodrame, c'est le *sentir* et le *se mouvoir* de notre végétalité et de notre animalité spécifiques ? Sans nul doute le groupe est un corps vivant, dont le principe vivant est supérieur à ses parties et dont la dynamique organise la vie et les contours, l'imaginaire et la symbolique.

Notre végétalité et notre animalité spécifiques, de corps et de groupe, notre dynamique de vivant c'est de *nous donner un monde* et d'y *aller et venir*, de *produire notre unité* toujours menacée et à refaire, d'*agir* sur le monde par notre autonomie motrice en nous *rapprochant* et nous *éloignant* de ce qui nous intéresse, de nous identifier comme semblables, c'est-à-dire de la même espèce. L'espace, le temps et le milieu ne sont-ils pas les références majeures de notre corporéité d'humain ? Un groupe en instauration ne rejoue-t-il pas cette préhistoire du corps humanisé, objectivé et subjectivé ? Ne permet-il pas justement de décliner les phases structurantes de notre incorporation infinie ?

Est-ce que *sentir* et *se mouvoir* c'est déjà penser ? Quoiqu'on en pense il y a chez Descartes plusieurs corps : déjà le mécanique, on s'en doutait, mais aussi le vécu. Le corps est donc multiple, objectif mais *déjà subjectif*. C'est l'énigme dont parlait Merleau-Ponty. Cela veut dire qu'engagé dans un projet, par exemple conduire une voiture, nous ne « savons » plus exactement ce que nous faisons, c'est devenu automatique. Notre esprit est ailleurs et notre corps agit ; dans l'action, il est subordonné au projet qui nous occupe. Inversement dans la douleur vive, nous ne sommes plus capables d'un projet : pour le corps existentiel les parties ne comptent plus ; l'entièreté de l'esprit est occupée par le corps souffrant. Nous sommes donc tout à fait capables de *voyager dans une dynamique du tout et des parties*. Alors qu'avec le végétal chaque partie vaut comme un tout (la tige peut devenir racine par exemple), chez les animaux supérieurs et chez l'homme les parties se sont extrêmement différenciées tout en s'intégrant profondément au tout ; l'ensemble s'impose d'emblée à tel point qu'une division nous paraît insupportable. « *Il est muré en quelque sorte dans son identité* », dit Dagognet. D'ailleurs les études actuelles sur les greffes d'organe montrent à quel point le sentiment d'étrangeté peut perturber l'image du corps de ces malades et venir questionner la fusion, l'inséparabilité sans égal qui originalise le corps humain. Aucun animal ne semble atteindre ce niveau d'unité profonde. Mais dans le même mouvement, au sommet de la pyramide des corps, l'unité profonde du corps humain est *contredite* constamment par une *différenciation des parties poussée à l'extrême* : la gauche et la droite ; le haut et le bas ; le tronc, la tête, les membres ; le centre et les extrémités ; l'intérieur et la périphérie ; la main et les doigts ; la vue et l'ouïe : la médiation dialectique du corps outil technicisé a fait son office, au grand bénéfice de nos compétences techniques. L'architecture somatique elle-même nous montre, par ses divisions, à quel point le corps de l'homme s'élargit et déborde ses limites. Le corps se donne des prothèses, il se donne des prolongements.

On perçoit ici la limite de la perspective holiste de Merleau-Ponty, celle qui a ouvert la voie aux conceptions qui ne prennent en compte que la « globalité ». La perspective anatomiste des médecins et celle dynamique des kinésithérapeutes peuvent rendre compte comment le corps humain peut aussi se diviser et s'analyser. Et ce qui est perceptible comme antagonisme du *corps objectif* (le tout et les parties, chères aux sciences médicales) se retrouvera sans doute dans les aléas pathologiques du *corps subjectif* : pensons simplement aux maladresses de certains enfants qui n'arrivent pas à « apprendre » certains gestes, comme s'ils « refusaient » d'incorporer les gestes de l'autre ; pensons à la possibilité qu'a la névrose hystérique de désarticuler le corps-psychique pour y signifier le tout du désir refoulé, dans un organe, dans une fonction ; pensons aussi à la possibilité perverse « d'oublier » le corps érotisé comme une unité qui signifie un semblable pour le réduire à un organe, un trait (le sein, la voix, l'oreille, le pied...) par où passe la jouissance ; pensons enfin à l'expérience psychotique, telle qu'elle est révélée dans les hallucinations ou la peinture, où des morceaux de corps désarticulés sont des morceaux de sujet désunifié.

Gisèla Pankow (1969) a montré à partir de sa clinique de la psychose « *que l'homme vit avec une image de son propre corps qui lui donne accès, d'une part à une* forme *qu'il reconnaît comme sienne, bien délimitée dans l'espace et composée de l'unité vivante de ses différentes parties ; d'autre part, à un* sens *qui lui permet d'habiter son corps comme un univers familier et cohérent et non comme un chaos de sensations étrangères et hostiles.* »[60] Bien entendu, ajoute Le Breton, cette forme et ce sens ne peuvent être créés que par l'intervention du champ social.

[60] David Le Breton, « *Anthropologie du corps et modernité* », PUF, 1990.

Ce que tout le monde sait, et là le philosophe ne nous apprend rien, c'est que le corps humain est tellement immature à la naissance qu'il s'ouvre aux influences modélisatrices. « *Au lieu de l'être qu'il risquait infailliblement de devenir, c'est désormais le devenir qui prend possession de son être et le caractérise* ».[61] Bien au-delà de l'anatomie et de la physiologie, l'érotisation se saisit du corps et l'individualise, le personnalise, le fait vivre, lui fait traverser des drames et subir des traumatismes, inscrit en lui son histoire. C'est le mérite de la psychanalyse de nous l'avoir montré à partir des symptômes névrotiques de l'adulte. Nous allons y revenir. Observons cependant que l'érotisation, s'appuyant d'abord sur les orifices où s'effectue la relation entre l'intérieur et l'extérieur, donc aussi autrui, fait entrer une intériorité (le plaisir) dans l'extériorité (les orifices). *Le corps érotisé devient la jonction de l'intérieur et de l'extérieur.* La dynamique du « tout et des parties », privilège d'abord du corps anatomique, devient aussi l'enjeu du corps érotisé et du rapport à autrui. C'est sans doute parce que le corps est immédiatement érotisé, mais peut-être d'abord par morceaux, qu'il est en même temps immédiatement culturalisé. En lui se conjuguent nature et culture.

1.2 Les états du corps ou le corps dans tous ses états[62]

Le corps dont il sera question ici ne peut être que *le corps de l'être parlant* pour prendre l'expression d'Alfredo Zenoni[63], ou *le corps psychique* pour parler comme Gérard Guillerault[64]. En termes métapsychologiques freudiens c'est *le corps de l'appareil psychique.* Les autres corps, ceux construits par d'autres disciplines, ne sont pas de beaucoup d'utilité pour des psychanalystes ou les psychodramatistes. Par exemple, le corps construit par les sciences médicales me semble être celui de l'animal en nous. C'est le corps d'une médecine vétérinaire : il est utile à la médecine, pas tellement à la psychanalyse. Je dirais la même chose du corps construit par la kinésithérapie : il se fonde sur le corps des sciences médicales. Par rapport à celui-ci, le corps construit par la phénoménologie est déjà un progrès sensible de notre point de vue : il introduit un corps vécu, un corps intentionnel, un corps dans l'acte d'un sujet en rapport avec le monde, les autres et lui-même. C'est un corps de désir, problématisé dans le rapport à

---

[61] Dagognet, 1992, p. 127.

[62] Une première version de ce texte a été publiée dans La revue de Psychothérapie Psychanalytique de groupe, n°54 "Quand le corps parle et que le psychanalyste écoute", érès, 2010.

[63] De Boeck-Wesmael, 1991.

[64] L'Harmattan, 1989.

un autrui : c'est déjà beaucoup mieux que le corps anatomique et physiologique.

J'ai été amené à amplifier la déconstruction que permet le système pulsionnel de Szondi, à partir du schéma que propose Jean Mélon dans *Dialectique des Pulsions*[65], modèle qui s'est développé à Louvain sous l'égide de Jacques Schotte, en interrogeant les intrications entre le « corps », le « Je », « autrui » et le « monde »[66].

Avec Mélon on pose donc *quatre champs anthropologiques* : champ fusionnel, champ spéculaire, champ transgressif, champ subjectif, à articuler avec les quatre vecteurs pulsionnels : C, appelé Contact, S, appelé Sexuel, P appelé Paroxystique, Sch, appelé Moi. J'ai suggéré, dans la foulée, *quatre niveaux corporels, quatre modalités de rapports entre le corps, le monde, le Je et l'autre.* Dans la logique du schéma pulsionnel et de la théorie des circuits de Schotte, ces quatre niveaux doivent aussi être envisagés *comme quatre types de problèmes à résoudre*, successifs et jamais résolus, chaque niveau prenant le relais du précédent, le dernier accomplissant la boucle annoncée dès le premier.

Je fais l'hypothèse ici qu'on peut trouver quatre figures du fonctionnement groupal, ou plutôt *quatre figures du collectif* : la masse, le couple, le groupe, le sujet. On verra, chemin faisant, que ces déconstructions peuvent permettre de « penser » autrement les pathologies et comment les patients peuvent s'appuyer sur le groupe pour « dire » comment ils s'incorporent.

Le tout et les parties. Qu'est-ce qui nous donne corps comme individu ? Qu'est-ce qui nous donne forme ? Qu'est-ce qui fait que le corps est un tout ? *Individuus* c'est quand même ce qui, d'une certaine façon est indivisible ? Qu'est-ce qui donne de l'être ? Il s'agit de se questionner sur *le corps comme institution d'être.*

Structuralement, en deçà du complexe d'Œdipe, Freud nous a montré qu'il y avait un mode de fonctionnement psychique qui n'est jamais aboli, c'est *le mode des pulsions partielles*, mode structural et pas seulement stade de développement. Par exemple, l'oralité ne cesse jamais d'être un mode de fonctionnement psychique, même si cette modalité est aussi reprise dans une structure plus complexe. C'est par ce terme de "partielle" que Freud *analyse*

---

[65] Philippe Lekeuche et Jean Mélon, De Boeck, 2002, p. 22.

[66] Une première version de ces développements a été publiée dans Robinson, B. « *Psychologie clinique – De l'initiation à la recherche* », De Boeck, 2ème édition, 2005, puis a trouvé d'autres développements dans « Corps & Psychomotricité », L'Harmattan, 2014.

la sexualité : chacun des éléments se spécifie par *une source et un but* ; du côté de la source le corps est très nettement concerné dans certains de ses éléments : *les zones érogènes* ; du côté du but, la face psychique, comportementale, se décline de façon multiple : voir, saisir, prendre, lâcher, retenir, donner, dévorer... Mais malgré l'unification, Freud maintient que les pulsions partielles continuent d'être un mode de fonctionnement psychique. On en retrouve les traces dans les rêves et dans les symptômes névrotiques. Se maintiennent donc deux modes de fonctionnement : un fonctionnement des pulsions partielles et une certaine organisation plus complexe dans laquelle les pulsions partielles s'unifient vers d'autres buts. Le Moi est au centre de cette unification.

Freud indique indirectement que *l'unification est un problème en soi*, jamais tout à fait résolu, et qu'elle concerne le corps psychique. On peut considérer que l'unification du corps psychique est le problème de son institution. Je prends « instituer » dans le sens de sa racine indo-européenne « *donner de l'être* ». Instituer c'est donner de l'être. Comment le corps donne-t-il de l'être ?

Ce que Freud fait voir avec les pulsions partielles c'est justement la question du tout et des parties, et en même temps un rapport particulier au plaisir. Mettons les choses en perspective en distinguant *deux niveaux de structure ou de fonctionnement psychique*, et mettons-les en rapport avec certaines formes de pathologie, avec les questions que la clinique nous impose.

Champ fusionnel : le plaisir comme problème.

Métapsychologiquement, on peut faire l'hypothèse d'un premier moment structural qui pose le plaisir et le déplaisir non pas seulement comme principe, mais comme problème fondamental pour le corps psychique. Abordons-le à partir du modèle du *nourrisson*, qui est commode parce qu'on peut l'observer ; il faut bien entendu se garder de tomber dans les lieux communs. Chez lui, *la question de l'objet ne se pose pas d'emblée*, celle *du* corps non plus. Pas de corps unifié, pas de corps refermé sur lui-même. Sans doute y-a-t-il seulement *du corporel*, de la corporéité. Pas d'*autre* non plus, pas d'alter ego, pas de semblable. Le sujet (pour autant qu'on puisse parler d'un sujet) est réduit aux *sensations d'un corps-psychique, du monde et du milieu*. Pas de lieu précis sans doute pour la sensation. Le nourrisson n'a pas mal au ventre, puisqu'il n'a pas encore de ventre ; il a mal, il est mal, c'est tout. Schotte disait : c'est un fonctionnement par bribes et morceaux. *Les sensations éprouvées ne sont pas rapportées à un ensemble qu'on peut saisir soi-même*, c'est-à-dire qu'on peut isoler dans un ensemble.

C'est une première dimension du corps et du groupe : des sensations, des mouvements énergétiques qui circulent. On pourrait dire : « *il y a du corps* ». « Il y a », en référence aux quatre niveaux de personation de Schotte : l'indéterminé « on » ou « il y a », la troisième personne « il », la deuxième personne « tu », la première personne « je ». A ce premier niveau d'existence la subjectivité, le corps, le monde et l'autre se confondent dans chaque sensation du moment. Sans doute y-a-t-il progressivement des rythmes, des alternances, des oppositions, une *temporalité* : plaisir-déplaisir, vers le plaisir, vers le déplaisir ; aller vers le plaisir, quitter le plaisir…

C'est parce qu'il y a confusion que je propose d'appeler ce niveau structural : le *niveau fusionnel*. L'enfant est tout entier la sensation, et c'est bien cela qui est problématique. Il est *réduit* à la sensation, comme une foule peut être réduite aux mouvements d'affects qui la parcourt, la traverse, s'empare d'elle. Quand il a mal il est tout entier le mal ; quand il est repu, il est tout entier la satisfaction. C'est une *première forme de globalisation.* Mais cette globalisation *n'est pas une totalité.* Le sujet et le corps ne se saisissent pas comme totalité ; ils sont englobés dans l'ensemble de la situation qui comprend le milieu. Chaque sensation est un monde en soi. Le sujet et le corps sont ballottés au rythme des sensations, elles-mêmes rythmées sur les rythmes biologiques et ceux de l'environnement. La mère fait partie de cette réalité psycho-corporelle englobante. La première forme d'altérité est sans doute à chercher, comme Freud l'avait vu, dans les oppositions qualitatives des sensations : plaisir-déplaisir, satisfaction-douleur. Ce n'est pas la mère qui est bonne ou mauvaise, c'est la situation qui est agréable ou désagréable.

Certains patients en groupe se laissent aller aux mouvements des énergies englobantes, ou désenglobantes, le groupe lui-même tentant d'accorder ou de rejeter l'étranger. Par exemple, en psychodrame, quelqu'un qui ne joue pas finit par être senti comme étranger. Les énergies d'ambiance du groupe finissent par se centrer sur cette évidence : il n'est pas dans le coup. Je pense que le travail d'Ophélia Avron dans « *La pensée scénique* »[67] va tout à fait dans ce sens -là.

Le *danger psychique* propre à ce niveau corporel c'est de n'avoir pas de contenant, pas *de lieu*. Il faut que cela prenne consistance. Il faut créer de la masse. Les sensations risquent d'emporter corps et sujet, je devrais dire pré-sujet, dans le désordre et la violence. Le désordre et la violence indiquent ici des caractéristiques de la pulsion, dont les mouvements, les battements sont assez repérables en groupe. Quelquefois, lorsqu'une personne ou tout le groupe en est à cette modalité de corps-psychique, seul le jeu peut donner un

---

[67] « *La pensée scénique – Groupe et psychodrame* », Érès 2004.

contenant, une individualisation objective, et donc par la suite éventuellement, un héros. Le groupe cherche « corporellement » un contenant, une limite qui définit un extérieur et un intérieur. C'est ce qu'arrivera à faire l'enfant en unifiant son corps, unité à partir de laquelle il pourra réinterpréter les sensations. Il sera dès lors dans le second niveau structural de fonctionnement.

Pour rendre compte du danger que doit éviter le psychisme au premier niveau, j'ai choisi le mot *disloquer*, dans le sens d'éparpiller. Il faut contenir les sensations sous peine d'être *disloqué.* Nous pouvons nous rendre compte de cet événement psycho-corporel lorsque nous sommes soumis brusquement à une douleur violente. Nous ne sommes plus que cette douleur, le temps de la contenir, fut-ce en la localisant.

Freud a, pour sa part, inventé le concept : « *plaisir d'organe* », *Organlust.* Classiquement, c'est la modalité de plaisir qui caractérise la satisfaction auto-érotique des pulsions partielles ; l'excitation des zones érogènes trouverait son apaisement au lieu même où elle se produit, indépendamment de la satisfaction des autres zones et sans relation directe avec l'accomplissement d'une fonction.

On peut mettre en question cette définition freudienne, au moins dans le terme, parce qu'à mon avis il n'y a pas d'auto-érotisme, tout simplement parce qu'il n'y a pas d'*autos*, il n'y a pas de soi-même. Pas d'objet, pas de soi-même, pas d'autre, pas de corps : tout est dans la sensation de plaisir ou de déplaisir. Pour Freud auto-érotisme veut bien dire que pour la satisfaction il n'y a pas de recours à un objet extérieur, et qu'il n'y a pas de référence à une image du corps unifiée, à une première ébauche de Moi, telle qu'elle caractérisera le narcissisme.

La sensation, bonne ou mauvaise, tient lieu de corps et de psychisme ; elle est elle-même une ébauche de Moi, d'objet et d'autre, puisqu'elle varie en quantité et en qualité. Le lieu psychique, c'est à chaque fois l'ensemble de la situation du moment. C'est là que prend source le pulsionnel, et donc une représentation, une activité psychique, une anticipation, une satisfaction hallucinatoire, un rêve.

On peut dire qu'on a affaire à un premier corps, qu'on peut appeler le *corps sensationné*, dans la mesure où il n'est qu'un lieu de sensations.

En groupe, ce sera évidemment aux thérapeutes de servir de contenant, d'anti-disloquant ; mais pour suivre les mouvements du groupe et le cortège d'émotions, d'images, de scènes qui s'y accrochent, il est nécessaire qu'ils laissent résonner en eux ces battements en sens divers, et puissent supporter les menaces de dislocation. Les fantasmes du thérapeute auquel on s'accroche, ou qui peut nous laisser tomber, nous laisser choir, sont assez fréquents. L'interprétation du thérapeute est peut-être alors de proposer un jeu, qui fait passer le groupe à un autre registre.

Parfois le groupe, fonctionnant à ce premier niveau, vise une présence ininterrompue, disons une sensation ininterrompue. C'est évidemment impossible. Seule la *répétition* peut préserver de la dissolution, répétition sous la forme de la cadence. C'est pourquoi la cadence des séances est importante pour un groupe, les commencements et les fins programmées, qui donnent un rythme soutenant et soutenable. On voit bien aussi l'exigence « corporelle » de travailler avec un groupe qui soit construit comme un lieu isolé des avatars et mouvements de la vie quotidienne, d'un espace suffisamment fermé, et cependant suffisamment ouvert, d'un contenant qui ne contraint pas trop, qui laisse du jeu, d'un rythme de séquences, de ruptures et de reprises… traces corporelles dans la naissance du groupe.

Clinique du groupe. Une séquence récente de psychodrame peut se lire dans cette version du corps. Il s'agit de deux week-ends d'initiation au psychodrame. Une participante avoue à plusieurs reprises l'extrême difficulté dans laquelle elle se trouve, de se mettre à l'unisson et de proposer un jeu. La tension monte, dans la mesure où le fait de devenir acteur d'un jeu est la porte d'entrée dans le groupe et dans l'initiation, donc dans le psychodrame. Soignante en hôpital psychiatrique d'origine algérienne, elle a le projet de poursuivre une formation. Mais encore faut-il commencer !

Finalement, les autres membres du groupe n'ayant plus rien à proposer, lui laissant une place vide sans doute, elle évoque une situation qui l'a mise en difficulté. Tentant de s'interposer entre deux malades en crise, elle se fait traiter de « sale Algérienne ! ». « Retourne chez toi ! », lui crie la malade en la repoussant. Très émue, inhibée, presque paralysée, elle hésite à faire appel à ses collègues.

On joue la scène. Dans le jeu, devant les assauts de la malade, elle se replie de plus en plus vers un mur de la salle, pour finir coincée contre un placard derrière lequel se trouve la machinerie du local, ne trouvant pas d'issue. Le changement de rôle lui permet de vivre « l'expulsion » dont elle est l'objet. Ce n'est évidemment pas sans évoquer « l'expulsion d'Algérie » à la génération précédente, et celle, répétée, dans l'immigration et l'intégration difficile dans une ville étrangère. Elle a « interprété » corporellement son expulsion du groupe, on pourrait dire son rejet du groupe, expulsion et rejet dont elle est à la fois le sujet et l'objet.

Cliniquement, ce fonctionnement psychique se voit, s'entend, s'éprouve dans la *dépression*, dans *l'alcoolisme* et dans les *toxicomanies*, pathologies du premier vecteur pulsionnel, appelé par Szondi, vecteur du Contact. Schotte parle des *thymopsychopathies*.

Dans le moment dépressif, quelle que soit la forme de la dépression, il n' y a plus moyen d'avoir du plaisir. Le corps lui-même est affecté de ce manque de plaisir. Le rythme de la vie qui nous fait aller d'un plaisir à l'autre, d'une activité à l'autre, d'un plaisir à un déplaisir, est interrompu. Du point de vue social on peut dire que l'humeur, le rapport au plaisir, au déplaisir, à la souffrance, instituent l'empathie communicative, ou son contraire, le rejet, l'éloignement. L'expression "des atomes crochus" doit se fonder sur ce mode de fonctionnement psychique. *Le plaisir institue une première forme de collectif.*

Dans l'alcoolisme et les toxicomanies ces questions ne se présentent pas de la même façon. La totalité du corps et du psychisme est centrée sur l'obtention de plaisir. Pour le déprimé, le plaisir est perdu et ne reviendra plus, il n'y a plus que cela qui compte. Pour le toxicomane le plaisir est à obtenir, il n'y a plus que cela qui compte. C'est exactement l'inverse. Toute la sphère psychique est occupée par le plaisir à venir chez l'alcoolique et le toxicomane. Tout se passe comme si les autres, le Moi, le corps n'existaient plus. La recherche du plaisir est à ce point urgente qu'elle *désinstitue le collectif.*

Ce qui est commun aux deux c'est l'impression de vide, ou la crainte du vide et le fonctionnement en tout ou rien. On retrouve la question du tout ou rien dans la phase maniaque, mais avec l'envers du vide : le plein, le trop-plein. Tous les objets, tous les plaisirs, sans fin. Ce « sans fin » évoque à nouveau la question de la temporalité, et une idée fondamentale de Freud : *la pulsion est continue*, c'est un temps sans interruption, c'est un temps continu.

Les rythmes de la vie, qui introduisent des variations, des discontinuités, des alternances, viennent mettre ici une première forme, une première structure au flux continu, proprement insupportable. Je pense que ce fonctionnement psychique appelle aussi un lieu, un contour, une limite, une représentation. Je dirais, elle nous pousse vers l'unification du corps érogène.

Champ spéculaire : l'institution du moi à partir du corps

C'est le *deuxième moment structural* important : il est à la fois *érotique et instituant*. Il instaure un véritable auto-érotisme.

C'est le niveau *spéculaire* qu'on connaît depuis Lacan. Le corps se représente unifié, se ferme sur lui-même, se donne des frontières, et le Je s'identifie tout entier au corps unifié. Ce n'est plus « *il y a du corps* », mais « *je suis ce corps-là* ». Il y a une première forme de sujet, c'est-à-dire un supposé. Ce serait encore plus net de dire « *Je est ce corps-là* », ou « *Il est ce corps-là* », dans la mesure où c'est de la troisième personne dont il s'agit vraiment. C'est un moment d'auto-totalisation dont la forme visible est le corps-individu. A partir de la surface du corps se constituent un intérieur et un extérieur. Si au premier niveau fusionnel le Je est confondu avec le corps de sensations, ici il *se trouve* en s'identifiant au corps unifié. Jubilation de cette trouvaille qui donne un lieu précis et délimité aux sensations, même si la trouvaille est du ressort de l'imaginaire, comme Lacan l'a montré. C'est en cela qu'elle est problématique. L'imaginaire fait ici son office, anticipant sur le corps achevé. Evidemment cette unité est illusoire et fragile, comme l'est celle d'un groupe.

C'est à partir des découvertes de Wallon que Lacan repéra ce moment structural de constitution d'une première matrice du corps-psychique unifié, d'une première identification. Il y a montré l'entrée en jeu de *l'autre* dans le même mouvement, de l'autre en tant qu'objet. L'objet et le sujet se constituent concomitamment. Le Je se réduit à l'objet vu, regardé, aimé, désiré.

Si l'autre est constitué comme objet, dans le même mouvement il est considéré comme sujet semblable, désirant, qui prend l'enfant comme objet. C'est le paradoxe de cette structure spéculaire : en même temps les deux protagonistes se reconnaissent comme *sujets semblables,* érotiquement semblables (semblables, pas égaux, parce que pour être égaux il faut un élément tiers, il faut la Loi). Mais aussi, inévitablement, ils se reconnaissent comme *différents*, c'est-à-dire ils s'instituent comme séparés, comme deux organismes séparés, *étrangers* ; deux sujets donc. C'est le fameux « je ne suis pas toi » « tu n'es pas moi », l'inverse de l'identification empathique, qu'on repère inévitablement dans les aléas d'un groupe qui se constitue.

Dans le même mouvement cette réciprocité identificatoire est contredite par la possibilité de réduire l'autre à un objet, et d'être réduit, de se réduire à un objet.

Pour comprendre ce paradoxe il faut se rappeler la base de la formation de cette structure : d'une part les pulsions partielles qui ont investi, représenté, fantasmé des morceaux de corps, en s'étayant sur des sensations ; et d'autre part le corps organique qui se divise et s'articule selon les lois de la dynamique fonctionnelle du corps. On pourrait appeler cela *l'incorporation*[68], ou "mise en corps". Ce moment d'incorporation est un moment instituant par excellence. Erotisation et institution du corps vont prendre en charge ces deux courants. Mais le moment unifiant est un leurre : pas tout à fait le même que l'autre en effet, pas tout à fait le même que soi. La différence des sexes viendra signifier la différence. N'importe quel détail fera la différence et donc l'altérité, l'étrangeté.

On peut mettre ce moment structural en rapport avec les *perversions*. Elles nous montrent une érotisation instrumentale du corps et de l'autre. Une partie peut prendre la place du tout. Le semblable est reconnu et en même temps nié comme semblable. C'est pourquoi je parle ici du *corps objectivé*. Parce que le corps est un pur objet, mécanique et érotique, dont on dispose. L'interdit n'a pas fait son office qui ramène le sujet, le corps-psychique à

---

[68] cf. J.-C. Quentel, « *L'enfant – Problèmes de genèse et d'histoire* », De Boeck, 1992.

l'Autre de la Loi, comme dans la névrose. Là, le corps sera affecté par la Loi commune et donc le désir transformé. N'importe quel exemple clinique de perversions célèbres montre que le corps peut défier jusqu'aux lois de la médecine. D'autres exemples d'actes pervers indiquent à quel point la division du corps est une obsession qu'il faut répéter, par exemple les corps coupés en morceaux. Au-delà de la jubilation du moment spéculaire le corps se divise en parties. Unification et division sont corrélatives. Dans un groupe, unification et division sont également corrélatives.

Le problème à résoudre ici est de *maintenir cette unité et de coordonner* les segments du corps en objet unifié, telle que l'image l'exige. Le stade du miroir inaugure *la dialectique du tout et des parties, autant qu'il introduit celle du même et de l'autre.* Il faut maintenir l'unité, sous peine d'être *handicapé*, d'être diminué, d'être moins que l'autre. Un corps moins beau, moins parfait ; danger d'être moins aimé. Le danger, pour le corps-psychique, c'est la perte de l'unité, de la totalité, de la toute-puissance. Le décalage entre l'image totalisatrice et l'évolution du schéma corporel chez l'enfant *ouvre la béance possible de l'handicap.* De ce point de vue, nous sommes tous handicapés, par effet de structure. On peut comprendre qu'on est aussi dans l'univers de la rivalité et de la compétition. Comme on est dans un univers d'objet, de réduction à l'objet ; tout peut être objectivé, mesuré, dimensionné, comparé. Tout est transformable en performances compétitives. Le meurtre du double, du rival spéculaire n'est pas loin.

L'autre, c'est à la fois celui qui me voit, me regarde, me désire, m'aime, celui auquel je m'identifie. Mais aussi celui auquel je me compare, celui auquel on me compare, le corps servant de modèle érotisé. C'est bien le problème des enfants handicapés, et surtout les handicapés mentaux, de ne pas correspondre à l'idéal imaginaire des parents. Ils se perçoivent toujours comme décevants. Comme si l'enfant handicapé mental devinait qu'il n'est pas aimé comme tel. Tandis que pour les enfants normaux, ça peut toujours faire illusion.

A l'affirmation du champ spéculaire, « je suis ce corps-là », répondra la négation du champ transgressif, « je ne suis pas ce corps-là ». Si dans le champ fusionnel le Je *se confond*, si dans le champ spéculaire il *se trouve*, dans le champ transgressif, *il se perdra* et se désolidarisera du corps interdit et désiré par l'autre. Cette perte est tout aussi problématique que la confusion du premier niveau et la trouvaille du second.

Clinique du groupe. Une autre séquence d'un groupe de psychodrame met en scène cette dimension de la corporéité, celle de chacun, et celle, métaphorique du groupe. Une jeune femme est très motivée pour commencer cette formation au psychodrame, prémisse d'une formation plus engagée, d'autant plus qu'elle vient de se faire éjecter de l'institution où elle travaillait, à la fin de son congé de maternité et orientée vers un autre service, qu'elle aime moins. Elle espère augmenter ses compétences et faire valoir ses intérêts. Dès la première séance, elle évoque sa première maternité, son accouchement et cette scène pénible où une femme médecin draconienne lui annonce sans aucun ménagement que son enfant est mal formé et qu'il devra subir divers traitements sous peine d'être handicapé toute sa vie. Au-delà de ce souvenir pénible, ce qu'elle « interprète » du groupe et pour le groupe, c'est la mise en route d'un groupe de femmes, qui devraient « former » un corps suffisamment unifié pour contenir les sensations et les émotions qui ne manqueront pas en psychodrame, un corps complet, non-handicapé, bien formé en vue d'une bonne formation future ; se dessine, derrière le personnage de la femme médecin draconienne, redresseuse de corps, la figure archaïque d'une mère (d'une situation, d'une ambiance, d'un groupe, des animateurs...) qui n'est pas suffisamment bonne, face à cette protagoniste qui ne rêve que d'une chose, c'est d'être une bonne mère, et qui ne craint qu'une chose, c'est de ne pas en faire assez pour son enfant mâle.

Champ transgressif : le groupe social et la loi

Au niveau transgressif, le corps devient l'enjeu, le lieu même d'une normalisation. Il est marqué inévitablement par l'accession de l'enfant à la règle, à la norme sociale. Le corps devient traversé d'interdits et donc l'objet d'une transgression possible. Les zones du corps sont hiérarchisées en fonction de ces interdictions : zones nobles, zones honteuses, qui varient selon la culture. Après son auto-affirmation triomphante, le corps entre dans la négation possible et inévitable. Ce serait mieux de dire que la négation entre en lui, puisque c'est par la médiation du langage que cette transformation s'opère. Je suis honteux de ce corps-là, donc *je ne suis pas ce corps-là.* A l'affirmation du champ spéculaire, « je suis ce corps-là », répond la négation du champ transgressif, « je ne suis pas ce corps-là ». S'ensuivent honte, gêne, pudeur, quand on le cache, et plaisir quand on l'exhibe. Le corps est devenu le médiateur obligé du Je moralisé. Le Je l'habille, le montre, le cache, donne à ses performances, ses sensations, ses capacités, ses odeurs, ses formes, son style, des valeurs partagées culturellement. Si dans le champ fusionnel le Je se confond, si dans le champ spéculaire il se trouve, dans le champ transgressif, *il se perd* et se désolidarise du corps interdit et désiré par l'autre. Cette perte est tout aussi problématique que la confusion du premier niveau et la trouvaille du second.

Le problème à résoudre est de *maîtriser le plaisir* du corps normalisé, de maîtriser l'interdit, sous peine d'être *frustré.* Le danger c'est de perdre le plaisir parce qu'on n'a pas la maîtrise de la loi. On peut toujours faire la loi soi-même, transgresser l'ordre des générations, mais cela ne résout pas le problème du rapport à autrui.

C'est le corps du héros tragique, celui aussi du protagoniste, engagé dans l'action de représentation, avec ses inhibitions et ses refoulements, son corps meurtri par la socialisation de son histoire familiale et culturelle, son corps qui en même temps est porteur du désir de s'affranchir des contraintes de l'histoire et de s'assumer tel qu'il est. Inévitablement, dans l'action du jeu, le corps dira, subrepticement, ce que la pensée ne peut s'autoriser. Généralement ces mouvements du corps, ces attitudes, sont interprétés par les antagonistes, les ego-auxiliaires, les spectateurs et l'observateur.

Le corps auquel les psychanalystes ont à faire c'est d'abord le corps qui signifie le symptôme dans l'hystérie. Il nous renvoie indirectement au *conflit psychique, au refoulement, au fantasme, métapsychologiquement au principe de plaisir.*

Le moment du symptôme est celui où quelque chose tourne mal dans le corps, rendant patent un certain raté symbolique.[69]

Clinique psychanalytique. Ce qui se passe dans la névrose est déjà très complexe, du point de vue du corps. Prenons l'exemple de cette dame qui consulte pour la première fois. Entre la salle d'attente et le bureau elle pleure ; elle dit : « c'est votre chien ; j'avais le même ». Elle monte péniblement les escaliers en respirant lourdement. Elle dit : « Passez devant parce que je suis malade ; je ne sais plus respirer et j'ai des problèmes aux jambes ». Dans le bureau, elle inspecte la pièce ; elle dit : « Vous n'avez pas de cleenex ! » Je lui en donne. Elle s'assied et dit : « j'ai des tas de problèmes dans mon corps que je n'arrive pas à soigner ». Je me rappelle qu'au téléphone elle m'a dit qu'elle est envoyée par son médecin généraliste. Son corps est tout tordu, elle pleure, elle respire à grands fracas, ses mains sont dans un piteux état : « j'ai des problèmes de circulation », dit-elle. Qu'est-ce que vous pouvez faire pour moi ?

Ce qu'elle dira par la suite indique qu'elle souffre d'angoisses depuis son adolescence, que tout cela doit être dû à ce qui s'est passé avec son oncle, mais que malgré dix ans de thérapie corporelle bio-énergétique elle n'a toujours pas résolu ce problème-là.

Conflit psychique, refoulement, fantasme, principe de plaisir. Corps en souffrance. Ce qu'elle dit à partir de ses souffrances, à partir de sa névrose, c'est quand même qu'elle espère être autre chose que cela. « Pouvez-vous faire quelque chose pour moi ? » Sous-entendu : « je n'arrive pas à me procurer le plaisir que je mérite dans la vie ».

---

[69] « *Leçons psychanalytiques sur Corps et Symptôme- tome 1 Clinique du corps* », P.-L. ASSOUN, Anthropos, Paris, 1997.

Le principe de plaisir est un des deux principes qui régissent le fonctionnement de l'appareil psychique : l'ensemble de l'activité psychique a pour but d'éviter le déplaisir et de procurer le plaisir. C'est là que le pulsionnel s'insère comme mesure de l'exigence de travail qui est imposée au psychique en raison de sa liaison avec le corporel. Mais l'être humain est toujours déjà confronté à une culture : il est inséré dans cet ordre par une double opération qui le cause en tant que sujet : une pulsation qui se présente comme une ouverture/fermeture et une insertion. Ce qui m'intéresse dans l'immédiat c'est que cette double opération qui cause le sujet est *marquée de négativité*. C'est cette négativité que l'on retrouve dans le symptôme et le vécu subjectif de la demande : je ne suis pas ce que je devrais être. Cette négativité, qui peut se décliner en termes de plaisir/déplaisir marque aussi le corps. Le corps-psychique est marqué par la négativité et en rapport avec le principe de plaisir : du plaisir, il n'y en a pas assez. *Corps frustré* donc.

Dans la vignette clinique que j'ai évoquée il apparaîtra que ce résultat obtenu à plus de 60 ans commence dès que le corps-psychique entre dans le champ de la transgression. En effet, les gestes inconvenants de l'oncle se rapportaient au corps de l'adolescente et à l'interdit familial et social. Le corps est entré dans le champ de l'interdit. S'ensuit la honte, la gêne, la pudeur, la culpabilité, le manque de plaisir. Dans toutes les cultures humaines on trouve la trace de ce fonctionnement psychique : le corps est socialisé, ritualisé, inhibé, autorisé ou interdit selon des codes sociaux et des positions désirantes individuelles. Le principe du corps ici, c'est le plaisir en négation. *Le corps est institué négativement comme corps interdit*. Il est sous le coup de la Loi et le sujet proteste de son innocence, de sa souffrance, de son non-désir, de son non-plaisir. C'est le corps dénoncé par les thérapies corporelles, notamment la bio-énergie. Pour d'autres c'est le corps réprimé par la société capitaliste.

Le sujet proteste : *je ne suis pas ce corps-là*. C'est une modalité d'être du corps humain, révélé par la psychanalyse. Le corps nié, le corps réprimé, le corps adapté.

Le film de Michaël Hanneke *Le Ruban blanc*, met en scène ce tragique des corps. *Le Ruban blanc* (en allemand : *Das weiße Band*), sous-titré *Eine deutsche Kindergeschichte*, est un film franco-germano-italo-autrichien réalisé par Michael Haneke, sorti le 21 octobre 2009 en France. Un vieux narrateur raconte rétrospectivement l'histoire d'un village de l'Allemagne du nord à la veille de la Première Guerre mondiale, dans lequel il fut instituteur dans sa jeunesse. Un médecin est victime d'un violent accident de cheval en rentrant chez lui. Selon toute vraisemblance, il s'agit de l'acte délibéré d'un habitant du village, qui a tendu un filin en travers du chemin qu'emprunte régulièrement l'homme. Hospitalisé, celui-ci laisse sa fille aînée, encore adolescente, et son jeune fils aux soins de sa voisine, qui est aussi son assistante.

L'été 1913 est alors marqué par une série d'étranges accidents prenant peu à peu le caractère d'un rituel punitif dirigé contre les différentes autorités morales, religieuses et sociales de ce petit village profondément ancré dans la tradition luthérienne. La femme d'un paysan meurt en chutant au moment des moissons, sans que son mari, pourtant touché par son décès, ne réagisse contre ce qui apparaît être au mieux comme une négligence du régisseur du domaine du baron du village. Toutefois, un de ses fils vandalisera une propriété du châtelain et se verra puni de son geste par de la prison. Sigi, le jeune fils du baron, est retrouvé ligoté et battu, provoquant le départ de la baronne avec son enfant pour l'Italie. La grange du château subit un incendie probablement criminel. Le pasteur du village, qui éduque ses enfants dans un rigorisme corseté, leur infligeant des punitions corporelles et des sévices moraux, conduit également en despote les âmes du village lors de ses sermons dominicaux. Le médecin, qui rentre par anticipation de convalescence, retrouve son foyer et cette voisine qui l'aide dans le rôle de sage-femme depuis le décès de son épouse, qu'elle remplace pour les tâches domestiques et la compagnie féminine. Malgré l'humiliation quotidienne qu'elle subit de cet homme, elle continue à s'occuper de lui, tout en élevant son jeune fils handicapé mental, Karli, avec lequel elle vit seule. Le film évoque les carcans luthériens et une pédagogie autoritaire (sévices, punitions, brimades) dans le nord de l'Allemagne avant la Première Guerre mondiale. *Le Ruban blanc* exploite, en ce sens, la comparaison de la violence personnelle et institutionnelle des notables adultes du village (le baron, le régisseur, le prêtre luthérien, le médecin), névrosés, égoïstes, pervers et, au moins pour l'un d'entre eux, abuseur sexuel, avec en contrepoint la violence sourde et muette de certains enfants et adolescents. Le titre du film fait référence à la pureté virginale qu'on attend des enfants du village, alors que les adultes ont, à l'opposé, une face obscure cruelle.

Précisons qu'à l'évidence ce n'est pas purement et simplement la société qui rend nos corps inhibés, ni qu'il existerait une bonne société qui nous rendrait notre corps dans toute sa splendeur. Il n'est pas donné à tout le monde d'être danseur, et, pour le devenir, cela nécessite un sacré travail. Le sujet s'inhibe lui-même, le corps se réprime lui-même. On n'a qu'à s'en prendre à soi-même.

On pourrait aussi articuler les modalités du corps autour des deux principes : le *plaisir et l'institution.* On vient de voir que, d'une certaine façon, et pour aller vite, le corps dans la névrose *sacrifie le plaisir au bénéfice de l'institution*, en tout cas en tant qu'elle est sociale, qu'elle est relayée par le discours normalisant, c'est-à-dire par le refoulement qui convient à toute adaptation sociale. Remarquons avec Lévi-Strauss que l'interdit est celui de l'inceste et que l'institution qui contraint le plaisir du corps est aussi celle qui définit une place dans l'espace social symbolique, donc des identités symboliques. Un oncle et une nièce pubère, cela ne va pas du côté du plaisir du corps.

Clinique du groupe. La plupart des scènes « névrotiques » jouées en psychodrame mettent en jeu ce corps « normalisé », par exemple, une fille qui voudrait dire des choses plus affectives à son père, mais qui n'y arrive pas ; une autre qui reçoit sa mère « tornade » à l'improviste, et qui a envie de se protéger et de la mettre dehors ; un homme qui vient dire à sa femme qu'il a une maîtresse ; une femme qui reproche à ses enfants et à son mari qu'on la laisse de côté comme une servante... C'est un corps de théâtre tragique, dramatique, soutenu par le groupe, passionnel et pitoyable, inhibé ou en colère, triste ou agité, soumis ou révolté, mais de toutes façons, coupable. Lorsque le protagoniste revient au groupe et que la parole des acteurs décline les phases du jeu, les mots et les passions, les sentiments et les images, il retombe sur terre, atterrit, se laisse inonder de sensations, tente de les contenir mais n'y arrive pas, balbutie quelques mots, bredouille, n'entend plus les autres. La perlaboration commence pour lui. Mais son histoire ne lui appartient pas, les autres vont en interpréter les variations. On en est revenu à une *deuxième forme de collectif* : celle des participants engagés dans le même destin d'humains. Le groupe fait ici office de corps social : les membres sont unis et solidaires du même destin, l'un interprétant l'histoire de l'autre.

Champ subjectif : « J'ai un corps »

Qu'en est-il alors de la dernière formule classique évoquée par les philosophes : « J'ai un corps » ?

Je pense que c'est le niveau de structure le plus complexe du corps-psychique, dont le paradigme est *le corps dans la danse*, le corps du danseur, de la danseuse. En effet, la danse n'est pas l'expressivité harmonieuse du corps, libéré des contraintes ; c'est une ascèse qui travaille la tension problématique entre le Je, le corps, l'espace-temps, et le spectateur.

J'ai appelé ce niveau corporel *le corps subjectif.* A ce niveau subjectif, le Je s'est accompli dans le langage. Il est devenu le sujet du discours, celui qui s'identifie à son discours. Le Je s'exprime, mais *cette expression est problématique. L'autre est ici partenaire*, relançant le procès de l'expression, mais cela n'est pas sans poser problème. De ce point de vue, le corps est devenu, pour le « Je » un de ses outils, dans le sens où il peut l'utiliser ou ne pas l'utiliser, à peu près comme bon lui semble, du moins le croit-il. Le moi se gonfle, au-delà des limites du corps. Il peut le cultiver comme outil très performant, gracieux, beau, ou le laisser végéter au rythme biologique indispensable. Le corps archaïque de sensations, le corps instrument et le corps réglementé sont toujours là comme problèmes, comme le corps biologique d'ailleurs, qui rappellent au sujet qu'il n'a pas la maîtrise qu'il croit avoir. Symptômes, inhibitions, maladies, malaises, rappellent au Je qu'avant (antériorité logique plus que chronologique) d'être langagier il était lui-même corporel, sous différentes formes. Il l'est toujours d'ailleurs et cette permanence structurale fait le lit de toutes *les ascèses*, quelle que soit la culture.

La série « il y a du corps - je suis ce corps-là - je ne suis pas ce corps-là » aboutit à mon sens à ce qui est logiquement visé dès le départ : « *j'ai un corps* ». Le Je a *son* corps. Nous savons qu'il se trompe en partie, puisque ce corps lui échappe, comme il lui a échappé auparavant. Reich, puis Marcuse, avaient compris que le corps est marqué de l'histoire du procès de la subjectivité et de la collectivité.

Je dirais que le problème à ce niveau est *d'assumer cette soumission*, cette sujétion. Le danger propre est d'être castré. Si le *Je s'exprime*, avec le corps, il doit accepter d'y être soumis sous peine d'être *castré*. Cette dernière position accomplit le mouvement de l'histoire amorcé dans le corps de sensations.

Vivre heureux dans son corps n'est pas une sinécure, c'est une conquête subjective, qui est loin de concerner le corps seul, ce que chacun sait. Et cela peut très bien rater ici aussi. Les ratages du corps subjectif je les vois du côté de la *psychose*, même s'ils sont beaucoup plus repérables dans la schizophrénie que dans la paranoïa.

Regardez certaines peintures d'Egon SCHIELE, notamment « *L'homme Nu assis* », autoportrait de 1910. Avec une implacable volonté de se disséquer, Schiele revient sans cesse à l'exploration de son propre corps. Cette peinture, qui fait allusion au squelette et au crucifié de la peinture traditionnelle met en scène son corps nu, sans pieds, sans mains, sur la toile blanche. Les poils, les parties génitales, les côtes saillantes et les articulations osseuses sont fixés sans enjolivement et dans une volonté de stylisation de la laideur. On ne sait pas si on doit dire « j'ai un corps » ou plutôt « c'est ce corps qui m'a » ? Au moins, par la peinture, Egon Schiele est-il tenté de faire quelque chose. Et cela ne nous laisse pas indifférents.

1.3 Conclusions

Si le corps est le *lieu initial du plaisir*, le corps-psychique est soumis au principe de plaisir et à son au-delà. Mais il est aussi le *lieu primordial de notre existence*, de notre être, de notre institution. Le corps est l'enjeu de deux principes : le plaisir et l'institution. Le principe d'institution est aussi problématique que le principe de plaisir. Si le corps semble triompher de deux difficultés (faire exister une globalité et délimiter un intérieur et un extérieur), comment, avec lui, la globalité peut-elle subsister alors qu'il se distribue en segments et en territoires spécialisés et que cette globalité est aussi un leurre ? Et comment peut-il concilier l'intériorité et l'extériorité qu'il ne sépare pas vraiment, ou comment disposer de l'intériorité en dehors, sans la perdre ?

Cette déclinaison des problématiques du corps se rejouent dans les groupes humains, et particulièrement les groupes expérimentaux ou les groupes thérapeutiques, qui créent un espace-temps prélevé sur l'espace social et politique, en nous faisant passer d'un singulier par un collectif, et vice-versa, d'un corps individualisé à un corps collectif. Les modalités du corps pulsionnel induisent des modalités de lien social, et donc des états de groupe.

- Le *premier état du corps et du groupe* est la *masse*, dont le principe est de se distinguer d'un environnement et de créer une limite, une intériorité, une familiarité qui s'oppose à une étrangeté. C'est la première dimension du collectif, qui vit d'une dynamique d'ambiance, d'accord et de désaccord (au sens musical), de rythmes et de rupture de rythmes. Corps et groupe sont régis par le principe du plaisir, le principe de vie, qui tente d'être en phase, en symbiose, en partage. Les thérapeutes sont évidemment déjà les garants, on devrait dire les gardiens, de cette globalité groupale. Le danger c'est que la masse se dissolve ; le groupe est alors menacé de panique, de peur d'abandon, de déplaisir, d'angoisse du vide. Le remède, c'est *partager* une émotion, une situation, un espace, un temps et un milieu, faire corps, être ensemble dans quelque chose. Le problème qui se pose alors est double, comme dans tout groupe : d'abord la question de ceux qui ne sont pas dans l'ensemble, qui ne s'y sentent pas, ou qui sont éjectés ; quelqu'un peut être disloqué, sans lieu, en errance ; ensuite la question de la fin : est-ce que cela va durer éternellement ? comment supporter que cela change ? Le *fantasme d'abandon* est toujours à l'horizon du corps et du groupe.

- Le *deuxième état du corps et du groupe* c'est *aimer et haïr* ; amour et haine scellent des couples, des rivalités, des alliances, des compétitions. Être aimable ou n'être rien, être séduisant, être vu, regardé, désiré, et voir, désirer, regarder ; c'est être investi par quelqu'un. Le corps s'érotise, comme le groupe. Ce qui compte, c'est le *couple*, qui fait unité. C'est la deuxième dimension du collectif. Le corps comme unité et le groupe comme unité sont devenus un problème en soi. Dans ce rapport d'amour-haine le sujet disparaît dans son objet. L'un et l'autre sont confondus. Faire couple, c'est ça : c'est disparaître en tant que sujet dans une unité plus grande, englobante et totalisante. On retrouve là non seulement les séductions d'Eros, érotiser notre corps unifié, érotiser l'autre, mais aussi les affres de Thanatos : être rejeté comme objet non désirable, ne pas être aimé ou n'être aimé de personne. On ne peut pas aimer tout le monde, il y a des gens qu'on n'aime pas, et on ne peut pas aimer tout le temps, tôt ou tard se présentera quelqu'un de plus « aimable » ou de plus « aimant ». Cet état du corps et du groupe induit une thématique nouvelle : le tout et les parties. Le corps se divise en parties, selon les lois de l'anatomie ; le groupe se divise en clans, en paires, en genre, en sous-groupe, s'hiérarchise. Besoin d'unité et division sont concomitants. *Le fantasme de séduction* est toujours à l'horizon du groupe et du corps.

- Le *troisième état du corps et du groupe* c'est être *admis ou être refusé*, inclus ou exclu. La loi nous met en société ou en marginalité. Le corps est normé, le groupe est société, organisé, éthiquement responsable. Le *groupe social* existe, avec des règles, des admissions, des entrées, des sorties, des droits et des devoirs. Il y a une référence extérieure au sujet et même au couple. Le social fait exister autrement aussi, au-delà de soi, au-delà du couple ; le collectif prime. On a toujours peur de ne pas être admis, d'être exclu. C'est, par définition, le monde social qui se profile au-delà de l'individuel. Une autre dimension de la subjectivité s'amorce. Par exemple, avec la différence des générations, le sujet est interpellé dans la dimension éthique : où est le bien ? où est le mal ? Ces questions n'appartiennent pas à l'individu seulement, ni au couple, mais à l'ensemble du genre humain, à l'ensemble de l'humanité. La conséquence affective de cette interpellation éthique, c'est de se sentir coupable, par rapport à un idéal social, ou au contraire, bien dans la norme idéale supposée des autres. On peut être frustré, ou coupable, ou satisfait d'être dans la norme, ou révolté...Cela se décline dans l'histoire infantile. Le corps est devenu socialisé. Le *fantasme de la scène primitive* est toujours à l'horizon, les thérapeutes se trouvant assimilés aux parents.

- Le *quatrième état du corps et du groupe* c'est *d'être en histoire*, en généalogie, ou en isolement, en coupure. C'est la dimension civilisatrice et la dimension subjective proprement dite : j'accepte ma castration et je m'inscris dans une histoire qui me dépasse. J'ai un corps et mon histoire est en même temps une histoire sociale, de générations. Dans le même mouvement je m'individualise. Le sujet est vraiment « *subjectus* », celui qui est supposé. Le danger c'est de se prendre pour soi-même ou d'attribuer la toute-puissance aux autres ou à un autre. Le sujet est à la fois un corps et un groupe très élargi, à la fois dans la dimension imaginaire et dans la dimension symbolique. Ne serait-ce pas ce qui est visé par une psychothérapie ? Mais pour l'acter ne faut-il pas venir le dire dans un colloque singulier à celui qui a supporté corps en groupe pendant les aléas du travail thérapeutique ? Pour l'acter il faut pouvoir supporter le transfert et s'en défaire. Le *fantasme de castration* est toujours à l'horizon du corps et du groupe.

Dans la mesure où certains patients n'ont pas accès facilement à une élaboration psychique par la parole, la représentation jouée dans un groupe de thérapie permet un travail à partir de l'éprouvé groupal, du senti, des impressions corporelles, des bribes d'émotions, des inhibitions rigides. Le groupe de patients se constitue corporellement, cherchant à éviter le déplaisir et à maintenir une quantité suffisante de plaisir, déclinant ses allées et venues énergétiques dans des rythmes, des scansions, des arrêts, des redémarrages, des accrochages et des décrochages, des ici et des ailleurs, du familier et de l'étranger ; cherchant un contenant, des bords, des limites, des délimitations, des passages, des ouvertures et des fermetures. Il ne pourra éviter de rencontrer les tentations d'eros et *thanatos*, la loi et les pouvoirs du collectif, pas plus que les exigences et les aléas de se mettre en histoire, c'est-à-dire finalement en généalogie. *Le jeu psychodramatique, parce qu'il est groupal et corporel, permet de faire advenir une pensée qui autrement resterait enfouie dans les limbes douloureux de ce qui n'a pas eu lieu.*

2. Jazz et psychanalyse : insistance et sourde oreille[70]

Freud nous a montré à suffisance que la psychanalyse avait des accointances avec les arts, pas les beaux-arts nécessairement, mais la « *techné* », l'invention artistique humaine. Au-delà du symptôme, du rêve, du mot d'esprit, du lapsus, de l'acte manqué, avec l'art il s'est principalement intéressé à *l'inconcevable, à l'irreprésentable* avec lequel le théâtre tragique, le poète, le romancier nous mettent en contact. Il s'est intéressé aussi à *l'invisible* que le peintre à la fois cache et révèle, furtivement. Il ne s'est pas intéressé à *l'immatériel* que la danse nous faire vivre, même comme spectateur assis, ni à *l'inouï* que nous fait entendre la musique.

Comme l'artiste, le psychanalyste consent à plonger dans le fonds archaïque de l'humanité, à s'immerger dans le flux pulsionnel. Comme le soliste en jazz il se laisse envahir par l'anaphore pulsionnelle d'où émerge un dire dans le discours.

---

[70] Ce développement a fait l'objet de deux exposés en 2017, suivis chacun d'un concert de jazz: d'abord au Jacques Pelzer Jazz Club à Liège avec Gregory Houben (trompette), Quentin Liégeois (guitare) et Sam Gerstmans (contrebasse); ensuite à Spa-Balmoral au Radisson-Blue avec Pascal Mohy (piano) et Ben Sluijs (saxophone).

Qu'est-ce qu'une *anaphore* ? L'anaphore (du grec ancien ἀναφορά (« reprise, rapport »), est une figure de style qui consiste à commencer des vers, des phrases ou des ensembles de phrases ou de vers par le même mot ou le même syntagme. C'était d'actualité en France ces derniers temps :« Moi, président… »

L'anaphore rythme la phrase, souligne un mot, une obsession, provoque un effet musical, communique plus d'énergie au discours ou renforce une affirmation, un plaidoyer, suggère une incantation, une urgence. Rythme, souligne, insiste, provoque un effet musical, communique de l'énergie, suggère une incantation, une urgence. C'est le propre de l'insistance. Quand l'analysant et l'analyste font la sourde oreille, il faut une insistance musicale pour que quelque chose se transmette au-delà des mots.

On pourrait dès lors parler d'une anaphore musicale : toutes les musiques populaires, toutes les musiques archaïques utilisent l'anaphore musicale : battement, scansion, transe, danse. On mime la pulsion. On participe, on se met en contact.

En jazz, pour que le soliste s'y risque il faut que les autres se taisent ; pas tout à fait, il faut qu'ils manifestent leur présence soutenante, qu'ils renoncent provisoirement à faire valoir leur propre discours, leur univers instrumental propre, il faut, en quelque sorte, qu'ils fassent "la sourde oreille".

Mais le soliste aussi doit faire la sourde oreille aux sirènes des standards et des appels du public à la répétition du même. Le public commun n'a qu'une idée en tête, comme dans la chanson de variétés, qu'on lui serve ce qu'il aime, ce qu'il connaît. Du familier. Quelque chose qu'on garde dans la tête, dans l'oreille, dans le corps aussi, mais qui obscurcit, cache, recouvre, empêche, ce que le soliste de jazz pourrait apporter en surprenant, en se surprenant lui-même.

Faire la sourde oreille : *Refuser d'entendre, feindre d'ignorer une demande pour ne pas être obligé de répondre à sa demande ou à sa question. Faire la sourde oreille ne correspond pas directement à un refus mais s'en rapproche nettement car le fait de faire semblant de ne pas entendre c'est en quelque sorte ne pas avoir envie d'accepter une quelconque demande sans pour autant avoir l'audace de la refuser directement.*

Il y a quelque chose de commun entre le soliste en jazz, le psychanalysant en travail de psychanalyse et le psychanalyste, c'est qu'ils refusent de faire la sourde oreille. Ils refusent de faire semblant de ne pas entendre, ils refusent de se laisser prendre par une demande, par une invocation. On doit à Alain Didier-Weill et à Lacan, cette idée d'une *pulsion invoquante.*

Nous sommes touchés par la musique, dit-il, comme si nous recevions d'elle une certaine réponse. Réponse à une question qui était en nous sans que nous le sachions. Question indéterminée qui s'adresse à l'Autre. La musique s'offre à nous dès lors comme un lieu autre, d'où l'on entend ce que nous ne pouvons pas entendre. Autrement dit, *la musique répond à un manque en nous que nous ne connaissons pas.* Nous l'entr'entendons quand la musique nous fascine. Sans doute en est-il là comme de l'ouverture furtive à l'inconscient qu'opèrent le théâtre tragique qui nous fascine et le mot d'esprit qui nous fait rire.

Dans son dernier livre, « *Qu'est-ce que le Surmoi ? – Recherche clinique et théorique* » Alain Didier-Weill[71] prolonge sa réflexion sur l'art : ce qui permet l'art, ce que l'art permet, et ce qui l'empêche.

Pourquoi est-on transporté de joie et de plaisir à voir un danseur sauter, demande-t-il? Et pourquoi rit-on quand quelqu'un tombe dans la rue? Le regard esthétique enthousiaste s'oppose au mauvais œil qui jouit sadiquement de la possible déchéance de notre prochain. Ouverture et fermeture témoignent de la division du sujet. Ce qui est circonscrit ici c'est cette explication entre l'appel de l'Autre et la réponse ou le refus de réponse d'un sujet émergent.

Comme le dit Jean-Michel Vivès[72], dans le regard de l'Autre, nous sommes regardés sans savoir d'où ça nous regarde, mais nous pouvons détourner le regard. Pouvons-nous nous rendre sourd à la voix de l'Autre ? Pouvons-nous faire la sourde oreille ? Pouvons-nous faire semblant de ne pas avoir entendu l'appel ?

C'est que regard et voix sont des registres fondamentalement différents. Comme peinture et musique. La peinture est à distance, nous pouvons nous en éloigner, nous retourner, la retourner. La musique nous envahit, nous inonde, fait intrusion. Il n'y a pas de sphincters pour l'empêcher d'entrer. Nous ne pouvons que nous boucher les oreilles, nous cacher, nous enfouir. La voix est toujours là. C'est pour cela que l'effet qu'elle produit, si nous y consentons, nous remplit, nous transporte, nous extasie, nous entraîne au combat ou nous plonge dans la tristesse.

Phénoménalement notre monde de l'ouïe n'est pas le même que celui de la vue. Avec Schotte on aurait exploré le monde de l'ouïe du côté du Contact (vecteur C des catégories szondiennes) et le monde de la vue du côté du Sexuel (vecteur S), pour parler des deux premiers vecteurs de la théorie de Szondi. Ce qui renverrait au quatrain, que dis-je au quatrain ? au *quatuor* :

---

[71] Suivi de "Pierre et Paul, la dernière nuit" (théâtre), érès, 2016.
[72] "La voix sur le divan – Musique sacrée, opéra, techno", Aubier, 2012.

sentir-voir-croire-penser pour approcher et compléter la triade d'Alain Didier-Weill : *l'inouï, l'invisible, l'irreprésentable, l'immatériel.*

La musique vient nous toucher du côté du *sentir*, même si, les arts n'étant pas cloisonnés, la peinture a aussi tenté d'échapper à la tyrannie de la forme visible reconnaissable, pour participer du *sentir*. Maldiney en a parlé à suffisance.

Evoquer le vecteur du Contact, ou la dimension contactuelle de notre existence, c'est évoquer, à la fois le *traumatisme de la naissance* et le *fantasme du retour au sein maternel*. Aller et venir, comme dans la vie, s'accrocher, évoquer nostalgiquement le paradis perdu, la séparation, aller voir ailleurs, lâcher prise, ne sont pas sans évoquer aussi les conditions sociologiques de la naissance du jazz chez les esclaves noirs des champs de coton. Il ne restait du paradis irrémédiablement perdu, la terre africaine, que les rythmes qui mettent le corps en transe et permet à l'individu de renaître confondu d'abord dans la collectivité.

La musique touche en nous *ce qui nous permet d'exister* dans l'opération constituante du moi qu'on appelle chez Szondi *participation*. Ce mode d'exister primordial est déjà dialectique, comme l'est pour le regard la possibilité de s'approcher ou de s'éloigner. Pour le contact et la participation la dialectique se joue entre l'union fusionnelle et le rejet. Union fusionnelle, constitutive et restitutive d'une unité, avec la mère, d'où le moi aura à naître, comme dit Jean Kinable[73]. Mère-univers, *Umwelt*, dont on fait partie, mais dont on aura à se départir. Petite parcelle d'un grand tout, l'enfant est ce tout.

Vibration évoque participation, mais aussi rupture. Le rythme est une succession de participation et de rupture. La structure rythmique permet dialectiquement de s'y retrouver, de créer du familier par la scansion de « *aller et venir* ». Résonance et dissonance. Alternance de participation et de rupture syncopées, d'union fusionnelle et de séparation.

Dans le jazz, ce rythme contenant, cette alternance d'accrochage et de lâcher prise, quand tous les musiciens jouent ensemble, cette matrice porteuse, s'arrête tout à coup, très brièvement, presqu'insensiblement, sur un signe, un geste, un code prévu, un regard furtif. Infime moment de suspension, d'arrêt. Alors le soliste commence, seulement soutenu à bas bruit par la section rythmique qui se fait discrète.

Si on peut évoquer le personnage de Dionysos pour ce qui est de la musique et de la fête, lorsque le soliste se lance, on est dans la danse.

A Budapest j'avais eu une discussion avec Frédéric Vinot, Jean-Michel Vivès et Thierry Bisson, après un exposé où je mettais en résonance les quatre vecteurs de Szondi et quatre formes d'art : la musique, les arts visuels

[73] "Au contact de...: sens en émoi et aube du moi", in "Le Contact", De Boeck, 1990.

(peinture sculpture…), les arts dramatiques (roman, théâtre, ...) et la danse. Apparemment je les avais surpris. Dans la discussion qui s'ensuivit sur la terrasse de l'institut français, au pied du Danube, ils s'étonnaient de mon association : vecteur du Contact et musique, vecteur du Moi et danse. Ils avaient imaginé l'inverse. Je maintiens cette idée : la musique est plus primitive, structuralement ou anthropologiquement que la danse, mais elle l'annonce et la contient. Cette façon de concevoir est tout à fait en accord avec le principe des fameux papillons de Schotte et de la théorie des circuits. La musique, où nous sommes envahis, inondés, entourés, pris, en vibration corporelle rythmée est plus primitive que la danse. Mais elle annonce la danse et la contient déjà par les mouvements qu'elle imprime au corps.

Il faut noter que dans l'évolution historique du jazz, il est d'abord collectif par les mélopées qui soutiennent le travail dans les champs, puis de nouveau collectif dans les *negros spirituals*, puis dans les *big bands* qui vont faire danser toute l'Amérique des années trente avec le swing. Mais le Bebop va s'émanciper de la danse, pour revenir à la musique et donner la parole au soliste à la recherche d'une note inouïe.

Dionysos, dieu de la musique et de la danse est aussi dieu de l'ivresse et de la transe. Mais si on évoque l'atmosphère maniaque, en termes szondiens on évoque du même coup l'atmosphère mélancolique : douleur morale, tristesse, perte de l'estime de soi. La nostalgie, le fantasme du retour au sein maternel, la perte de l'élan vital, la perte du plaisir sont au cœur de la problématique mélancolique.

L'histoire du jazz montre que cette musique trouve ses racines dans l'esclavage des travailleurs noirs dans les champs de coton des états du sud des Etats-Unis. Si leur souffrance, leur perte, leur condition d'esclave, s'évoquent douloureusement dans un chant comme « *Strange fruit* » de Billie Holiday, les « *Negro spirituals* » tentent de surmonter la perte dans une spiritualité entrainante.

J'ai récemment évoqué l'étrange destin d'une chanson écrite par Jacques Prévert et mise en musique par Joseph Kosma. Elle fut chantée par Yves Montand : « Les feuilles mortes ». Chanson très nostalgique s'il en est. L'amour est perdu, comme les feuilles d'automne sont mortes. On ne peut que l'évoquer romantiquement, nostalgiquement.

Le jazz américain depuis Nat King Cole et Frank Sinatra va se saisir du refrain et changer le texte de Prévert. Désormais l'amour n'est pas encore tout à fait perdu. Les baisers, les caresses sont encore bien présents et vont revenir, … au printemps sans doute.

1400 musiciens de jazz vont interpréter ce refrain, pour tenter de le transformer en fête maniaque. Par exemple l'interprétation de Cannonball Adderley au sax alto, avec Miles Davis à la trompette, Hank Jones au piano, Sam Jones à la basse et Art Blakey à la batterie, n'a plus grand-chose de mélancolique. Le début est même très dansant, avec le rythme du piano et de la batterie. Miles Davis introduit le thème triste à la trompette, prolongé au saxophone alto avec Cannonball Adderley. Et à partir de là, c'est fini. Les solistes s'envolent, se libèrent, cessent de répéter nostalgiquement la tristesse, qui cependant avait fait le succès de la chanson lorsque Frank Sinatra l'avait interprétée. L'anecdote est intéressante : il venait d'être plaqué, et était d'une tristesse incommensurable. Il demande à Johnny Mercer, qui venait de traduire « Les Feuilles Mortes » en « Autumn Leaves », de lui fournir la chanson la plus triste qui soit. C'était donc « Autumn Leaves ». Dans le destin de cette chanson et de cette musique, transformés par le jazz américain, les positions pulsionnelles du vecteur du contact sont parcourues :

1) l'accrochage au souvenir, la prise de contact, la chaleur contactuelle, les sensations fortes
2) retenir le contact, le conserver, s'en souvenir,
3) se mettre en mouvement d'un autre contact, chercher une autre source de plaisir
4) couper le contact, déconnexion, séparation, le sujet n'a plus de tenue.

Qu'ont en commun le jazz et la psychanalyse ? Qu'ont-ils en partage qui pourrait leur permettre de dialoguer, de faire passer la parole de l'un à l'autre ?

La première réponse qui m'est venue : *le corps*. Réponse paradoxale.

- Si *le jazz sollicite le corps*, les mouvements rythmés du corps à partir des sensations et des émotions qu'il provoque irrésistiblement, s'il a ce pouvoir magique de faire dodeliner et danser, ouvrant la voie d'un *plaisir archaïque*,
- la psychanalyse de son côté *a mis le corps dans l'immobilité*, au repos, *le privant même du regard* sur lequel s'appuyer, pour laisser toute la place à la *parole en acte*, au *sens* bien sûr, mais aussi aux vibrations de la voix, des mots et des émotions, à la respiration, aux mouvements parasites du corps et au silence, à la scansion du corps parlant.

Appel et réponse, même si la réponse se fait attendre, pour laisser la place au soliste justement. A vrai dire le jazz et la psychanalyse partagent cet *intérêt* (on pourrait dire aussi cette *passion*) pour les *vibrations du pulsionnel.*

- Si le dispositif psychanalytique *renonce à la communication* humaine, *pour se centrer* sur des *associations libres* de mots, d'idées, de souvenirs, d'émotions, de sensations, d'histoires racontées, en laissant venir tout ce qui tombe à l'esprit, *c'est bien pour avoir accès aux vibrations du pulsionnel* à travers une parole adressée à quelqu'un qui s'esquive provisoirement dans sa réponse, ne manifestant que sa présence écoutante. De là devrait émerger un sujet renouvelé.

- Si le dispositif de musique de jazz *trame, scande un tempo régulier* dans une grille répétée (fut-ce à partir d'un standard) d'où devra *émerger un soliste qui improvise* avec son instrument, porté, soutenu par les musiciens et le public, qui ne contient pas sa participation active, *c'est pour atteindre un inouï, un jamais entendu, une extase,* un transport hors de soi-même, une limite de la note ou de la musique, une limite de l'instrument, un écho pulsionnel. Bref *une limite de l'être.*

On y arrive, ou on n'y arrive pas. Dans la psychanalyse comme dans le jazz. Il n'y a que dans le fond pulsionnel de notre humanité qu'on peut espérer puiser ces ressources. J'ai dit « vibrations » du pulsionnel, parce que la pulsion, on ne sait pas trop ce que c'est : le fond étrange de notre humanité, à la limite entre le psychique et le corporel. Tout ce qu'on sait, c'est que *ça pulse, que ça bat, que ça vibre*, vers quelqu'objet, quelque désir qui sidère.

Inquiétante étrangeté que de rencontrer ces vibrations. Instant magique. Moment fragile.

On ne s'aventure pas dans ces contrées sans risque. Freud parlait d'archéologie ou d'enquête policière, les anciens géographes de « terra incognita ». Continent noir !

Postulat : en deçà de toute culture, *musique et danse incarnent le point de tangence le plus net et le plus intense entre culturel et pulsionnel.* (Francis Maertens) Pour s'y aventurer *il faut être accompagné*, comme dans les mystères d'Eleusis ou toute autre initiation. Ou alors, comme dans la vie, ces choses nous tombent dessus par hasard. On est ébranlé, atterré, sidéré. On s'ébroue et on s'en remet. Si on ne s'en remet pas, alors il vaut mieux être accompagné. Je découvre le livre intéressant de Christophe Janssen « *L'illusion au cœur du lien* »[74] où il déploie ce qu'on peut trouver chez Winnicott pour penser ces espaces intermédiaires dont les humains se servent pour connecter le monde extérieur et les objets psychiques internes, autrement inaccessibles, et faire du lien innovant, créateur. On peut s'apercevoir qu'il déploie aussi, à sa manière, cet espace particulier entre vie intérieure et participation à une foule, dont Freud s'était aperçu qu'il était

[74] Academia-L'Harmattan, 2013.

commun à la foule, à l'amour, à l'hypnose, au transfert. Cet espace de re-création est aussi celui du dispositif groupe-jeu dans le psychodrame.

2.1 Le moment fragile

C'est une découverte dans l'histoire de l'art qui m'a suggéré cette expression : « moment fragile ». Je me demandais comment était venue l'idée, en peinture, de se passer de l'objet. Comment, à un moment donné, passe-t-on à l'art abstrait ? J'étais invité à visiter l'hôtel Radeski, espace Art & Culture à Liège, où sont exposées plus de 100 œuvres d'art abstrait. Mon regard a été assez vite attiré par cette phrase de Vassily Kandinsky (1866-1944) qui me donna la clé de l'énigme.

Voici les termes qu'employa Kandinsky dans une lettre de date mal déterminée, estimée vers 1911 [Gesammelte Schriften, Bern, 1980, page 38] :

> "*C'était l'heure où tombe le jour, je rentrais chez moi encore rêveur, quand je vis tout à coup un tableau indescriptiblement beau, imprégné d'un véritable feu intérieur ! Je restais d'abord figé, puis me dirigeais d'un pas rapide vers cette étrange image sur laquelle je ne voyais que des formes et des couleurs, tout en restant incompréhensible du point de vue du contenu. Je trouvais bientôt la clé du mystère : c'était une de mes propres peintures qui reposait contre le mur, dressée sur son côté (...) Désormais j'étais sûr que l'objet nuisait à mes tableaux*"

Tout s'éclairait pour moi. La trouvaille tient du moment fragile. L'évènement est significatif : l'heure où tombe le jour, encore rêveur, tout à coup, indescriptiblement beau, feu intérieur, figé, pas rapide, étrange image, incompréhensible, mystère. Kandinsky est dans un état de somnolence, de perte de vigilance, d'état second, mais aussi de révélation.

Tout à coup, *l'aspect figuratif, représentatif, tombe, choit.* La nécessité de représenter, de reproduire, d'évoquer la réalité disparaît en une fois, ne laissant que la lumière, des formes, des couleurs, des ombres, des impressions, des sensations. Tout à coup le monde visuel est dépourvu d'objets pour laisser la place à d'autres choses qui composent la peinture: des impressions, des sensations, des mouvements, des émotions. Quelque chose de moins figé, de plus mouvant. Plus proche de la vie pulsionnelle. Comme si la peinture était à la recherche du mouvement de la musique. Pour Kandinski, c'est une découverte. Bien entendu elle avait été préparée de longue date par l'histoire de la peinture et des peintres, ne fut-ce que par la révolution impressionniste du XIXème siècle. L'objet de réalité disparaît. Il laisse la place. A quoi ? Que cache l'objet, que dissimule-t-il ?

Si on veut bien rapprocher cette découverte de l'art abstrait de la découverte de la psychanalyse par Freud on comprend ce qui empêchait que l'objet se taille, qu'il s'esquive, qu'il arrête de nuire aux tableaux de Kandinsky. L'objet capte la pulsion, la vision l'éloigne, la met à distance. Quand Freud, aidé par une patiente, comprend que de répondre aux questions, raconter son histoire, essayer de comprendre ou d'expliquer, nuit à la psychanalyse, il cesse d'importuner les patients et invente "l'association libre". « Laissez venir les images, les idées, les mots, les souvenirs, les sensations, et dites-les. » Dire sans intention, mais dire à quelqu'un, laisse apparaître *autre chose* qui concerne au plus profond le sujet qui parle.

C'est dans sa propre peinture, mais "retournée", que Kandinsky "se" trouve lui-même :
"*l'heure où tombe le jour, encore rêveur, tout à coup, indescriptiblement beau, feu intérieur, figé, pas rapide, étrange image, incompréhensible, mystère.*" Kandinsky accède au mystère de la peinture, celle qui est en lui-même. Comme tous les artistes, probablement est-il déjà en mouvement de travail, de recherche de quelque chose de lui-même et de la peinture, quelque chose de jamais vu, quelque chose de jamais ressenti, qui le révèlera à lui-même ? Il faut savoir attendre, il faut savoir se passer des mots et des objets figurés. Un évènement inattendu a provoqué *la rencontre.*

Le moment fragile du soliste.

En psychanalyse tout le dispositif est mis en place pour favoriser l'apparition de ce moment fragile. Quand Freud accepte de se taire et de laisser venir les associations libres de la patiente, en renonçant à la maîtrise de la cure et à la suggestion, dorénavant la suggestion sera réduite au transfert. Le psychanalysant est en position de soliste à la recherche du moment fragile d'émergence d'une parole qui, une fois dite, ne sera plus à dire parce que le processus se relancera vers d'autres souvenirs, d'autres sensations, d'autres images, d'autres mots. Christian Demoulin, dans son ouvrage « *La psychanalyse, thérapeutique ?* »,[75] insistait sur cette idée : en psychanalyse, ce qui est dit n'est plus à dire. Je me suis aperçu que cette idée était souvent mal acceptée. C'est justement qu'il faut la resituer dans le cadre de la cure et du jazz. Au-delà de l'insistance de ce qu'il y a à dire, au-delà de la répétition, des essais et erreurs en jazz, des ratés, des séances où il ne se dit pas grand chose, il y a des moments particuliers où « quelque chose se dit », où « quelque chose est dit », où « on a dit », qui fait que la répétition s'arrête. Quelque chose est enfin dit de telle sorte que, si on y revient, ce ne sera plus de la même manière. Quelque chose a fait avancer, quelque chose a

[75] Editions du Champ lacanien, 2001.

progressé. C'est la différence entre le cercle et la spire. Dans le cercle on revient au point de départ et on recommence, c'est la répétition ; dans la spire on repasse au-dessus de l'endroit d'où on était parti, mais en décalage, au-dessus ou en dessous. Il en est ainsi dans le travail de Brigitte Closset, peintre belge contemporaine.

Voici ce qu'elle en dit dans une présentation de son œuvre : « *Après un voyage au coeur des oeuvres de la Pré-Renaissance Toscane (découverte de la Madona del Parto de Piero della Francesca), je développe à partir des années 90 un travail minimaliste sur la forme de l'ove. Dans un premier temps, je décline celle-ci uniquement dans des tonalités claires (blancs/blancs). Ma recherche se nourrit ensuite au regard des Primitifs Flamands et des artistes Chinois Anciens. Parallèlement, depuis plusieurs années, se réalisent diverses peintures sur les fleurs et les paysages. Aujourd'hui, la forme ovale se déploie dans diverses directions* ».

Dans le moment critique du soliste en jazz, quand la note est jouée et qu'elle est juste, elle n'est plus à jouer telle quelle, mais le processus est relancé vers d'autres séquences, qui, comme en analyse, devront trouver leurs scansions et leurs issues. La musique nous prend au plus intime, au plus profond. Elle nous saisit, nous inonde ; elle nous démange. C'est la différence avec la peinture, surtout s'il y a des objets. L'objet nous rend la peinture familière. Une peinture sans objet nous démange, mais nous renvoie à autre chose de plus musical : émotion, sensation, vibration, mouvement…

Si le visuel crée la distance, la musique nous envahit ; nous sommes sans résistance. Si le familier des rythmes, des battements, des vibrations *laisse la place à l'improvisation, nous sommes livrés à la note, au son, au soliste, sans filet.*

Comme beaucoup d'autres je me suis surpris, à la fin d'un concert de jazz, à aller remercier le soliste pour ce moment fragile. Je le remercie de quoi ? Sans doute de l'accès qu'il m'a donné à l'inouï. Peut-être son inouï à lui qu'il a livré en partage, mais probablement aussi mon inouï à moi, qui ne m'était pas encore familier.

2.2 L'inquiétante étrangeté

Dans un texte de 1919 Freud fait d'emblée référence à l'esthétique où le terme « *umheilich* » est apparu. Mélange étrange d'inquiétant et d'intime. Un des exemples qu'il donne c'est quand on perçoit un être en apparence animé, mais dont on doute qu'il soit vivant. Se mélangent familier et étrangeté angoissante. C'est la même chose avec des objets inanimés, poupées, automates, figures de cire, étrangement familières et cependant inquiétantes par leur immobilité ? (La poupée des contes d'Hoffmann)

« L'inquiétante étrangeté » se décrit comme la sensation que l'on peut ressentir face à un objet, une chose du quotidien qui nous mettrait mal à l'aise sans que l'on sache vraiment pourquoi. Particulièrement quand *on ne sait pas si c'est vivant ou mort.*

Le vivant et le mort. La réflexion à propos du moment fragile en vient à cette frontière capitale entre la vie et la mort.

- Freud articule cette sensation avec l'angoisse infantile de castration.
- Lacan poursuit plus finement. Pour lui l'« *Umheimlichkeit* » est bien liée à la question de l'angoisse de castration imaginaire, mais parce qu'en cet endroit du désir l'absence d'image du manque fait le lit de l'angoisse.

L'expérience de l'inquiétante étrangeté témoigne de ceci que nous sommes confrontés à nous-mêmes, ou au double de nous-mêmes, en ce point où il n'y a pas d'image du manque, en ce point où l'objet du désir s'esquivant, je suis moi-même étranger à moi-même. Elle témoigne de la non-autonomie du sujet. En cherchant ce que je veux je m'y perds.

Dans la vie cette expérience nous tombe dessus inopinément. Puis on s'ébroue et on atterrit.

Dans le jazz, en psychanalyse, en psychodrame l'inquiétante étrangeté se met en scène dans *une fiction*, une convention. Comme la fiction du théâtre, la fiction romanesque ou la fiction du mot d'esprit.

Ceci nous renvoie au désir, à la quête. Que veut le soliste ? Que cherche-t-il ? Que veut le psychanalysant dans ce dispositif très risqué de la solitude de sa parole ? Que cherche-t-il de lui-même qui l'a fait accepter de renoncer provisoirement au confort d'un entretien empathique de face à face avec un psychothérapeute bienveillant ?

Dans quelles contrées musicales et personnelles s'engage le soliste, renonçant provisoirement au confort de la solidarité rythmée du groupe de musiciens sur lesquels on peut compter parce qu'on les a choisi ? Mais en même temps, il est poussé par eux.

Nous voilà menés aux confins dialectiques du jazz. Quitter provisoirement le confort de la *solidarité* du groupe pour explorer la *liberté* de soi. Mais la liberté n'est possible que s'il y a solidarité. Nous voilà aussi aux confins du ressort du psychodrame : quitter l'anonymat confortable du groupe pour se lancer dans un jeu, devenir protagoniste, partir au combat (*agonidzesthai*) des fantômes. Heureusement qu'il y a *le psychanalyste derrière le divan*, qui rumine, respire, dit une phrase, est présent, à l'écoute. Heureusement qu'il y a *le groupe des musiciens* qui ramèneront le soliste sur la terre du swing, du rythme, du battement, de la sensation corporelle apaisante. Heureusement qu'il y a *le metteur en scène du psychodrame, les doublages, les autres acteurs et l'écoute attentive du groupe.*

Plus d'un soliste se met ainsi en difficulté dans une improvisation, jouant sur le fil du rasoir, peut-être plus particulièrement dans le *free jazz* qui voulait larguer tous les principes mélodiques et rythmiques classiques.

2.3 L'improvisation

Est-ce qu'improviser en jazz n'est pas se situer justement dans ce moment fragile d'inquiétante étrangeté à la recherche d'un autre, un double, autre de soi-même, étrangement inquiétant ? D'une manière générale, l'improvisation a mauvaise presse. Par exemple : « Une mise en scène improvisée », « son discours était improvisé », « c'est un travail d'amateur, c'est improvisé », « arriver chez quelqu'un à l'improviste » ... Autant dire que c'est bâclé, du n'importe quoi. Par contre un BBQ improvisé peut avoir un certain charme ; à la bonne franquette, à la fortune du pot. On attend la spontanéité, la surprise, l'aventure de l'impréparation. Mais est-ce convenable ?

Tout ceci fait référence au fait que ce qui est normalement, culturellement, privilégié c'est une action, un discours, une organisation, un sens qui se déploie selon une composition réfléchie. Inviter des amis à la maison réclame beaucoup de préparation et de mise en scène, pour respecter les usages et atteindre l'idéal. Improviser est très sympathique, mais on s'en excuse.

On retrouve la même dialectique que celle de «*jeu et sérieux*», qui revient à dévaloriser le jeu. Justement les psychanalystes et les musiciens de jazz partagent l'autre option, celle de l'improvisation. Le jazz est un art fondamentalement collectif, populaire. Il n'a aucune honte à se complaire dans le sensible, le subjectif, le libre. L'improvisation convient très bien à cette atmosphère de fête populaire. C'est sans doute parce que les esclaves noirs américains n'avaient pas accès au convenable. Ce que les musiciens de jazz ont inventé c'est justement de ne considérer comme musique que ce qui est *en fabrication « in situ »,* sur-le-champ, dans l'instant. Alors que les œuvres écrites et enregistrées, la musique dite savante, occultent le moment de leur fabrication. Elle devient un objet produit, un signe séparé promu au rang d'œuvre, dit Christian Béthune dans son analyse philosophique de « *L'improvisation comme processus d'individuation* ».[76]

Psychanalyse et jazz ont en commun de ne pas vouloir occulter le moment de la performance, de la fabrication.

[76] Critical Studies in Improvisation / Études critiques en improvisation.

2.4 La transmission

Je considère qu'en psychanalyse, en psychodrame, ce moment de passage, moment fragile, est un moment de transmission. En jazz l'improvisation n'est pas seulement sonore. Elle s'accompagne d'une gestuelle corporelle, d'une mimétique et d'une communication avec le public et les autres musiciens qui donnent à l'improvisation *sa force émotionnelle particulière.* Ce jeu de forces se transmet au public qui participe à l'exploit, le soutient, le supporte, le siffle, l'applaudit, le crie, même si ces cris relèvent aussi d'une convention propre au jazz. Le plaisir se partage et on doit le savoir immédiatement. C'est qu'il s'agit de *capturer des forces*, d'en jouer indéfiniment, en s'éloignant du standard de départ pour y revenir, en final. Ces forces musicales et corporelles sont maintenues dans le creuset bouillonnant de la session musicale. En psychodrame le groupe et le jeu, et en psychanalyse le dispositif de l'association libre sur le divan, le silence de l'analyste, le transfert, les interprétations *sont le creuset d'une parole d'analysant qui advient à lui-même.* Qui dit creuset, dit bouillonnement, températures élevées, transmutation, résilience, catharsis et bien d'autres.

Trans…quelque chose, … donc aussi *transmission.*

Freud évoque l'état *d'hypnose, l'expérience de la foule, mais aussi l'amour* comme « dispositifs creusets » où nous disparaissons dans un certain anonymat. Je pense que ce moment magique d'inquiétante étrangeté que produit une session de jazz avec soliste est du même ordre. L'improvisation du soliste ne peut s'appuyer que sur cette *ambiance particulière* issue de la rencontre avec les musiciens, le lieu, la musique, le public. C'est une participation dionysiaque. C'est un creuset musical. La prairie de Comblain-la-Tour, le chapiteau de la Madelonne à Gouvy, le Jacques Pelzer Jazz Club, les abords d'Eben-Emael, la salle de l'An Vert, l'antre du Blues-Sphère, et bien d'autres lieux ont résonné de tels transports. Nous en gardons un souvenir ému. Nous remercions les musiciens. Ils nous ont ouvert la porte d'un autre monde.

On n'entre pas dans un monde meilleur sans effraction. C'est le musicien qui a ouvert la porte de l'effraction. Il a payé le prix du travail à faire. Nous recevons le plaisir comme cadeau, sans gros travail. L'improvisation met en danger...on la craint...on la désire. Le musicien nous l'offre. Nous sifflons de plaisir, et lui reçoit le plaisir en retour.

En psychanalyse, il va falloir faire le travail soi-même. Le psychanalyste ne le fera pas à notre place même si l'interprétation viendra ponctuer certaines étapes de ce travail. « *La cure se désigne comme le lieu prévu pour l'imprévisible* », dit Sylvia Lippi. [77] L'effet surprise vient mobiliser l'analysant, mais aussi l'analyste. Elle poursuit : « *Dans le jazz on improvise à partir de ce qu'on sait (jouer). On mélange son propre savoir (jouer) avec celui d'autres musiciens jusqu'à le perdre. On perd le savoir et on se perd : c'est la transe dont parlent certains musiciens de jazz. Autrement dit, on « quitte » le savoir pour le non-savoir, c'est-à-dire l'inattendu* ».

C'est dans la jonction entre le savoir perdu et le non savoir que l'improvisation se révèle féconde. Si je me réfère au jazz, tout ce que je viens d'évoquer appuie cette idée : *le dispositif du concert et le jeu des musiciens, du soliste et du public est un dispositif de transmission appuyé sur notre capacité de partager émotionnellement, corporellement, pulsionnellement.*

J'en viens à l'idée que le *dispositif analytique est un dispositif spécifique de transmission.*

En psychanalyse, convenons immédiatement que le psychanalyste a renoncé à transmettre quoi que ce soit au psychanalysant. C'est en renonçant à la catharsis et à la suggestion que Freud invente la psychanalyse. Contrairement à la pédagogie scientifique actuelle, qui tente de cerner au plus près l'objet de la transmission, nous pouvons nous accorder avec le jazz pour convenir que *l'objet de la transmission reste obscur.* Qu'est-ce que John Coltrane essaie d'approcher et de transmettre ? Nous n'en savons rien, et il n'en sait rien, sinon il ne passerait pas des heures à le chercher.

Le psychanalysant ne sait pas non plus ce qu'il cherche vraiment, pas plus que le psychanalyste. D'où les difficultés de savoir quand c'est fini. On sait que cela le concerne au plus intime, au plus obscur de lui-même. Et quand quelque chose se transmet dans ce creuset fragile et bouillonnant, on sait que quelque chose est passé, mais on ne sait pas nécessairement quoi. Cette particularité de la transmission clinique illustre l'idée de Christian Demoulin : « *quand quelque chose est dit, il n'est plus à dire* ». Formule lapidaire il est vrai, qui contredit l'autre aspect de notre rapport au langage, à savoir que ce que nous disons peut toujours être dit autrement sans jamais atteindre un sens final profond.[78]

Ce que je cherche à souligner dans ce moment fragile de la transmission clinique, c'est qu'il y a des passages de l'inouï dans le discours et peut-être dans le corps aussi, qui relèvent de l'indicible. Un ange passe ! On ne peut rien en dire. Quelque chose est passé. Ce n'est plus une impasse.

Jean-Pierre Winter disait que *la responsabilité du sujet est de se transmettre à soi-même.*

---

[77] "*La praxis psychanalytique, une poétique de l'improvisation*", in Cliniques Méditérrannéennes, "Improviser en psychanaly(s)te", n°93, érès, 2016.
[78] "La psychanalyse, thérapeutique?".

Le dispositif clinique de la psychanalyse le permet, au cas par cas. Le psychanalysant a fait une demande à quelqu'un, sans quoi aucune transmission n'est possible. Sans demande, il ne se passera rien. En demandant j'attribue un pouvoir à l'Autre. Mais si le psychanalysant et le psychanalyste prennent le risque de la suspension de l'idéal, ils acceptent aussi d'être exposés au Mal. Pour pouvoir le supporter il faut ce dispositif particulier de la cure psychanalytique.

CHAPITRE 4 – EN FINIR AVEC « LA MÈRE » ?

« *Maman* »

« La sculpture de Louise Bourgeois représente une araignée monumentale, d'environ 10 m de hauteur pour autant de large. Son abdomen et son thorax sont, dans la plupart des versions, en bronze. Sous son corps, elle comporte un sac contenant 26 œufs en marbre. Les extrémités des huit pattes de l'araignée sont les seuls points de contact de la sculpture avec le sol, et les pattes s'élancent ensuite presque à la verticale, avant d'obliquer sous l'horizontale pour rejoindre le reste du corps de l'animal.

La sculpture est commandée à Louise Bourgeois pour sa participation inaugurale aux Unilever Series en 1999, et exposée dans le vaste *Turbine Hall* de la Tate Modern à Londres, Royaume-Uni.

Maman reprend le thème de l'araignée que Bourgeois avait déjà contemplé dans un petit dessin à l'encre et au charbon en 1947. L'œuvre fait référence à la forme de la mère de Bourgeois et inclut des métaphores de filage, tissage, soin et protection. La mère de Louise Bourgeois, Joséphine Bourgeois, réparait des tapisseries dans l'atelier de restauration textile de son mari à Paris. Louise Bourgeois a perdu sa mère à 21 ans et, quelques jours plus tard, a tenté de mettre fin à ses jours en se jetant dans la Bièvre devant son père (qui l'a secourue). Selon les propres termes de l'artiste : « *L'araignée est une ode à ma mère. Elle était ma meilleure amie. Comme une araignée, ma mère était une tisserande. Ma famille était dans le métier de la restauration de tapisserie et ma mère avait la charge de l'atelier. Comme les araignées, ma mère était très intelligente. Les araignées sont des présences amicales qui dévorent les moustiques. Nous savons que les moustiques propagent les maladies et sont donc indésirables. Par conséquent, les araignées sont bénéfiques et protectrices, comme ma mère.* »

En finir avec la Mère

Cette petite phrase fait partie des désirs ou des fantasmes de bien des analysants, de bien des analysantes. Avec des accents, des intensités, des émotions, des fantasmes très différents, ce qui témoigne des trajets singuliers et du fait que nous ne sommes pas égaux devant la Mère, les hommes et les femmes. Sexualité et génitalité ne sont pas les mêmes pour tous. Cette petite phrase fait aussi partie des échos en psychodrame. Quantité de mères ont été représentées sur la scène psychodramatique. D'un point de vue plus macro-social, au moment où beaucoup tentent de s'arracher, de s'écarter des réseaux d'appartenance historiques, recherchant une nouvelle affiliation passagère et participative, on peut se demander dans quelle mesure on n'essaie pas de se soustraire à l'emprise maternelle, comme matrice du système social ?

« *Notre siècle serait-il maniaco-dépressif?* demande Lina Balestrière dans son article 'Les précurseurs du tiers'[79]. *Jamais le désir de toute-puissance de l'homme n'a été à ce point rencontré. Jamais ses rêves les plus fous n'ont été à ce point réalisés ou n'ont pas été en passe de l'être aujourd'hui. Voler, voyager dans l'espace, avoir des rapports sexuels sans procréation ou se reproduire malgré la stérilité, ainsi que les performances face à la maladie et l'allongement de la vie, sans parler du clonage et du rêve de perpétuelle jeunesse qui le sous-tend... La liste est longue de tout ce qui alimente la tendance propre à l'être humain, celle qui pousse à nier les limites, à ne rien vouloir savoir de la réalité qui résiste au rêve et au fantasme, à éviter le travail psychique qui permet d'ajourner, de renoncer, de quitter une satisfaction immédiate pour une autre à venir. Mais l'excitation de la toute-puissance enfin en passe d'être réalisée creuse son inverse, le vide de la solitude impuissante* »

Dans un premier temps je me propose d'explorer, à travers la clinique, la question de la toute-puissance dont parle Lina Balestriere, comme signe de notre temps. Ce thème avait donné lieu à de multiples commentaires de psychanalystes, alertés par cette modification sociale en cours déjà repérée par Durckheim et Lacan. On passe ainsi d'une clinique psychanalytique proprement dite à une clinique du social, dans laquelle nous nous avançons plus prudemment, mêlant nos voix à celles d'autres décodeurs en sciences humaines. Pour ma part j'essaierai de faire voir que ce fonctionnement social actuel est loin d'être la source de nouvelles pathologies. Le système pulsionnel de Szondi permet de comprendre que ce qui vient à l'avant plan de l'échange social, dans la foulée du tandem démocratie et société consumériste, ne sont que d'autres modalités du fonctionnement psychique, moins névrotique, plus centrés sur la question de la toute-puissance, de la maniacalité, de l'immédiateté et une économie psychique et sociale de l'objet.

J'aborderai ensuite la question de *la Mère,* plus directement issue de la cure psychanalytique et du psychodrame, puisqu'il est dit que *quand on a largué le Père, on retombe sur la Mère*. Comment s'en sort-on ?

---

[79] "*Avons-nous besoin d'un tiers*?" sous la direction de Jean-Pierre Lebrun et Elisabeth Volckrick, érès, 2005.

1. L'économie de l'objet : de la fascination à l'épouvante

- *La fascination épouvantée des Allemands :"Comment en sommes-nous arrivés là ?"*, semblent-ils se dire tous les jours. Sans doute est-ce avec la même question qu'ils se pressent pour assister à la projection de *La Chute*, le film de Olivier Hirschbiegel (Le Monde 26/01/2005)
- *Le paysage politique américain a changé de figure le 11 septembre. Qu'a-t-on vu le jour de l'attentat ? En revenant sur les images de l'événement, il faut, au risque de l'impudeur du discours, comprendre comment notre regard a été contraint pour mieux saisir notre fascination et notre épouvante. (*Véronique Nahoum-Grappe, Revue Esprit, 2001*)*
- *« En l'interrogeant, je me suis aperçue que sous la bête, il y avait le corps, l'organique, avec tout ce qui pouvait susciter à la fois la fascination et l'épouvante : la pilosité, la nudité, le sexe, associés à un problème esthétique et plastique, la représentation du nu. Et que le problème de la beauté côtoyait en permanence celui de la laideur. On se trouvait donc devant un déplacement : on quitte le monstre imaginaire ou fantastique pour le monstre somatique. »*[80]

Associer fascination et épouvante, fascinandum ac tremendum les deux catactères qui définissent depuis saint Augustin notre rapport au sacré, on pourrait dire à l'inconscient, relève d'une lecture journalistique contemporaine, mais révèle peut-être aussi un changement de monde dont l'anthropologie a à rendre compte. Familière de l'inconscient humain la psychanalyse peut éclairer cette transformation du monde vers une économie de l'objet. Par ces termes on vise à la fois l'expression dans la dynamique économique du monde de notre consumérisme, notre fascination pour les objets, mais dans le même mouvement on vise une modalité de fonctionnement psychique où l'objet d'investissement des pulsions constitue un sujet d'une certaine forme, un sujet qui s'évanouit dans la possession, comme dans le désir amoureux, quand objet et sujet ne sont plus distinguables et dont on ne sait plus qui possède l'autre.

---

[80] *Évanghélia Stead, professeur de Littérature Comparée à l'Université de Reims, auteur du livre Le Monstre, le singe et le fœtus. Tératogonie et Décadence dans l'Europe fin-de-siècle.*

1.1 Clinique du complexe d'Œdipe

Freud nous a appris qu'il y a dans notre humanité des choses épouvantables qui nous fascinent. Et la civilisation ne peut que diminuer, transformer, pacifier, à partir de l'organisation sociale, les forces fascinantes et épouvantables. Les échecs inévitables de la civilisation, faut-il le rappeler, laissent apparaître ici et là les traces des choses épouvantables. Et cela peut nous fasciner. Nous avons pris l'habitude, dans le langage courant, d'appeler perversion ces forces souterraines. Ce mot condense deux formes de dérives de la civilisation : une qui concerne les formes variées de la sexualité, de l'érotisation, et dont la source est dans le polymorphisme pervers de l'enfant qui est en nous ; une autre qui concerne le rapport à autrui, la question du pouvoir et de la domination, et donc du meurtre et de l'extermination. Il n'est pas exclu que les deux sources puissent se conjoindre.

Cette réflexion est dans la suite d'une démarche de lecture critique du livre de Jean-Pierre Lebrun « *Un monde sans limite* ». Elle a fait suite à un exposé dans le cadre d'un séminaire de recherche des Forums du champ lacanien à Liège, avec Christian Demoulin et Jean-Pierre Lebrun. Il s'intitulait : « Le champ social et l'exclusion ». A partir du livre de Charles Melman « *L'homme sans gravité* » et en préparation d'un colloque à Luxembourg sur les perversions (décembre 2004), j'essayais d'introduire deux idées : d'abord que le champ de l'économique est un champ sous-jacent et hétérogène au champ social et moral. Je m'appuyais sur l'excellent livre d'André Comte-Sponville : *« Le capitalisme est-il moral ? »*.[81] Ensuite, en référence aux avancées de la théorie de la médiation (Gagnepain, Dartiguenave, Garnier, Le Bot...) j'essayais d'indiquer en quoi le champ social ne s'instaure que sur l'exclusion, donc sur une forme de violence.

Comment cette violence intrinsèque au psychisme peut-elle être appréhendée à partir du schéma pulsionnel de Szondi non pas comme une « nouvelle économie psychique », mais comme une modalité particulière du psychisme archaïque, que je désigne pour les besoins de la cause : « économie de l'objet » ? Dans la foulée, on peut voir que les ordres fournis par Comte-Sponville peuvent être entendus comme la hiérarchie et la dialectique des problématiques selon Szondi. Il s'agit en fait d'indiquer que le lien social est composite et qu'on peut passer (régresser ?) d'une forme à une autre.

Voyons ces avatars dans deux situations cliniques.

Une jeune femme de 35 ans a une fille de 13 ans ; elle s'occupe de jeunes délinquants.

---

[81] Albin Michel, 2004.

Le chemin de transfert par lequel elle arrive est intéressant : c'est une ancienne étudiante qui lui donne l'adresse de son professeur, psychanalyste. Cette étudiante avait parlé, au cours d'un atelier clinique, de sa difficulté à assumer sa filiation d'adoption et de sa difficulté à vivre la séparation de ses parents adoptifs, notamment la coupure avec son père, complètement dévalorisé par la mère, malgré qu'il soit un brillant professeur d'université. Elle ne cesse de le dévaloriser à son tour, bien qu'elle le regrette. Par la suite, en quelques années, elle est venue parler de ses difficultés sentimentales : un amoureux alcoolique et violent dont elle ne peut se séparer, un collègue marié qui lui promet le paradis... et d'autres encore au détour de rencontres fascinantes. A chaque fois, elle les quitte et change de travail. A aucun moment elle ne se décide à entreprendre une psychothérapie. Mais elle adresse son amie au psychanalyste.

Celle-ci vient parler de son amant, collègue, agent pénitentiaire. Elle a appris par sa fille qu'à plusieurs reprises il a eu des paroles et des gestes inconvenants avec cette adolescente, alors qu'elle était de garde au travail. La fille était choquée et en a parlé à sa mère. La mère en a parlé à l'amant, qui minimise. Mais devant les assauts furax de la mère, il accepte de considérer que cela ne va pas et promet de ne plus le faire. Il fait tout pour la garder. Le problème de la consultante, c'est qu'elle est fascinée par cet homme : il est beau, intelligent, il lui fait des cadeaux surprenants, fait merveilleusement l'amour... Elle l'a dans la peau ! Elle n'a pas envie de se retrouver seule dans la vie, après ces dix années à élever seule sa fille. Lors de cet unique entretien, elle parle un peu de son histoire : une mère seule, plusieurs hommes, un père absent et peu intéressé par sa fille, sauf des cadeaux somptueux, à l'occasion.

Qu'est-ce qu'elle demande ? Elle paraît très au clair, contrairement à son amant, avec ce qui se fait et ce qui ne se fait pas avec une adolescente. La question éthique ne lui fait pas problème, du moins en termes de limites. Elle connaît les limites, elle sait où il faut les mettre. Son problème c'est *qu'elle ne peut pas assumer cette position éthique* et en tirer les conséquences : il lui faudrait renoncer à cette position sexuelle merveilleuse. Et cela, elle ne le peut pas. Se priver elle-même dans ce domaine-là, c'est impossible. *Elle demande au psychanalyste d'assumer à sa place la position éthique, de la maintenir, de la soutenir.* Renoncer à son amant, c'est renoncer à sa jeunesse, à sa beauté, à son image de jeune séductrice, à une fusion amoureuse inégalée. Elle demande que quelqu'un d'autre tienne la place d'un père, celui qui est capable de soutenir une position éthique dans l'existence de tous les jours.

La deuxième situation vient d'un exposé d'une collègue qui anime un groupe psychanalytique de patients hospitalisés ; le groupe se réunit trois fois par semaine pendant une heure et demie. Son exposé était intitulé : « *A propos d'Œdipe... Récits de la clinique* » ; mais l'annonce de la conférence comprenait un sous-titre intéressant : « *Twee is te weinig, drie is te veel –*

Oedipus op lemen voeten », à traduire : « Deux c'est trop peu, trois c'est trop – Œdipe aux pieds d'argile »[82].

Pour interpréter la clinique, Ingrid Demuynck se réfère à une version d'Œdipe peu connue des francophones, celle de Hugo Claus. Cette version reprend des thèmes de Sénèque, lui-même reprenant des versions antérieures du mythe. La mise en scène n'est pas la même que dans le récit freudien, mais est conforme à certains passages de la pièce de Sophocle :

- Œdipe ne tue pas Laïos par rivalité pour Jocaste, mais parce qu'il se présente sur son chemin comme un vieillard encombrant ; il n'y a pas de haine du père en tant que tel
- La relation avec la mère commence après que le coup mortel ait été porté au père ; le père est pour ainsi dire disparu avant que la mère n'apparaisse ; c'est-à-dire que la place du père est vacante avant qu'il ne soit question d'une relation avec la mère
- On ne peut pas dire qu'Œdipe désirait Jocaste ; il la reçoit comme prix de services rendus, la victoire sur la sphinge
- Jocaste ne déplore pas la mort de Laïos ; elle le haïssait parce qu'il voulait tuer son nouveau-né (cf. « *Je voulais qu'il meure, chaque jour je priais Dieu pour sa mort. J'aurais voulu assister au meurtre, au soleil, à ce carrefour, j'aurais tailladé son cadavre.*)
- Jocaste savait qui était Œdipe, selon Sénèque ; il met l'accent sur le désir incestueux de la mère (cf. ce passage d'Hugo Claus : « *Œdipe, tu as tué mon mari et engendré des enfants dans ma chaleur. A qui la faute ? Ce n'est pas la tienne. La mienne. Car je savais… J'avais reconnu ses chevilles blessées… Je n'osais y penser…* »). Claus suggère que, par solitude, la mère prend son fils dans son lit.

Ingrid Demuynck met cette version en rapport avec ce qu'elle entend au groupe psychanalytique. Il faut se rendre compte que si ces patients sont hospitalisés, c'est parce qu'aucune demande n'a pu être formulée préalablement aux accidents de décompensation qui motivent l'hospitalisation : dépressions graves, tentatives de suicides, périodes anorexiques, périodes d'hallucinations, crises boulimiques, passages à l'acte, etc.

Voici ce qu'elle entend souvent :

- Chez les jeunes hommes hospitalisés, souvent la place du père est vacante ; dans la famille le père n'occupe aucune position symbolique ; il n'y a ni un temps de rivalité, ni un lieu de rencontre ; tout se passe comme si le garçon devait occuper cette place vide, en étant l'objet d'une énorme narcissisation, ce qui semble provoquer de lourdes blessures. La mère est là, ou plutôt il est tout installé dans

[82] Cet exposé a été fait à l'Ecole Belge de Psychanalyse.

l'imaginaire de la mère, avant d'avoir pu en rêver. Cette place lui est jetée à la figure, dit Ingrid Demuynck. Les blessures sont la conséquence du fait qu'il lui est impossible de satisfaire de quelque façon aux attentes et aux missions qu'on lui destine. Ces patients ne parlent jamais spontanément de leur père : il est passé sous silence ; il n'est l'objet d'aucun conflit. Si quelqu'un leur parle de leur père, on assiste soit à de l'indifférence, soit à de la colère, soit à du mépris et de la honte. Lorsqu'ils parlent de leur adolescence, ils parlent de leur échec à satisfaire les attentes de la mère, du sentiment d'être nul, ou pire, de ressembler au père vilipendé par la mère. En effet la mère n'a aucune estime pour le père, il n'est pas idéalisable ; elle l'a tué avant la conception du fils. Il est mis hors-jeu. L'arrivée du fils tue dans l'oeuf le père, pourrait-on dire, avec la complicité de la mère.

Ma collègue ne dit rien du désir de la mère pour le père. Quelle place occupe-t-il dans son désir ? Qu'en est-il de son désir d'un homme ? Plus prosaïquement, qu'est-ce qu'elle fabrique avec un homme qu'elle dévalorise ?

- Chez les patientes, les pères sont décrits comme extrêmement humiliants, aussi bien envers leurs filles qu'envers leur femme. Il est l'intelligent de la famille, la mère est l'ignorante. Mère et fille s'allient sur une même ligne générationnelle, telles deux amies qui se soutiennent. Les mères parlent volontiers de leurs déboires conjugaux à leurs filles ; celles-ci s'en montrent dégoûtées et flattées. Les filles admettent que leur mère est jalouse de leur jeunesse ; la rivalité s'installe à ce niveau. Le père est disqualifié, dénigré par le couple mère-fille. La différence avec les garçons c'est qu'il est tout le temps présent dans le discours : il est trop dur, trop sévère, trop pris par le travail, peu compréhensif, source de conflit continuel, de déception, de tristesse.

1.2 Différents niveaux d'économie psychique

Dans ces fonctionnements familiaux s'agit-il de « nouvelles » économies psychiques ? Pour Comte-Sponville il y a plusieurs ordres hiérarchisés, structurés intérieurement de façon différente et incompatibles, ce qui n'empêche pas qu'un ordre supérieur puisse limiter de l'extérieur un ordre inférieur. Cette structure des ordres implique qu'un ordre inférieur « appelle » en quelque sorte un ordre supérieur, comme si celui-ci venait provisoirement résoudre, ou prendre en charge, les impasses de l'ordre inférieur. Ces ordres peuvent être considérés comme différentes modalités d'économie psychique. Rien n'empêche en effet de considérer que ce que

Comte-Sponville découvre ce sont des modalités de l'appareil psychique humain. Dans ce sens, les dynamiques économico-socio-politiques auxquelles nous assistons à l'époque moderne ne peuvent s'appuyer que sur ce que permet l'appareil psychique.

Freud a fait un pas décisif dans sa vision anthropologique lorsqu'il se rend compte que psychologie sociale et psychologie individuelle sont inexorablement intriquées. Comme Jean Florence le rappelait dans son texte sur l'identification « *L'objet de la psychanalyse, redisons-le, n'est pas un individu mais l'ensemble des* rapports pulsionnels *qui lient un individu à d'autres individus.* » Chez Freud le Moi a une constitution originellement stratifiée ; il a une structure clivée ; il y a dans le Moi des « *degrés* », des « *intervalles* », des « *échelons* », des « *étagements* ». Freud le découvre dès 1914 dans le texte sur le narcissisme. Ces mots, degré, intervalle, échelons, étagement tentent de rendre compte du mot *Stufe*, que Freud utilise, *Stufe im Ich.*

Le Moi peut donc, selon les circonstances, se dégrader, s'analyser, refluer vers des économies psychiques plus archaïques : c'est le cas dans le symptôme, dit-il, dans l'amour, dans l'hypnose, dans le transfert, chez l'enfant, chez l'homme primitif, et chaque fois que l'homme entre dans des constellations sociales plus élargies, qu'il appelle « *massen* », des masses, des foules, des groupes, des collectivités, des quantités. Le mot allemand « *masse* » renvoie aussi à la matière, ce qui fait corps : qu'en est-il de notre appareil psychique quand cela fait corps avec des quantités d'autres ?

Je mets ce passage de Freud en lien avec ce passage où Lacan, dans *Fonction et champ de la parole et du langage*, pose le problème des rapports dans le sujet de la parole et du langage. Le rapport à la parole n'est pas le même pour tout le monde : il n'est pas dit qu'on puisse toujours, dans la demande qui nous est adressée, déchiffrer le discours de l'autre lové dans le secret de son être pour la mort. La masse dont Freud parle n'est-elle pas l'aliénation la plus profonde du sujet de la civilisation scientifique, dont parle Lacan ? La masse, où le moi se dégrade, n'est-elle pas ce qui permet de « *méconnaître dans une fausse communication le sens particulier de la vie* » ? La masse n'est-elle pas ce qui fait un mur de langage qui s'oppose à la parole ? La masse n'est-elle pas un avatar des économies psychiques possibles ?

Pour Comte-Sponville le premier ordre est l'ordre économico-techno-scientifique ; il est structuré intérieurement par le possible et l'impossible. Tout ce qu'il est possible de faire, nous le ferons ; tout ce qu'il est possible de penser, nous le penserons. Le « nous », désigne l'Homme en général ; on pourrait dire la « masse » des hommes. Selon cette logique-là l'appareil psychique ne peut renoncer à un *plus de possible.* Seul l'impossible vient le limiter provisoirement.

C'est l'équivalent du plaisir comme principe dans l'appareil psychique. Selon ce principe, l'appareil psychique ne s'intéresse qu'à une chose :

obtenir le maximum de plaisir et éviter le déplaisir. C'est plus simplement la loi du moindre effort. On peut dire que c'est sur ce principe que s'appuie l'économie libérale capitaliste. C'est l'univers de la consommation, c'est-à-dire du plaisir : il faut faire tourner la machine à plaisir. Bien entendu, pour qu'économiquement la machine de la consommation puisse tourner, il faut bien qu'il y ait quelqu'un pour la faire marcher : c'est le résultat de l'ordre technique et scientifique, qui est régi par la même limite interne : ne s'arrêter qu'à l'impossible. Il faut donc produire des objets de consommation.

Qu'est-ce que c'est qu'un objet de consommation ? C'est un objet susceptible de procurer du plaisir, c'est-à-dire un moindre effort. Cette question est devenue primordiale, presque vitale depuis qu'il y a un pacte entre notre besoin de plaisir et les nécessités intrinsèques de l'ordre économique. Si dans cette course effrénée on s'accroche à des objets, c'est sans doute qu'il n'y a pas moyen de s'accrocher avec autant d'assurance à autre chose. C'est évidemment là qu'est le danger qu'on veut éviter.

« *Vu sous l'angle du fonctionnement pulsionnel, la tendance déterritorialisée de l'économie procède d'un Eros (pulsions de liaison) dont la contrepartie (pulsion de mort, déliaison) est plus ou moins intégrée au système dont elle constitue le passif* », dit Marc Nacht dans « *L'Inconscient et le politique* »[83]. C'est ce qu'il appelle un mouvement acéphale.

En espérant échapper à la mort (narcissique), c'est-à-dire, dans le champ social, au pouvoir du tyran, nous nous soumettons à la loi de l'offre et de la demande : mais la loi de l'offre et de la demande appelle notre *maniacalité*, notre recherche effrénée de consommation. Ce qui nous fait courir un autre danger.

J'appelle *maniacalité*, à la suite de Philippe Lekeuche, cette forme d'insatiabilité du besoin, dont la source est dans la pulsion elle-même *qui cherche à diminuer la tension dans l'appareil psychique*. Le thème clinique est bien celui de la dépendance, toutes les formes de dépendance. Et on sait que ce n'est pas l'objet lui-même qui importe, à la limite n'importe quel objet peut apaiser la tension, mais c'est la répétition de l'activité de recherche. Avec la consommation un produit peut rétablir une régulation pour un temps, mais le remède est pire que le mal qu'il prétend soigner : il dérégule la machine elle-même. La pulsionnalité maniaque s'intoxique elle-même. On sait où cela peut finir. Ce qui est frappant dans la clinique des dépendances (drogue, alcool, jeu, médicaments) c'est justement l'obnubilation de la recherche active (Freud disait *Sucht*, qui veut dire manie, démangeaison, mais aussi passion, rage et même fureur), et le rebroussement de tout autre investissement, social, érotique, vers cette activité de recherche passionnée. Le psychisme fonctionne selon une autre économie. Remarquons que du même coup le rapport au temps a changé : on

[83] Erès, 2004, p. 29.

est passé d'un temps historique, construit, éventuellement sur plusieurs générations, à un temps immédiat, un temps très court, le temps de la détente promise par le produit. Il faudrait investiguer aussi du côté de notre rapport à la mort. Chez les Grecs, cette obsession de l'immortalité débouchait sur une théogonie, une généalogie des dieux. On trouve des traces de cette maniacalité dans tous les domaines de la vie psychique, chaque fois que la perte de plaisir n'est pas élaborable, chaque fois que la détresse psychique primordiale, la *Hilflosigkeit*, menace l'appareil psychique d'une tension insupportable. Par exemple la quête sans fin de l'expérience amoureuse passionnelle, qui implique une consommation répétée, la recherche effrénée d'argent, de diplômes, de plaisirs intenses, le besoin de faire main basse sur tout objet à portée (kleptomanie), la surconsommation boulimique, etc.

Chez le nourrisson c'est l'univers Mère qui permet des régulations : apaiser, réguler les différences de variations des quantités d'excitations, réinsérer l'expérience dans le grand tout cosmique de la vie. C'est à cette condition que l'univers Mère peut devenir un objet d'attachement qui permettra aussi l'unification du corps, le corps propre et celui de l'autre, et l'érotisation. Dans cette perspective, l'érotisation vient dialectiquement résoudre, provisoirement, la problématique de la maniacalité effrénée ; elle permet un arrêt, une unification, le narcissisme, une stase. La régulation par l'univers Mère des tensions insupportables permet une réinsertion dans le grand tout cosmique, c'est une *première forme du lien social*, une première composante du lien social. La participation au grand tout, telle que nous la montre l'univers de la fête, est une nécessité fondamentale. Seuls les déprimés n'en sont plus capables, parfois même ils ont cela en horreur.

L'ethnologie nous l'a indiqué, cette question est au centre des phénomènes sociaux et religieux. Les groupes sociaux d'appartenance sont souvent incapables de suppléer à la disparition du transcendant depuis le déclin des religions. Ce qui est en jeu ici, ce n'est pas la dimension religieuse de la place d'exception, propre aux religions monothéistes, c'est la dimension cosmique de la religion. C'est une question en suspens, comme un reste de la détresse primordiale. Ce n'est pas parce que nous n'avons plus besoin de cet univers Mère au sens strict, puisque la Mère comme objet érotique a pris le relais, suivie de l'érotisation de l'autre et de soi-même et de la collectivisation éthique, que la question est définitivement clôturée : la participation émotionnelle festive, où les individualités et la socialité érotique disparaissent, reste une dimension de base de l'appareil psychique, sinon la vie serait bien triste. On trouve des traces de cette nostalgie dans la littérature romantique, et notamment du côté de la communion avec la nature, pour faire passer les aléas de la vie amoureuse. Par exemple ce texte connu de Lamartine :

Ainsi, toujours poussés vers de nouveaux rivages,

Dans la nuit éternelle emportés sans retour,
Ne pourrons-nous jamais sur l'océan des âges
Jeter l'ancre un seul jour ?

O lac ! l'année à peine a fini sa carrière,
Et près des flots chéris qu'elle devait revoir,
Regarde ! je viens seul m'asseoir sur cette pierre
Où tu la vis s'asseoir !

On pourrait faire l'hypothèse, concernant le lien social, que c'est peut-être parce que les formes de vie collective actuelles ne nous procurent plus cette participation nécessaire que nous tentons d'en recréer, informellement, les conditions dans l'univers de la fête. Nous n'en avons donc pas fini avec la nécessaire participation à un milieu ambiant qui nous englobe.

La production techno-scientifique, qui n'est limitée de l'intérieur que par l'impossible, se met au service de notre consommation. Le problème de la consommation, c'est que c'est une sommation : 1+1+1+1... sans fin. Le second ordre de Comte-Sponville, *l'ordre juridico-politique*, celui qui pourrait limiter l'ordre précédent en introduisant à côté du possible et de l'impossible *le légal et l'illégal, le juste et l'injuste*, peut devenir lui-même uniquement référé à une sommation : 1+1+1+1+ puisque c'est dorénavant souvent l'unique loi qui régit la démocratie, la loi du nombre, de la somme majoritaire des nombres, la loi des unités rendues égales, équivalentes. Ce qui est en question ici, ce n'est plus la maniacalité, la source intarissable de la pulsion qui devrait être contenue, c'est *le rapport à l'autre*, mais qui, comme chacun sait, est en même temps *un rapport au même, un rapport à soi, même*. La démocratie moderne a réduit cette question, ce problème, qui est par essence le problème de l'érotisation, c'est-à-dire pour Freud de la sexualité, à un de ses avatars : l'un vaut l'autre, de telle sorte qu'on puisse les additionner. Comme un mètre vaut un mètre, un kilo vaut un kilo, un euro vaut un euro, une bouteille vaut une bouteille, un joint vaut un joint, un ouvrier vaut 25.000€ etc. C'est une façon comme une autre d'éviter le rapport érotique et tout ce qu'il comporte de questions insolubles ou insoutenables. Remarquons qu'ainsi le pouvoir politique dans sa version démocratique du nombre se retrouve sur le même pied que le producteur, ou le vendeur, de produits de consommation : seule la loi du nombre a une importance. Chaque élément est réduit, non pas à sa singularité, mais à son unité abstraite, c'est-à-dire au sens strict à son individualité végétale de vivant ; de la même façon qu'un pépiniériste parle de sujet, il s'agit bien d'une plante, distincte d'une autre, mais équivalente. Même si les pépiniéristes savent distinguer les bons « sujets » des moins bons. Toutes les plantes n'ont pas eu le même développement. Implicitement la position qu'occupe le détenteur anonyme des moyens de production des produits à vendre, ceux qui relancent notre maniacalité, est une *position perverse*, comme l'est celle du *dealer* pour les toxicomanes, et peut-être comme l'est celle de l'homme politique qui n'aurait en tête qu'une seule idée, celle d'obtenir notre voix. Une voix de plus, qu'on peut additionner. C'est l'univers nécessaire de la science sans doute, qui désérotise tout comme on le sait ; c'est une manière d'éviter ce qui, dans la rencontre, inquiète, particulièrement dans cette similitude de l'autre qui renvoie en même temps à l'altérité et à l'incomplétude, à l'étrangeté, pourtant si familière. Simone Korff-Sausse, psychanalyste hollandaise qui travaille à Paris, s'est demandé, à la suite de Maud Mannoni, ce qui pouvait susciter parfois cette réduction au rang d'objet, de déchets, de l'handicapé mental, réduction qui rend la rencontre impossible. Elle évoque les figures de l'altérité, de la monstruosité, comme le point nodal de toute rencontre humaine : l'enfant handicapé mental met en échec la réparation narcissique.[84]

1.3 La question de l'objet et de l'érotisation

Cet aboutissement apparent de notre démocratie et de notre maniacalité est une des versions d'une problématique psychique centrale, celle que Freud a véritablement découverte, *la problématique de l'érotisation.* Mon hypothèse est que nous échouons maintenant, au niveau social, à prendre en compte les différentes versions de l'érotisation, comme problème soumis à l'appareil psychique. Je me demande si ce n'est pas cet échec qui nous fait refluer vers la maniacalité. Le rapport à l'objet est une économie psychique en soi : elle introduit la première face de la question du rapport à l'autre, en tant que semblable, ce qui n'est jamais en même temps que le premier temps d'un rapport à soi, et qui pose la question du narcissisme. C'est pourquoi Jean Mélon, à la suite de Lacan, parle de champ de la spécularité. Le second temps du rapport à l'autre se mesurera en *référence à la loi ou à la collectivité comme éthique.* Ce n'est que là que nous sommes véritablement sujet, interpellé, interpellable. C'est le temps de la névrose, ou de la parole en plein exercice.

Voyons d'abord comment cette érotisation est rendue nécessaire dans la dialectique structurale du psychisme et comment elle vient contrôler l'ordre précédent de la maniacalité ou de la symbiose participative, qui est aussi une économie psychique indépendante qui ne se contrôle de l'intérieur que par le principe du plaisir. Dans ce premier ordre, nous sommes soumis, comme le toxicomane et le bébé aux aléas des mouvements internes et externes, aux mouvements pulsionnels eux-mêmes, et aux aléas de l'univers Mère. C'est un champ fusionnel, avec *ses avatars de délices et de déréliction*, dont Jérôme Bosch nous a donné une représentation. Encore que chez Jérôme

---

[84] cf. "Le handicap mental et l'autisme" dans mon livre, *Corps & Psychomotricité*, L'Harmattan, 2014.

Bosch on est déjà en train de passer du Moyen Âge à la Renaissance. L'érotisation bat son plein dans le jardin des délices. En sortant de la symbiose participative, l'individu commence à *sortir de l'indivis.* Il conquiert son *unité*, son individualité, son unicité aussi puisque c'est en même temps une *fascination.* Autre chose est la structure d'objet qui, comme le mot le dit a quelque chose à voir avec le verbe jeter : "ob-jet". Quand je jette quelque chose, je m'oppose à ce vers quoi je jette et à ce que je jette. Il y a là une *dualisation objectivante.* Et en face d'un objet se constitue d'une certaine manière un sujet ; il y a un face à face, quand il est développé, d'objet et de sujet. C'est le règne des structures dualisées, dira Schotte, qui sont fondamentales pour l'existence puisque c'est celles qui nous donnent accès au sexuel. Ainsi, un phénomène capital dans ce monde de l'objectivation, c'est la *séduction.* La séduction objective l'autre, et *me constitue moi-même aussi en objet.* On ne sait jamais, ici comme dans les jeux d'enfants, qui a commencé. Cette structure ambivalentielle avec renversement est typique pour les perversions.

Dans le temps immédiat de l'érotisation nous ne sommes pas vraiment « sujet ». L'objet qui nous fascine, éventuellement l'objet semblable, nous rend nous-mêmes « objet ». Nous avons l'habitude de parler de l'univers pervers, tout simplement parce que dans les perversions le rapport à autrui ne semble fonctionner que comme cela. Mais que cela ne nous cache pas, selon le principe que Freud énonce dans les trois essais, que les perversions nous indiquent la trace de notre polymorphisme, c'est-à-dire d'une économie psychique souterraine, mais toujours à l'œuvre. Dans cette économie de l'objet la question se pose de s'approcher ou s'éloigner de l'objet sexuel, érotisé. S'approcher de...- s'éloigner de... : le mouvement se réfère à un point de repère ou de polarisation que l'objet représente. L'objet polarise le psychisme, éventuellement, il n'y a plus que cela qui compte, d'autant plus que cela donne consistance au sujet qui s'unifie dans le corps, comme objet imaginaire. Il s'agit donc de l'amour, de l'attirance, du désir au sens courant, dont Freud a décrit les différentes versions et leurs avatars.

Partons du *traumatisme* : avec la sexualité, pour l'homme, tout se complique. Cela vient créer un dérangement précoce dans le psychisme, et ce dérangement est pour l'enfant insupportable, c'est une *intrusion.* Comme cette intrusion commence sans doute à partir des soins corporels, de l'amour que le parent lui porte et des mots qu'il lui dit, l'enfant préférera croire au fantasme de séduction : ce n'est pas lui qui désire, c'est l'autre. On entend souvent cette phrase dans nos analyses : « *ce n'est pas moi qui...c'est l'autre.* ». On sait, Philippe Van Meerbeeck l'indique bien dans « *L'infamille* », que c'est la phrase clé du pédophile. Le « *ce n'est pas moi* » indique bien cette impossibilité d'être sujet, interpellé, responsable devant la collectivité. Ne dit-on pas d'ailleurs que devant l'amour, on ne peut rien faire, on n'y est pour rien. Une femme qui a été victime à plusieurs reprises d'un séducteur fascinant dit invariablement la même chose : « *ce n'est pas moi, c'est lui* ». D'elle justement, en l'occurrence, elle ne sait rien ; elle vient pour le savoir, elle vient pour s'avoir.

L'enfant ne peut pas encore assumer la responsabilité du désir érotique, il l'attribue à l'autre. Le problème, la question, le trouble c'est de devenir soi-même un sujet désirant. Chacun sait que dans une scène de séduction, le séducteur est de part et d'autre ; on ne sait jamais qui a commencé. Le problème de *l'intérieur et de l'extérieur* (du corps) se redouble d'une complexification : *soi-même et l'autre*. Qui est désirant ? Dans le même mouvement où l'autre se propose en objet séduisant, je suis séduit, mais l'indistinction subsiste : *je est l'autre*. Le sujet n'est pas encore intériorisé, comme il le sera dans la traversée oedipienne, il est à la limite même de la surface du corps, particulièrement du regard, où se trouve le foyer d'activité psychique. L'angoisse typique est de perdre ce moment de captation, qui est aussi bien érotique que de domination. Le langage de la séduction n'implique-t-il pas aussi celui de la domination ? Si l'esthétique de la maniacalité impliquait le « *sentir* », l'érotique du sexuel implique le « *percevoir* ». Captation s'entend donc aussi dans les deux sens.

Chaque scène de la série est le lieu d'une crise, dit Kinable.[85] La crise est double ici : la sexualité nous tombe dessus, et nous ne savons pas où nous sommes : à l'intérieur ou à l'extérieur ? On retrouvera cette indistinction étonnante dans les versions perverses de la sexualité, ce qui ne manque jamais de nous étonner quand nous sommes confrontés à des situations cliniques : le pédophile, par exemple, ne sait pas d'où vient le désir, il ne sait pas qui il est, lui, dans le désir. Et donc quand il nous dit que c'est aussi bien l'enfant, ce n'est pas seulement qu'il cherche à faire reporter la responsabilité sur la situation, mais il ne sait pas qui désire, parce que le sujet désirant n'est pas chez lui intériorisé.

Le propre de la sexualité humaine est donc de présenter différentes versions : inversion, perversion, sans qu'il y ait un modèle de référence naturel. Toutes les variantes du destin de la sexualité seraient à entendre comme autant de versions ; mais de quoi y a-t-il version ? Y a-t-il un référent « normal » de ces versions ? Pour Freud, il n'y a pas de référent normal. Dans ce sens la sexualité humaine est nécessairement invertie, *elle est frappée du négatif*. Elle est d'abord polymorphe, appelée à devenir autre chose à travers différentes versions possibles. Mais dans toutes les versions, il s'agit de se polariser dans une direction, pôle d'attraction ou de répulsion. Dans l'érotisation le sujet est convoqué dans le psychisme, mais en tant qu'objet de désir pour l'autre, c'est donc un sujet tout à fait particulier, *un sujet-objet*. Être aimé, désiré, sans partage, d'un amour exclusif, c'est le sens d'une des dimensions de l'érotisation, ce qui plonge le sujet dans une

---

[85] « Sentir et érogenèse : du contact sexuel à l'éveil sexuel », in FEDIDA et SCHOTTE *Psychiatrie et existence*, Jérôme Million, 1991.

situation de dépendance amoureuse totale. « Un seul être me manque et tout est dépeuplé », mais alors qui suis-je ? C'est une position tout à fait nostalgique dans la mesure où il s'agit d'une représentation psychique : *l'objet psychique est toujours déjà perdu.*

Le psychisme se constitue dans le rapport à l'objet qu'il s'agit de posséder et dont il s'agit de jouir, d'en disposer à son gré. L'image paradigmatique de l'objet est le corps objectivé, le corps total représenté. L'objet et l'autre se confondent, créant le vide autour de lui. Tout se jouant sur l'objet d'amour, s'il vient à manquer, c'est l'angoisse du vide. Il ne reste alors qu'à s'accrocher aux « objets partiels », les morceaux de corps investis érotiquement. L'angoisse du vide se redouble de l'angoisse de morcellement du corps dés-unifié, somme d'objets psychiques partiels. C'est ce que Freud appelait le fonctionnement auto-érotique, le « auto » indiquant que par le plaisir sexuel centré sur le corps psychique de jouissance il s'agit de *rassembler les morceaux.* Dés-unifier le corps de l'autre est encore une manière de le posséder, d'en avoir la maîtrise. On voit que la question de l'érotisation est concomitante de la question de l'unité du corps en même temps que la question de soi comme objet est concomitante de la question de l'autre. « *Ce n'est que dans la mesure où la relation d'objet total est impossible – et elle l'est toujours dans la mesure où l'objet total est imprenable – que s'instaure une relation d'objet partiel* » dit Jean Mélon.[86] Mais, comme Freud n'a pas manqué de le remarquer, au moment où l'objet est perçu il est déjà un objet perdu.

L'érotisation a introduit dans le psychisme *un nouveau problème impossible* : l'objet est inaccessible, immaîtrisable. Néanmoins, cette intrusion de l'érotisation et de l'autre dans l'économie psychique est venue trouver une « solution » partielle au problème de la maniacalité : l'unification du corps et l'objectivation de l'autre permettent une certaine maîtrise, une certaine « localisation » des sensations par lesquelles la dialectique du sentir risquait d'emporter le psychisme dans la tourmente. La première image de soi que permet le narcissisme primaire donne *un lieu psychique de référence* par rapport au mouvement pulsionnel. Elle permet de sortir de l'univers symbiotique dangereux, au moins en permettant d'objectiver quelque chose, par la vision, perception qui nous permet une autre modalité de rapport au monde. Rien de plus « visionnel » que le monde de l'objet. C'est dans ce sens là que je mettais cet univers de l'objet en rapport avec les arts visuels (sculpture, peinture, photographie...), alors que l'univers de la maniacalité est plus en rapport avec la musique, tandis que l'univers du collectif, de l'éthique et du drame est en rapport avec l'écriture et le théâtre, et enfin, la question primordiale, la plus difficile, la question du

---

86 *Ibidem*, p. 60.

sujet du désir, dans le sens de Lacan, je la vois beaucoup plus en rapport avec la danse.

Cette mise à distance de l'objet qu'implique la perception, le visuel et l'érotisation, opère en même temps *une désintrication de la pulsion* : l'objet peut être *désiré* (tentative de rapprochement et de fusion) ou il peut être *rejeté* et détruit (tentative d'éloignement et de maîtrise). La polarisation pulsionnelle qui était axée sur le plaisir-déplaisir, se polarise ici sur amour-haine. Objet et sujet entretiennent dorénavant cette ambivalence dont on peut trouver la figure dans le couple Eros-Thanatos de Freud. Il est important d'insister, me semble-t-il, sur la polarisation d'un intérieur et d'un extérieur du sujet, par rapport à un corps qui a désormais une limite, la peau et les orifices. Mais on a vu que cette limite fait elle-même problème. *La fusion érotique tente d'annuler cette limite*, la haine tentant d'annuler l'objet, de le réduire à un objet véritable, comptant pour rien.

Le rapport à l'objet, à l'autre, inaugure la dimension de la comparaison, de la compétition : je veux être le plus aimé. Le plus se référant à la fois à l'autre, le rival, le frère, mais aussi au caractère insatiable du narcissisme ; les exigences sont énormes. En effet la fonction du narcissisme imaginaire est de maintenir les parties liées dans un tout et de faire la différence entre soi et l'autre. Comme l'érotisation divise le corps et confond le sujet et l'objet, le travail narcissique est incessant et incommensurable. Dès que l'autre manifeste son altérité, par son refus ou son éloignement, le narcissisme est menacé et la haine n'est pas loin. L'autre devient un ennemi, un rival. Le rival qui est ici visé, c'est le frère, le pareil, le pas tout à fait pareil. C'est insupportable.

Devant les exigences érotiques et la rencontre du désir de l'autre, qui peut se traduire par une exigence de similitude de la part du parent par exemple (cf. les exemples évoqués par Ingrid Demuynck), la passion érotique de la maîtrise du corps et de l'autre peut mener à *l'anorexie mortifère tout aussi bien qu'aux différentes formes de perversion.* L'anorexie est en effet une passion, qui concerne le corps érotisé et le rapport à autrui. L'investissement érotique se polarise sur la maîtrise du corps organique en même temps que sur la résistance aux injonctions érotiques d'autrui, particulièrement de la mère. Mais, dans l'anorexie, le problème se complique aussi dans le rapport à la loi et à la différence des générations.

Par contre, dans les perversions, tout se passe comme si la loi n'existait pas, comme si le désir humain pouvait se passer d'une inscription sociale signifiante, comme si le rapport à autrui pouvait se ramener au rapport duel. Toutes les versions du sexuel deviennent possibles, à chacun selon son fantasme, pour autant qu'on trouve un suffisamment semblable qui participe au jeu. On aura noté que notre époque, qui nous propose un idéal où il faut être bien dans sa peau et qui normalise le sexe et le plaisir, favorise la mise en œuvre des versions sexuelles, ce qui n'empêche pas d'être malheureux quand même. L'excitation est dans cette recherche narcissique, même si l'autre peut être réduit à un objet partiel, un morceau de corps érotique, dominant ou soumis, qui vient compléter l'image narcissique défaillante. En effet l'image du miroir, la première image de soi, est terriblement décevante devant l'autre. Ce n'est jamais ce qu'il faut, et la compétition ambiante n'a de cesse de nous relancer vers un plus ou un mieux ; mais il s'agit ici toujours de l'autre comme objet. C'est pourquoi on pourrait considérer que la version la mieux réussie est peut-être l'homosexualité, dans la mesure où elle permet un échange amoureux de semblables, la polarisation se faisant sur le genre plus que toute autre chose : seins, bout du nez, couleur des yeux, forme athlétique, minceur, sourire, fesses, etc.

L'angoisse de perdre l'objet excitant, de rester sur le carreau, d'être laissé pour compte, prive le psychisme de la continuité érotique, de sa permanence. L'amour, du moins quand il est dit, est une promesse d'éternité ; Casanova, le séducteur, est convaincu qu'il ne vieillira jamais. Il s'agit, bien sûr, du moi narcissique. Une des stratégies pour éviter l'angoisse de la perte d'objet, c'est de collectionner les objets : 1+1+1+1, de les sommer, de les consommer. On peut ainsi garder une certaine maîtrise des enjeux. La maîtrise est ici un des enjeux du rapport érotique.

Mais la menace de castration ne peut s'élaborer que si on consent à une perte. Où sont les relais, dans le social, qui pourraient nous convaincre que cela vaut la peine de consentir à une perte ? Le seul dicton qui reste, disait Jean-Pierre Lebrun, ne concerne pas le consentement à une perte, mais la constatation frustrante qu'on ne peut pas tout avoir : « *on ne peut pas avoir le beurre, l'argent du beurre, et le sourire de la crémière...* »

Comme le dit Roland Chemama, il ne suffit pas qu'un homme pratique l'acte sexuel avec une femme pour s'assurer d'être un homme. Tout se passe comme s'il y avait une « forclusion sociale du phallus ». Je prends l'expression de Chemama comme une métaphore : *tout se passe comme s'il n'y avait plus grand monde dans l'économie sociale et l'organisation de la cité pour soutenir qu'il faut pouvoir consentir à une perte.* La perte à laquelle il vaut mieux consentir c'est aussi le passage d'une individualité érotique, fascinée par le rapport à l'autre dans lequel sujet et objet se confondent, à une collectivité d'espèce : en agissant comme humain j'agis aussi « l'espèce humaine » en moi. Dans la théorie de la médiation on a très bien compris cela : la question de la personne est à la fois l'acculturation de la sexualité (rapport des genres et des corps) et l'acculturation de la génitalité (rapport des générations par exemple). Le rapport à l'enfant est évidemment à envisager dans cette perspective. Cependant, si ce n'est manifestement pas le discours des économistes de la consommation des objets, cela paraît quand même être celui des écologistes de la planète. Pensons aux générations futures ! Economie, écologie : en grec c'est le même radical, « éco- », qui vient de οικος, la maison, l'habitation. Sommes-nous malades de la maison, de l'οικος ?

2. En finir avec la « Mère » ?

La maison c'est aussi le familier, le quotidien, l'ambiance, le « *heim* » ou le « *home* ». Lina Balestrière associe cette question aux origines du psychisme, à son surgissement, à l'émergence même d'une activité psychique. La consommation de l'objet et la maniacalité nous ramènent par la clinique, mais clinique du social aussi, à ces avatars premiers d'une vie psychique d'où se dégagera le concept de Mère.

Je me propose d'examiner cet invariant de toute vie sociale et de toute psychothérapie, à partir de la clinique.

- ❖ Deux femmes sur une place d'un village portugais : une petite fille de 10 ans derrière l'une, une petite fille de 8 ans derrière l'autre. Les femmes sont sœurs, les petites filles aussi. L'une a confié son ainée à sa sœur, restée au village, pendant qu'elle gagnait la France avec son mari. Sa seconde fille naît et son mari meurt dans un accident ; elle élève sa fille seule. Un jour elle se rappelle que son aînée est restée au pays avec sa tante, qui entretemps a eu un garçon. Elle décide de la récupérer mais sa sœur ne l'entend pas comme cela ; elle considère la petite comme sa fille ; les deux mères se crêpent le chignon pendant que les villageois autour d'elles les regardent étonnés. Les deux gamines sont sidérées. Cette scène sera jouée à plusieurs reprises en psychodrame. On comprendra que la séparation deviendra pour cette patiente, la petite fille de 8 ans, un problème majeur. Une autre scène est évoquée après le troisième jeu.
- ❖ 15 ans plus tard, la plus jeune s'est inscrite à l'Université à Paris. Elle loue une chambre dans une maison communautaire et hésite à revenir le week-end dans la ville où sa mère habite seule. La sœur ainée s'est mariée et est retournée au village au Portugal. La mère débarque un dimanche matin dans la maison communautaire. Sans prévenir : elle vient tenter d'arracher sa fille aux bras d'un jeune homme volage auquel la fille ne tient pas trop. Mais la fille résiste, elle ne veut pas suivre sa mère. Mêmes cris, mêmes injures, mêmes émotions, même rage et désespoir. Mêmes déchirements. Même culpabilité. La psychodramatisante occupera dans le jeu les différents rôles. Le metteur en scène la fera sortir du jeu, pour voir les acteurs reprendre la scène, à distance. Les échos du groupe lui laisseront cette réflexion : les filles sont-elles la possession des mères ? Qui des mères et des filles sont possédées ?
- ❖ Sur le divan, une psychanlysante parle de sa mère depuis deux ans ; elle ne parle presque que de cela. Elle la honnit, elle la crache, elle la vomit ; elle lui colle à la peau, elle lui colle au téléphone, elle lui colle aux yeux ; cette femme ne l'aime pas, ne l'a pas désirée, ne l'a

voulue que pour elle ; elle a voulu la modeler à son image, la diriger, la formater. Comment en finir avec cette mère ? Comment en finir avec la vie, pensera-t-elle aussi ?

- Un homme de 55 ans dégringole : il perd toute envie de continuer son travail de musicien ; personne ne comprend sa musique dira-t-il ; il n'a pas atteint la reconnaissance espérée ; il trouve les autres musiciens conformistes, ils reproduisent des schémas classiques. Il exècre la musique des autres. Ils sont tous nuls. Quand il parle de sa musique il la trouve lui aussi en deçà de ce qu'il espérait ; il n'a jamais atteint son idéal. Peu à peu tous les contrats professionnels disparaissent ; il vient de divorcer, n'a plus de revenus et habite chez son vieux père, dont il dit pis que pendre. Il négativise tout : son métier, les musiciens, la société, la politique, les femmes, la ville, les arts actuels... Seuls deux professeurs du conservatoire, souvenirs d'adolescence, trouvent grâce à ses yeux : c'est son idéal perdu. Son fils de quinze ans, qu'il voit un week-end sur deux, est indemne aussi de cette haine. Il vient de faire une tentative de suicide. La dégringolade a commencé après le décès de sa mère, il y a quelques années. Sa mère et son père étaient enfants uniques, comme lui. Sa mère, fille de petits commerçants, a toujours été malade, asthmatique. Depuis son lit elle tyrannisait tout son entourage, et en particulier sa propre mère, veuve, qui vivait chez eux. Les deux femmes n'arrêtaient pas de se disputer, de s'injurier, de se haïr, et de s'aimer ajoute-t-il. Son père fuyait au café. Lui enfant, tentait d'apaiser l'une et l'autre. « Si j'en suis là dira-t-il, c'est à cause de ma mère. Elle ne s'intéressait à moi que quand ça n'allait pas : quand j'avais raté une interro, quand j'étais malade, quand je me plaignais parce qu'on se moquait de moi à l'école... Alors elle m'expliquait toutes les erreurs que j'avais faites : elle me reprochait mes copains, corrigeait mes fautes, refusait les habits que je souhaitais, m'imposait des goûts ringards, m'empêchait de faire des expériences de jeunes... elle avait peur pour tout. »

On voit le poids que *lamère* (en un mot) peut avoir dans le destin transgénérationnel des humains, dans la transmission humaine. Cachées dans les plis des idéalisations de l'amour maternel, de l'amour pour la mère, se cachent haines et rancœurs, violence amère, agressivité et dévalorisation de soi.

Quelle haine le Surmoi maternel suscite-t-il ? Quelles passions l'idéal de la mère entraine-t-il ? Comment sortir du clivage « bonne mère/mauvaise mère , « amour/haine » ?Pourquoi tant d'amour, pourquoi tant de haine ?

Lina Balestrière fait le détour par l'« *Esquisse pour une psychologie scientifique* » de Freud.

« *A l'origine il y a les tensions, pourrait-on dire, les montées brusques d'excitation endogène. Elles révèlent l'impuissance originelle (*anfangliche Hilflosigkeit*) de l'être humain et convoquent la personne secourable (*hilfreiche*) qui va effectuer l'action nécessaire à la décharge de la tension* ».[87]

C'est par les tensions que l'autre advient. Il advient par une action, pas comme une personne. Cette action est spécifique, c'est celle qui doit produire l'abaissement de tension. A ce point, peu importe la personne, c'est l'action qui prime. C'est par les tensions et l'action que d*e l'autre* advient. La spécificité de l'action engendre une autre action, celle dont le sujet est l'agent et qui conduit à la réduction de tension. C'est le mérite de Lina Balestrière de ne pas tomber dans le panneau de la Mère comme personne secourable qui apaise les tensions. Cette idéalisation, qui a sa fonction sociale et psychique, court-circuite l'action propre du *sujet*, même si ce n'est pas encore un sujet.

La technique du jeu en psychodrame encourage le protagoniste à faire avancer son jeu et à le conclure lui-même, ou le dispositif de la cure invite le sujet à parler à partir de ce qu'il produit lui-même de pensées, de mots ou de sensations. On est dans le même registre anthropologique, comme dans cette coutume sibérienne où un ancien encourage les enfants à raconter leurs rêves le matin même, et, soutenus par le groupe et l'ancien, à leur trouver une fin acceptable. Le sujet est mis en position de produire lui-même une action, de parole, de geste, de pensée, de dessins, de sons...tous les médias de production peuvent être intéressants selon la clinique.

« *L'action spécifique externe rend possible l'action spécifique interne* », continue Lina Balestrière. Dans ce dispositif psychique (analytique, groupal, social…) « *le sujet se trouve en mesure d'être agent d'un processus de transformation…C'est la présence attentive qui permet de différencier les excitations, de les 'spécifier' grâce à l'action spécifique et de les rendre par là aptes aux élaborations futures* ». Présence attentive et action spécifique deviennent des médiateurs symbolisant qui donnent accès à la satisfaction par une action interne du sujet, naissant dans cette action propre.

2.1 Le maternel est un fait anthropologique

On n'échappe pas au maternel. Personne n'y échappe, même si on n'en veut rien savoir. Jusqu'à présent nous sommes tous nés d'une femme. Sauf Dionysos, puisqu'il vient de la cuisse de Jupiter ! On l'appelle « *mère, matrix, mater, moeder, mother, mama, madre, mare, μήτηρ* en grec ancien, le plus proche de la racine indo-européenne méh-tèr … » En latin Mater :

[87] "Les précurseurs du tiers", p. 23.

femme qui a mis un enfant au monde ; signifie par métaphore : branche maîtresse, tronc principal ; cause, origine et source d'une chose. La mère est le lieu de réalité et le lieu mythique de notre origine individuelle, et par métaphore, le lieu de nos origines d'humains. Des déesses mères il y en a à foison, célébrant depuis la préhistoire les cultes de la fertilité et de la fécondité. Mais ce versant de grossesse et de naissance n'est pas le tout de la Mère. Une des figures dans la Kabbale juive est *Lilith*, première compagne d'Adam, avant Eve, femme rebelle et aérienne. Démon dévorateur, déesse-serpent, déesse ailée (donc alliant les caractères *chtonien*, c'est-à-dire qui se réfère aux origines souterraines de la terre et des enfers, et *aérien*), Lilith correspond à la déesse mère dont on retrouve la trace depuis le paléolithique supérieur. [88]

Le destin de Lilith est particulier et instructif :

- Elle est tirée de la même terre qu'Adam (que l'Alphabet appelle Adam-Kadmon) et donc se considère comme son égale.
- Elle refuse de se tenir sous lui quand ils font l'amour, ce qui provoque une dispute.
- Elle invoque alors le nom de l'Éternel, des ailes lui poussent, et elle abandonne Adam et l'Éden. Devant les plaintes d'Adam, Dieu envoie trois anges convaincre Lilith, qui s'obstine.
- Elle est donc *celle qui dit non à la fois à la position que lui propose l'homme* dans leur couple et à la tentative de réconciliation de Dieu lui ordonnant de se plier au désir de l'homme. Pour la punir, Dieu la condamne à voir tous ses enfants mourir à la naissance.

C'est intéressant cet élément : cela introduit dans le mythe, dans le fantasme la proximité entre les signifiants Mère, Vie, Mort, Enfant. Donner la vie, donner la mort. Se dessine ainsi une figure de toute-puissance maternelle-féminine.

- Désespérée, elle décide de se suicider. Les anges lui donnent *le pouvoir de tuer les enfants* des Hommes (jusqu'à la circoncision, au huitième jour pour les garçons, et jusqu'au vingtième jour pour les filles). Elle rencontre ensuite le démon Samaël, l'épouse et s'installe avec lui dans la vallée de Jehanum, où il prend le nom d'Adam-Bélial.

---

[88] cf. M.-A. Descamps "Lilith ou la permanence d'un mythe", in *Imaginaire et Inconscient – le Mythe au XXème siécle*, L'esprit du temps, 2002:3 n°7.

- Pour se venger, Lilith devient le serpent qui provoque la Chute d'Ève[89], et incite Caïn à tuer Abel. Comme ses enfants s'entretuent, Adam refuse de coucher avec Ève, ce qui permet à Lilith *d'enfanter des nuées de démons* (avec le sperme d'Adam qui tombe à terre) pendant cent trente ans.
- Plus tard, dans le *Livnat ha Sappir*, Joseph Angelino identifie Lilith à la reine de Saba, dans son rôle de tentatrice ; toujours selon ce livre, l'une des deux prostituées qui se disputent un enfant devant Salomon serait également Lilith.

On voit que cette construction d'une *Mère puissante, haineuse et vengeresse* vient croiser les fantasmes et les émotions des analysants et des psychodramatisants. Dans le livre d'Isaïe Lilith est associée aux commencements sauvages de l'humanité : « *Les chats sauvages rencontreront les hyènes et les satyres s'y appelleront. Là aussi se tapira Lilith pour y trouver le calme…* » Dans la Bible *Lilith* est pris tantôt comme un nom propre, tantôt comme une catégorie, traduite parfois par spectre de la nuit, *onocentaure*[90], chat-huant, hibou, chouette. M-A Descamps note que Lilith n'a pas été inventée par les Juifs, elle était d'abord déesse mésopotamienne. Les Juifs l'ont accueillie et elle a tenu une grande place dans leurs peurs. Une des versions du mythe mésopotamien indique que Lilith, sous la forme d'une louve à queue de scorpion, *dévore les enfants*. Chez les Juifs c'est Lilith qui fait mourir les accouchées et les nouveau-nés. Elle boit leur sang, donc s'approprie leur âme. Quant aux hommes elle les séduit et se nourrit de leur semence. Elle est le démon de la terre, puissance tellurique. Chaque fois que la semence d'un homme tombe sur la terre, elle est fécondée et engendre un démon.

Le plus souvent ces figures féminines de déesse mère sont *antérieures aux lois* ; elles incarnent une puissance et une extraterritorialité : rebelle, chtonienne et aérienne. On retrouvera cette figure présymbolique dans certains courants psychanalytiques, comme si la Mère représentait le réel, non symbolisable, l'archaïque, le non humain.

Si le monde est pensé comme dominé par l'emprise de la métaphore paternelle, néanmoins les traces du maternel sont constantes. De l'Alma Mater à la Mère patrie, toujours ingrate à l'égard de ses enfants chéris, le langage ne manque pas de formules banales et étranges, où un refoulé maternel semble faire retour. La terre-mère, nourricière et chiche, dévoile un corps originel : boue, sable, matière, liquide, sang, humeurs, un corps de

---

[89] La Chute est un chapitre de la Genèse, appelé aussi La Chute de l'Homme.

[90] L'onocentaure est un animal mythologique ayant le buste, la tête et les bras humains (mâles ou femelles) sur le corps d'un âne sans tête.

mort, de pourriture et de guerre, dit Anne Dufourmantelle, dans « *La Sauvagerie maternelle* »[91]. C'est un espace-temps pré-œdipien, matrice de tout lien humain. En fait, l'humain tentera de faire coupure avec cette sauvagerie, instaurant un monde ordonné, vertical, paternel. On trouvera des traces de cette coupure, de cette séparation non consentie, voire séparation impossible. En deçà de cette coupure, se trouve le monde évoqué par le mot grec *hyle*, traduit en latin par materia, qui signifie : bois, écorce, sève. Mater vient de la même racine, du même bois.

2.2 Clinique du « désir d'enfant »

La mythologie de Lillith fait résonner une question récurente dans les analyses : le désir d'enfant. La forme la plus courante de cette question s'énonce dans la plainte : *je n'ai pas été désiré(e) par ma mère, ou mon père.* Le plus souvent par ma mère. La pire des choses serait de ne pas avoir été désiré(e) par sa mère, la mère étant toujours censée désirer l'enfant qu'elle porte. C'est énoncé comme quelque chose d'établi, un fait historique avéré, alors que c'est presque toujours une construction, une sorte de souvenir écran, à partir d'une série de bribes de souvenirs, de mots entendus, d'aveux, d'observations, de vieilles photos, de questions sans réponses, de suppositions imaginaires. La formule la plus insignifiante qui met sur la voie (sur la voix ?) du fantasme, est : « *j'ai été élevé(é) par ma grand-mère* », ce qui arrive parfois évidemment. Mais probablement pas aussi souvent que ce que j'entends et qui fait office de paravent, de tenant lieu de l'autre énoncé : « *ma mère ne m'a pas désiré(e)* ». En écho, pas très lointain, une autre phrase se fait entendre dans les romans, les contes et les films, donc dans la mythologie fantasmatique : « *ma mère m'a abandonné(e)* ». Depuis les textes et les interventions radiophoniques de Françoise Dolto tout le monde a pu se saisir de cet énoncé : *être ou ne pas être désiré par sa mère.* Comme si on ne pouvait exister qu'en s'appuyant sur ce désir de mère. La mère porte l'enfant pendant neuf mois, mais en plus son désir d'enfant, proclamé à tous les vents ou inconscient, sert de prothèse pour exister. Quelques analysantes, attendues par une jeune mère de 16 ou 17 ans, s'appuient sur cet évènement particulier de leur conception en déclarant "*je suis une enfant non désirée*". Elles indiquent à quel point cela peut compter d'être inscrit dans le désir d'un homme et d'une femme, mais confondent enfant-non-désiré et enfant non-programmé. Pour ce qu'il en est du désir de la mère, et/ou du père, je veux dire le désir inconscient, on n'en sait rien justement, puisqu'ils n'ont pas fait ce qu'ils auraient pu faire pour ne pas attendre un enfant dans ces circonstances inappropriées. L'analysant(e) devra faire son chemin d'analyse

[91] Calman-Lévy, 2001.

pour s'approprier cette indécision et tirer parti de ce destin particulier. Toutes ces formulations sont une façon de condenser le problème sans décliner tout ce qu'il y a à dire de l'ambivalence de la mère et de l'ambivalence de la la fille. En effet le plus souvent il s'agit d'une fille. C'est-à-dire que le « désir d'enfant » la concerne autrement que le garçon, et au premier chef est utilisé pour exprimer des sentiments hostiles refoulés à l'égard de la mère, même si quelques fois aussi la haine du père est cachée sous la roche.

Mais en même temps, dans les interstices du conflit d'identification œdipienne, se glisse quelque chose de plus profond, de plus irrecevable encore. Tout ce qui est dit concernant la non-inscription dans le désir inconscient de la mère et qui se poursuivrait dans une plainte de n'avoir pas été assez aimée, en réalité sert de paravent à une éventualité beaucoup plus radicale : «*il est possible qu'une femme, ma mère, moi, puisse ne pas désirer (avoir) un enfant* ». Est-ce pensable qu'une femme souhaite ne pas avoir d'enfant, souhaite ne pas accomplir sa féminité dans la maternité ? Socialement c'est tout-à-fait irrecevable. Les analysantes de trente ans se plaignent de l'insistance sociale au sujet de leur non-maternité, et quand un enfant est (enfin) arrivé, l'acharnement qui s'exprime par cette phrase : « et le deuxième c'est pour bientôt ?» devient insupportable. Pourquoi ? Parce que cela les prive de leur liberté de concevoir, cela les prive de la possibilité de ne pas vouloir d'enfant.

Cela montre en tout cas, je le leur dis entre-autres choses, que la question de l'enfant, contrairement à ce que notre époque tente de nous faire croire, n'appartient pas en propre au couple ou aux individus, mais aussi au social. Tout est fait, dans les mailles des réparties et des questions posées impudemment aux jeunes femmes, pour étouffer le commencement de l'idée d'un non-désir d'enfant. Les analysantes elle-mêmes, bien qu'elles y reviennent à longueur de séance à tel point qu'on pourrait penser que le désir d'enfant est bien là, mais refoulé, déploient un arsenal d'explications scientifiques, professionnelles, affectives, conjugales, sociales, économiques pour apporter des arguments qui établissent que non ! il vaut mieux ne pas en avoir, ou ne pas avoir un second. Cette insistance des analysantes et cette résistance des bonnes âmes dans le champ social font entendre qu'il se pourrait qu'il y ait un non-désir d'enfant qui doit pouvoir être énoncé, même entre les lignes, qu'il puisse être entendu, au moins par l'analyste. C'est ici que la figure de Lillith se dessine comme la meurtrière d'enfant, la mangeuse d'enfant, rebelle et indépendante, n'acceptant pas la soumission à laquelle l'homme la contraint. Sous la poussée biologique du besoin de procréer se dessinnent ces puissances chtoniennes, très humaines, dont on trouve des traces dans les méandres des séances d'analyse. Le fait que les fausses couches de la mère soient évoquées, ou une hypothétique grossesse gémellaire dont un embryon aurait dû être éliminé au bénéfice du second (ce qui arrive évidemment) vient renforcer le fantasme du « meurtre de la mère

». Non pas dans le sens où Lina Balestriere l'entend, tuer la mère comme on tue le père, mais comme *Mère tuant l'enfant*, du moins *le tuant par son non-désir*, tuant l'enfantement ou l'enfant en elle, ce qui est socialement et psychologiquement inadmissible. Les ruptures avec la nature humaine restent toujours insupportables, alors que cette éventualité fait partie de notre destin de culture et de fantasme. La Mère comme ne donnant pas accès à la vie est l'exact contrepoint de la figure idéalisée de la Mère comme source de la vie. C'est difficilement pensable.

Dans le déroulé des associations des psychanalysantes il s'agit bien de meurtre, de vie ou de mort : si elle ne m'a pas désirée, ai-je droit à la vie ? Le non-désir du père, aussi fréquent chez les hommes que chez les femmes, n'a pas le même impact ni les mêmes conséquences fantasmatiques. La plainte concerne non pas un danger de vie ou de mort, mais un défaut de reconnaissance sociale, d'admission dans l'espace symbolique partagé. Chez la fille cela résonne comme une non-reconnaissance de sa féminité. Quant au non-désir d'enfant chez l'homme il est très fréquent, et évoqué en analyse, parfois très douloureusement, mais il me paraît plus oedipien, moins chtonien.

Dans la foulée de ces évocations cliniques il faut aussi mentionner un autre aspect : les souffrances concernant la stérilité des hommes ou des femmes. Ça ne produit pas le même effet. Dans le décours des analyses, pour les femmes on entend bien la frustration et la volonté enragées d'essayer de dépasser le problème au prix d'efforts et de souffrances importants. Mais ce qu'on peut entendre aussi c'est la peur d'être assimilée à celles qui n'en veulent pas. Les dénégations cachent mal cette peur, comme si le pire serait justement d'être celle qui n'en veut pas.

Du côté des hommes le désir d'enfant, et son envers le non-désir d'enfant, se manifeste aussi dans les échanges conjugaux comme dans l'inconscient. La revendication de mariage et d'enfant des homosexuels en atteste. Dans les analyses j'ai entendu des refus catégoriques d'enfant, au point de se sentir menacé d'une décompensation si par « hasard » la compagne se trouvait enceinte. On assiste aussi à des hésitations infinies qui font résistance à l'insistance de la compagne frustrée par ces tergiversations, au point que certaines femmes leur ont fait un enfant dans le dos. Le fait accompli. L'annonce et l'arrivée d'un enfant semblent constituer une menace pour certains hommes. Mais la clinique ne m'en dit pas plus pour l'instant.

Mythologiquement ce qui est arrivé à Dionysos est très éclairant pour reconnaître un désir masculin d'enfantement. Héra, jalouse de la mère mortelle de Dionysos, peut-être Sémèlè, arrache le fœtus du ventre de la mère enceinte et le précipite du haut des cieux pour le détruire. Zeus, qui voulait le garder, se précipite à son tour pour le récupérer avant sa chute, s'ouvre la cuisse avec son couteau et y loge le fœtus afin qu'il y poursuive sa gestation. C'est ainsi que Dionysos est né deux fois, dont une de la cuisse de Jupiter.

Ce rapport de l'homme à la maternité peut se glisser jusqu'à s'y confondre dans le rapport de l'homme aux femmes et à la mère.

Une autre approche, plus littéraire, vient compléter le tableau d'une anthropologie de la mère et des effets de menace sur certains hommes fragiles. C'est ce qui a été découvert chez Léon Degrelle et ses amis rexistes. Deux filles de ces rexistes ont pu témoigner dans leur psychanalyse de la justesse des travaux de Jonathan Littell dans son livre sur le rexisme.

2.3 Le sec et l'humide

Dans « *Le sec et l'humide - Une brève incursion en territoire fasciste* », Jonathan Littell évoque ce monde de l'humide, lieu de tous les dangers, on pourrait dire de toutes les tentations. C'est le lieu honni, craint, des personnalités fascistes, dont le Belge Léon Degrelle. Jonathan Littell a été frappé par l'analyse qu'a produite Klaus Theweleit, psychanalyste allemand, dans ses livres « Männerphantasien », dans lesquelles il voyait ligne après ligne la description de Léon Degrelle, que Theweleit ne connaissait pas. Je suis moi-même frappé, à partir de la clinique de femmes dont le père a été rexiste, de voir à quel point chez ces personnages la haine de la femme et de la mère était centrale.

Le fasciste, dit Littell, n'a jamais achevé sa séparation d'avec la mère. Il préfère le sec, le dur, qui lui donne une allure de moi, du solide, pas du mou. Dans la clinique on entend les filles de ces fascistes dire combien elles ont trouvé leur père faible, faux-fort, fantoche, sans colonne vertébrale, veule, pervers. Elles disent, mais combien d'années après, combien il était à l'opposé de ce qu'il prétendait être en se laissant inspirer par Léon Degrelle, Hitler ou Mussolini. On sent ces hommes menacés de l'intérieur par le féminin et le maternel ; on entend la répulsion de tout ce qui coule. Comme on ne peut pas l'anéantir, elle sera scindée en deux figures : l'Infirmière (ou la Chatelaine) blanche, vierge évidemment, qui généralement meurt ou se pétrifie ; et l'Infirmière (ou la Prostituée) rouge, qu'il faudra tuer, écraser cruellement, anéantir. Cette sauvagerie, c'est la seule façon de maintenir une forme de Moi viril. En accentuant l'opposition sec-humide, mâle-femelle, rigide-informe, raide-flasque, dressé-couché, doux-visqueux, le fasciste maintien un Moi-carapace. Dans sa postface du livre de Littell, Theleweit insiste sur la peur panique de la dissolution des limites corporelles, face au danger de la fange, de la boue, du marécage, du visqueux, de la bouillie, mots par lesquels sont désignés les ennemis, communistes ou autres, mais qui renvoient à l'univers maternel-féminin que le fasciste a en horreur. Le mâle soldat doit s'ériger pour sauver l'humanité du gluant féminin-maternel.

Ce n'est pas tout le maternel qui est ainsi honni, il faut bien venir de quelque part, mais c'est le féminin dans le maternel. C'est pourquoi le maternel des origines ne peut pas être féminin. Il est vierge, idéalisé, désexualisé, glorifié, sanctifié. Comme on ne peut pas tuer la mère, le seul moyen d'échapper à sa toute-puissance au cœur même du foyer, c'est d'en sortir et de s'attaquer aux femmes.

Helmut Newton, photographe australien d'origine allemande, connu pour ses photographies de mode et de nus féminins ne prend-il pas le contrepied de cette figure de terre mère-humide ? Les femmes qu'il photographie deviennent des femmes puissantes, rebelles, défiant l'ordre établi, conquérantes. N'est-ce pas aussi la mère patrie ? Par exemple cette photographie intitulée « Buste aux liens », Ramatuelle, 1980, femme puissante, seins nus, gantée de cuir noir, ficelée par des liens élastiques, un coude et poing levé, l'autre main appuyée sur la hanche.

Mais le matricide est un tabou solide. Jocaste est morte, mais Œdipe n'y est pour rien, dit Michèle Gastambide dans « *Le meurtre de la Mère - Traversée du tabou matricide* »[92] Sophocle nous laisse la responsabilité *d'avoir failli* penser au meurtre. Le spectateur y était préparé : d'entrée de jeu Œdipe est affronté à l'image féline-féminine et phallique de la mère Sphinge. Il va en triompher. Mais n'est-ce pas Jocaste, la mère, possédée par Lilith, qui a remis Œdipe, enfant, au serviteur, pour qu'il le tue ? On n'en saura rien puisqu'elle meurt avant la résolution de l'énigme. Ne peut-on envisager l'œuvre même de Sade comme une tentative de venir à bout de la puissance maternelle ? continue Michèle Gastambide.

On comprend pourquoi Anne Dufourmantelle associe la sauvagerie maternelle à la mélancolie. Dans les vignettes cliniques que j'ai évoquées, cette femme d'origine portugaise, cette jeune femme qui ne parle que de sa mère, et ce musicien en perte d'élan vital ont quelque rapport avec la mélancolie. On voit que les formules « en finir avec la mère » et « en finir avec la vie » ont quelque résonance, quelque accointance.

En analyse et en psychodrame pour que le « *dispositif soit opérant* » et puisse permettre de plonger dans ces racines maternelles il faut certaines conditions. En analyse, plus que jamais la disposition du psychanalyste est requise pour que le psychanalysant puisse s'appuyer sur cette résonance et aller plus loin. En psychodrame individuel le patient s'appuie sur le dispositif du meneur de jeu et des acteurs thérapeutes. Cela arrive que ce dispositif suscite dans un premier temps une angoisse face au nombre de thérapeutes, mais rapidement la toute-puissance change de côté quand le patient peut disposer des acteurs qui, finalement, l'interprètent lui-même. Les acteurs deviennent souvent, à partir du lien créé dans les jeux, des complices, des parties de moi. Comme si dans cet espace fictif un lien se

---

[92] Desclée-de Brouwer, 2002.

crée entre la vie intérieure et la vie extérieure. Il peut arriver aussi que les acteurs soient clairement différenciés selon des rôles : un tel toujours le père, une telle toujours la sympathique, une autre la méchante, un autre le sévère… Tout se passe comme si les vibrations de la demande du patient s'étaient réparties (transférées) sur les acteurs qui deviennent, eux, capables de les contenir et de les soutenir dans un rôle sur la scène. Transfert contactuel dirait Lina Balestriere.[93]

Dionysos fœtus a été arraché au ventre d'une femme, pour naître d'un homme. Il n'est pas comme tous les autres, soumis, assujetti à la puissance et à la violence maternelle. Il a vu le monde « désajointé », le Réel innommable, non ordonné par le logos. Il connaît l'envers du monde humain, le chaos honni par le fasciste. Son mythe, sa religion, ses rites tentent de voiler /dévoiler aux humains ce que le rire, l'ivresse, la danse, la musique nous permettent d'approcher.

2.4 Mère œdipienne et mère des origines

Pour la psychanalyse, pour la première clinique des névroses, la mère est d'abord la mère œdipienne. Dans le mythe tragique c'est d'abord Jocaste, mère d'Œdipe, femme de Laïos. Elle sera donc aussi épouse d'Œdipe, son fils, duquel elle aura quatre enfants : deux garçons (Étéocle et Polynice) et deux filles (Antigone et Ismène). Elle se pend lorsqu'elle apprend la vérité des liens l'unissant à Œdipe. Michèle Gastambide suggère, avec quelques hellénistes, qu'Œdipe avait l'intention de la tuer. Elle a devancé son geste et suspendu son épée.

Le mythe tragique nous confronte à ce fondement humain en le suggérant par sa transgression mise en scène : *la sexualité nous vient précocement dans le milieu intime où elle sera proscrite.*

« Tu quitteras ton père et ta mère »

C'est bien ce qu'a fait Œdipe, malgré lui, mais c'est bien malgré lui qu'il les a retrouvés sur le chemin de son destin. Alors que c'est par la mère que nous naissons à la sensorialité désirante, nous devrons sortir du milieu familial pour exercer notre sexualité d'adulte. La mère œdipienne c'est celle à laquelle il faut renoncer comme objet de désir. Mais la mère œdipienne c'est aussi celle qui doit laisser partir son fils, d'abord vers l'identification au père et puis vers d'autres femmes de sa génération. C'est celle qui doit

93 Balestriere, 2008.

laisser une place à sa fille sans exiger d'être exactement comme elle, et en renonçant à la rivalité. Pour accomplir ce travail, le jeu des identifications fait son œuvre : devenir homme, devenir femme c'est un travail. Encore faut-il que la mère œdipienne y consente, chasse le fils vers le père et propose à la fille des idéaux à son image. Il faudra, pour achever le travail, que l'adolescent prenne le risque de sa génération, où tout est à (re)faire.

Le lien, l'attachement, l'arrachement

Depuis Mélanie Klein et les psychanalystes hongrois, depuis qu'on se penche sur d'autres cliniques que celle de la névrose, depuis que la psychose et les dépendances sont mobilisables par les psychothérapies, depuis que le lien social se modifie, d'autres figures de la mère sont apparues en rapport avec le lien, l'attachement, l'arrachement, les états limites, les dépressions et les toxicomanies. Et du même coup le lien premier à la mère devient le paradigme d'un problème fondamental : comment supporter la « *désaide* », la « détresse originelle », la « *Hilflosigkeit* » ? On pourrait dire aussi, comment supporter l'état d'impuissance originelle, sans aide de la mère ? Comment se passer de l'aide de la mère ? On trouve cette question dans toutes les pathologies évoquées. La question du manque apparaît, peut-être parce que nous sommes dans une société qui provoque cette apparition, qui l'entretient, comme l'a suggéré Didier Robin, dans son livre « *Violence de l'insécurité* ». Serge Lesourd ne dit pas autre chose dans son livre « *Comment taire le sujet- Des discours aux parlottes libérales* »[94], en parlant d'une « société du maternel ». On y suggère que le sujet contemporain, à la recherche effrénée d'une jouissance sans bornes, reste pantois devant la toute-puissance d'une Mère non castrée, et nous demande à nous, psychanalystes, de tenter une séparation d'avec cet univers archaïque.

Donc maternel, fantasmes des origines, retour au sein maternel, traumatisme de la naissance, séparation, détachement, illusion du paradis perdu, peur de manquer, sont dorénavant déclinés par les psychanalystes, et à leur suite, les autres thérapeutes. Sans doute déjà Otto Rank et Sandor Ferenczi avaient pressenti ces questions cliniques et théoriques. Dans une psychologie plus centrée sur la famille et ses personnages, ses rôles, dans un climat où les enjeux de la féminité évoluaient, il était facile de culpabiliser les mères et de questionner la qualité du lien qu'elles établissaient avec leurs enfants. Insister sur le rôle de la mère dans le développement de l'enfant, c'était en même temps insister pour lui freiner l'accès à des rôles sociaux et professionnels.

---

94 érès 2010.

De façon beaucoup moins personnalisée, n'accentuant pas le personnage Mère, ni les évènements réels de la naissance ou de l'enfance, ceux qui y travaillent avec Szondi et Schotte, soulignent cette question du Contact, de l'accrochage, de l'ambiance, du décrochage, du plaisir, du lâcher prise, structuralement avant que ne se pose la question d'être capté par un objet de désir, la mère en l'occurrence. Donc, *la mère* ici comme origine, comme sein, comme giron, comme milieu ambiant, suffisamment bonne et suffisamment libre. La perspective que nous propose Schotte c'est de passer d'une problématique génétique à une perspective structurale : il ne s'agit plus seulement des avatars de nos démêlés avec notre mère réelle, à la fois comme source du plaisir qui nous accroche à la vie, et comme premier objet d'amour, mais de prendre la mesure que ce sont des questions incontournables du psychisme humain : comment supporter la disparition du plaisir, comment y revenir, comment se laisser prendre dans une ambiance, comment s'en déprendre, comment, actif et passif à la fois, s'installer dans des rythmes structurants qui impliquent un « aller et venir », une fusion et une séparation ?

Les déprimés et les psychopathes nous instruisent que ce n'est pas si facile. On s'aperçoit rapidement en clinique qu'on n'en a jamais fini avec ça. La mère est ici associée à la question des origines de la vie, aux commencements de la vie. La mère est associée aux commencements du psychisme même. Winnicott, Aulagnier, Bion et Dolto ont été encore plus loin : l'inconscient infantile est solidaire de l'inconscient maternel, ne fut-ce que parce que le 1er idéal du Moi c'est la Mère, c'est l'objet secourable, et donc une mère concrète va imprimer chez son bébé, dans le fantasme, certains traits de « *secourabilité* » qui lui sont propres. Il en sera sans doute de même pour la « *désirabilité* ». Il y a *de la mère* dans les objets internes qui font dorénavant partie du psychisme. Dans ce sens-là, la mère est-ce la trace de cet espoir insensé qui maintient l'humain debout et le meut en avant, espoir des retrouvailles avec l'objet à jamais perdu de la satisfaction hallucinatoire ?

La mère comme *trace*, pas comme image unifiée, pas comme imago. Comme dans toute chose humaine, les commencements, on y revient toujours. En effet, comment en finir avec la détresse primordiale ? Ça n'arrête pas de finir en quelque sorte ; ça commence par le jeu de la bobine où il s'agit de symboliser quelque chose de l'absence-présence, puis ce sera s'approcher et s'éloigner de l'objet aimé, puis ce sera d'être pris dans un collectif et de s'en distinguer, puis ce sera de se mettre soi-même en histoire et d'en sortir : on n'en finit plus de décliner le manque, la perte, l'exclusion, la différenciation.

Peut-on tuer la mère ?

Pourquoi poser cette question ? Parce que Freud nous a montré que pour en finir avec la tyrannie et la violence, les hommes ont dû tuer le tyran et le transformer en père. On ne retiendra le plus souvent que la formule abrégée, dans le destin de chaque être humain : il faut pouvoir tuer le père pour avancer vers un accomplissement individuel et collectif. « Tuer le père », symboliquement bien entendu. En finir avec le tyran, fonder une communauté des humains, une solidarité, une éthique, une justice... On n'en finit pas, même si, individuellement, le terme d'une analyse devrait être d'accomplir ce passage de l'infantile au subjectif, un sujet qui assume sa limite.

On a parfois l'impression chez certains artistes comme Romain Gary ou Arthur Rimbault, qu'ils n'ont pas pu faire ce travail d'explication avec les figures paternelles, et que cela les a accrochés aux figures maternelles. Le destin tragique du peintre Nicolas de Staël, le prince foudroyé, semble pouvoir se lire dans cette perspective d'une impossibilité de « sortir du maternel », d'opérer une séparation.[95] Sa production frénétique, effrénée, dans une vie de météore, exilé de Saint-Pétersbourg en Pologne, puis à Bruxelles et dans un collège du Brabant, et enfin à Nice, ne pouvait plus soutenir cette quête insatiable de jouissance.

Lina Balestriere avait ouvert cette question : n'a-t-on pas un peu vite fermé la question de la différence entre le paternel et le maternel par une caricature : le père, symboliquement, on peut le tuer ; la mère, c'est impossible, *elle nous colle à la peau*. N'était-ce pas un tour de passe passe supplémentaire pour enfermer les femmes du côté de la nature et hors du symbolique, pour clarifier le champ de leurs différences, comme à l'église : les hommes d'un côté, les femmes de l'autre. C'est plus simple comme cela. Balestriere conteste ce cloisonnement ; elle tentera de faire émerger les modes spécifiques de symbolisations maternelles, notamment dans son texte « *Un impossible meurtre* ? ». En d'autres termes, on peut faire le deuil d'une mère, s'en séparer, transformer les traces, faire la part des choses, reprendre ses billes...Elle convie, dans la clinique, les traces de haine dans les rapports entre mère et fils, alors que les allégories classiques des mères juives, des mères italiennes, tentent d'imposer le contraire. Il n'y a donc pas que la fille à détester sa mère, il n'y a donc pas que les enfants à nourrir de la haine à l'égard des mères, les mères aussi cachent en leur sein la haine du fils et de

[95] L. Greilsamer, « Le prince foudroyé : la vie de Nicolas de Staël », Fayard, 2009.

la fille. Seule la clinique écoutante peut la débusquer et l'intégrer dans le procès thérapeutique.

CHAPITRE 5 – TRANSMETTRE - LA PSYCHOTHÉRAPIE COMME ESPACE SOCIAL DE TRANSMISSION

πάθει μάθος

Antistrophe 1: vv.168-175

Celui qui était grand auparavant, tout bouillonnant d'audace belliqueuse, ne sera plus pris en compte, lui qui appartient au passé. Celui qui fut ensuite, s'en vint trouver trois fois son vainqueur. Mais celui qui entonne avec zèle un chant de victoire en l'honneur de Zeus obtiendra la sagesse en tout;

Strophe 2: vv.176-183

lui qui a tracé la voie de la sagesse aux mortels en donnant force exécutoire à la loi "par l'épreuve, la connaissance". *La peine qui se souvient pénètre goutte à goutte dans le sommeil devant le coeur et la sagesse échoit à des gens qui n'en veulent pas. C'est là une faveur violente des divinités assises sur leur banc vénérable.*[96]

Stefan Hassen Chedri propose cette traduction du passage clé :

> *« Zeus — qui enseigna aux mortels la faculté de penser et de sentir — a établi (la loi) que la "science", la connaissance (máthos) tient bon (est fixé, a force de loi) par ce que l'on éprouve (tô páthei). »*

Il insiste sur les mots : mathos /pathos. Il continue son commentaire :

> *« L'être humain est un être pathique. Il est pathique au sens où il n'est pas une donnée naturelle et qu'il advient « conflictuellement ». Il est pathique parce que susceptible d'altération, de changement, de trans-formation : être patho-logique. Il est pathique au sens où il éprouve, est éprouvé dans le champ vital de la sensation (αἴσθησις). La sensation est l'épreuve de l'existant. Elle l'affecte en*

[96] « Agamemnon », Eschyle, 3ème partie.

« l'affectant », le destine en le disposant. La constitution pathique de l'existant témoigne donc de l'importance de la sensation. »[97]

« Au moment pathique s'applique intégralement la parole d'Eschyle "πάθει μάθος" l'épreuve enseigne. Non par raisons, mais par sens. Parce qu'en elle, 'la présence est amenée devant son être' et l'être assumé en elle. »[98]

Profitant des enseignements de Maldiney à Gand, dans les années 60, et dans la foulée de la pensée de Ludwig Binswanger, Schotte a introduit dans sa pensée et son enseignement à Louvain l'idée du *pathique*, dont plusieurs phénoménologues commençaient à faire le développement. Cette façon de repenser la psychanalyse freudienne, à partir du principe du cristal brisé de Freud, et de la prolonger dans une reprise de la pensée de Szondi, a débouché dans les années 70 sur un groupe de recherche et de publication appelé ***πάθει μάθος*** *pathei mathos*. Le savoir sur soi-même par l'épreuve, la connaissance dans l'éprouvé. Ce qui deviendra : le *pathiqu*e enseigne. Nous sommes instruits par la souffrance. Ce sera décliné dans le sens szondien : le « *psycho-pathologiste* » voit dans les malaises et les souffrances ce qui est inhérent à l'existence humaine. Et c'est à ce fond universellement humain qu'il faut rester attentif, en deçà de toute classification nosographique. Revenons, à partir de la souffrance, donc de la demande qui nous est faite, aux catégories d'existence, et voyons comment, dans la rencontre clinique, le demandeur va en décliner ses différentes facettes, enseignait Schotte.

1. Déclin de la fonction paternelle ?

A la suite de Durkheim, Lacan, dans son article princeps sur les *Complexes Familiaux*, s'était alarmé du déclin de la fonction paternelle, dont on pensait qu'elle devait être le pivot de la transmission. Zafiropoulos (2003 et 2001) a montré qu'avec Lévi-Strauss, Lacan revient sur sa conception durkheimienne et explore le champ de la symbolique sociale en même temps que celle du langage avec Ferdinand de Saussure.

Ce déclin a, depuis belle lurette, fait les titres des analyses, souvent alarmistes et pessimistes, concernant la perte des points de repère, les nouvelles pathologies, la démission des éduquants et des enseignants, la dérive d'un monde sans limite, les errements d'un homme sans gravité, les désordres de la famille, l'infamille, la fin de l'autorité et la dérive sociale vers une perversion ordinaire. On peut reconnaître dans cette énumération

[97] http://lta.frdm.fr/2006-02-07-Psychopathologie-et-pathei-mathos-elements-par-Stefan-Hassen-Chedri-Et-notes-sur-la-psykhe-psyche,075#outil_sommaire_0.
[98] Maldiney, *Regard, Parole, Espace*, p. 71.

une série de titres des dernières années, ouvrages dans lesquels les auteurs s'alarment, et tentent de nous alarmer, des catastrophes prévisibles qui nous attendent, prenant ainsi le relais des cris d'orfraie des écologistes de tout poil concernant la fin prochaine de la planète terre.

Ce qui est interrogé dans la foulée, mais implicitement, ce sont les modes actuels de transmission, au moment où la démocratie est devenue une exigence d'espace de liberté, de singularité, d'égalité, de droit à la différence. Michel Tort, dans son livre « *Fin du dogme paternel* » (2005), avait pour sa part analysé cette évolution sociale comme la *fin prochaine de la domination masculine* et l'apparition de *nouveaux arrangements des rapports de parentalité*. Fin d'un monde et non pas fin du monde disait Dartiguenave et Garnier à Rennes. Par ailleurs Alain Renaut (2004) avait proposé une analyse intéressante ; il faut greffer, disait-il, ces phénomènes actuels qui nous inquiètent sur l'avènement et le maintien difficile de la démocratie. Un ouvrage de Guy Hermet, « *L'hiver de la démocratie ou le nouveau régime* » (Armand Colin, 2007) annonce à son tour la limite de notre démocratie, au bénéfice d'un populisme assorti d'une gouvernance peu démocratique.

Comment transmettre alors que les figures d'autorité ont pâli ? Comment transmettre, alors que notre enfant est devenu la dernière amarre à laquelle on s'accroche après avoir largué toutes les autres ? Pour transmettre ne faut-il pas aussi pouvoir larguer l'enfant, devenu un objet érotique, prolongement de notre narcissisme blessé ? Est-ce que transmettre n'implique pas un travail du (dans le) narcissisme ? Est-ce que transmettre n'implique pas une rupture et l'assomption d'une perte, un vide chez celui qui transmet corrélatif d'un vide chez celui qui reçoit ?

Que transmettre quand les technologies progressent à un point tel qu'on peut être rapidement dépassé ? Comment articuler le passé, le présent et l'avenir, alors qu'une économie de l'objet nous fixe à l'immédiateté ? Comment enter le singulier sur le collectif et le collectif sur le singulier, alors que la crainte de l'étrangeté de l'autre nous confine dans un individualisme casanier ? Ce qui a fait dire à Luc Ferry : « *Familles je vous aime* » ! ».

2. Évolution et fonction des psychothérapies

Depuis l'avènement de la psychanalyse on a assisté, en soixante ans, à un développement exponentiel des psychothérapies en Occident. A un point tel qu'une boutade laissait entendre que la moitié des Américains étaient en psychothérapie chez l'autre moitié ! D'un certain point de vue, c'est sans doute heureux : des conflits névrotiques handicapent la vie individuelle et la vie sociale ; ils ont pu se dénouer moins dramatiquement qu'avec un cortège de symptômes qui résistent aux anxiolytiques et aux antidépresseurs. Et d'autres personnes en souffrance ont pu profiter des bienfaits de la psychanalyse en évolution. Mais d'un autre point de vue, on peut se poser la question que Lacan avait ouverte : quel type de fonctionnement social a requis et permis l'apparition des symptômes névrotiques et des psychothérapies ? Au-delà des avancées de la nosographie psychiatrique et son renouvellement dans la psychanalyse avec la mise à jour des structures pathiques, admettons que la névrose par exemple, mais pourquoi pas la psychose, la perversion et les dépendances ? est aussi liée à un certain type de fonctionnement social, à un certain type de lien social dans un espace économico-politique donné. Qu'est-ce que le fonctionnement social ne peut plus prendre en charge du destin humain, à la fois individuel et collectif, qui requiert une prise en charge individualisée dans l'obscur cabinet d'un psychanalyste ?

A y regarder de plus près, et de plus loin, ce mouvement d'individualisation dramatique du destin s'est mis en place dès le VIème siècle avant Jésus-Christ, un peu avant la mise en forme tragique du théâtre grec. J'ai montré ailleurs qu'on peut considérer l'apparition des mystères d'Eleusis comme les prémices des psychothérapies modernes, quand chacun se voit confronté aux exigences de devoir symboliser les mystères de la vie et de la mort, du sexe et de la reproduction, du désir, de la rivalité meurtrière et de la frustration, de la séparation entre les dieux immortels et les hommes, toujours désignés comme « mortels » dans la tragédie grecque (Robinson, 1998).

En fait, on peut considérer avec les historiens qu'un mouvement lent et irrésistible s'est produit vers une intériorisation du conflit (qu'on dira plus tard pulsionnel), à partir de son expression dans la mythologie religieuse et en passant par une forme intermédiaire, le théâtre grec. C'est là en effet que les conflits pulsionnels accèdent à la scène publique, mais aussi à une participation empathique identificatoire. Il y s'agit déjà de la subjectivité naissante de chaque citoyen. L'helléniste Jean-Pierre Vernant a montré cette parturition du sujet à l'occidental. (1989 et Michels, A., 1992)

L'introjection

Au XIXème siècle ces conflits éthiques ont été presque complètement intériorisés, on pourrait dire « introjectés » pour reprendre un concept de Ferenczi, au moins dans la bourgeoisie européenne et occidentale. *L'espace psychique s'est donné un théâtre privé.* Le sujet est dorénavant requis pour assumer son histoire et plus seulement l'histoire collective. On a assisté à une appropriation subjective du conflit moral, qui progressivement a quitté l'espace social pour s'individualiser. Dans l'espace social ne subsistera, provisoirement du moins, que la lutte des classes, des langues et des nations. De la même façon que les religions collectives s'étaient individualisées dans les mystères d'Eleusis, entreprise essentiellement personnelle et individuelle que chaque « croyant » doit effectuer une fois dans sa vie pour envisager une vie heureuse après la mort, ne peut-on pas considérer que la subjectivité moderne, qui appelle l'apparition des psychothérapies, est l'accentuation d'une introjection ? L'introjection est considérée par les szondiens comme une des possibilités de fonctionnement de la question du sujet à la fois singulier et collectif (Robinson, 2003).

Quand Ferenczi introduit le concept d'introjection en 1909 dans « Transfert et introjection » c'est en opposition au concept de projection par lequel le paranoïaque, dit-il, n'arrivant pas à retirer totalement son intérêt au monde extérieur, se contente de rejeter cet intérêt hors du moi.[99] Dans la névrose, poursuit-il, nous observons un processus diamétralement opposé : le névrosé cherche à inclure dans sa sphère d'intérêt une part aussi grande que possible du monde extérieur, pour faire l'objet de fantasmes conscients et inconscients. Mais chez Ferenczi le concept reste flou, avant que Mélanie Klein ne s'en saisisse plus tard. Freud reprendra le concept frenczien en 1915 dans « Pulsions et destin des pulsions » : le moi-plaisir purifié se constitue par une introjection de tout ce qui est source de plaisir et par une projection au-dehors de tout ce qui est occasion de déplaisir. Le premier moment structural de l'introjection freudienne sera l'incorporation orale. Alors que l'introjection concerne l'appareil psychique ou une instance, l'incorporation renvoit au corps qui délimite un intérieur et un extérieur. Gagnepain et Quentel s'appuieront sur ce terme d'incorporation dans l'émergence d'un sujet au monde environnant. C'est d'ailleurs aussi dans ce sens qu'était allé Winnicott, introduisant l'idée d'un espace intermédiaire dans lequel se maintient ce qui est incompatible : des objets internes et des objets externes. C'est ce maintien qui crée du lien et de la créativité pour Winnicott. Abraham et Mélanie Klein lui avaient ouvert la voie.

L'introjection est donc devenue un processus primaire organisateur de la psyché, au fondement même de l'amour et du transfert.

Chez Szondi, qui rappelons-le est hongrois et est en contact avec l'école hongroise de psychanalyse, l'introjection est une des quatre modalités dynamiques du Moi (vecteur Sch). Elle est désignée par la réaction k+. Dans la théorie des circuits de Schotte l'introjection est la deuxième position, après p- (la projection, la participation), et avant k- (le refoulement ou négation) et p+ (l'inflation). « *Szondi nous invite à une patho-analyse, soit à la découverte de la structure fonctionnelle de l'être-homme ordinaire à partir de ces modalités d'être pathologiques…* »[100] Jean Mélon propose d'aborder la question du Moi et du circuit Sch à partir de ses origines

[99] Sandor Ferenczi, « Œuvres complètes – tome 1 : 1908-1912 », Payot, p. 100.
[100] Jean Mélon, « Dialectique des pulsions », 1990.

langagières, comme le recommandait Ortigues. Si, comme la langue française nous y invite on distingue le Moi du Je, et si nous tenons compte du fait que la première personne grammaticale, le pronom *je,* est celle qui parle, la deuxième personne est, comme je l'ai introduit au premier chapitre, est celle à qui on parle, le *tu* ; la troisème, le *il* est celle dont on parle. En rapprochant les catégories pronominales et le circuit du Moi des positions pulsionnelles on obtient ceci :

- première personne : p+
- deuxième personne : k-
- troisième personne : k+
- pronom indéfini : p-

Dans la dynamique introjective, constitutive d'un Moi qui se délimite, il y a une *Bejahung*, une affirmation auto-constituante, qui sera dialectiquement contredite par la *Verneinung*, la négation, le refoulement. On peut « lire » cette affirmation par la phrase : « je suis cela », et la négation par : « je ne suis pas cela ».

Dans l'introjection le sujet crée un espace intérieur, à partir duquel il (se) définit, dit oui (à lui-même), assimile des contenus psychiques. Notons que le Moi en formation introduit à l'intérieur des corps étrangers, des objets externes, dont l'incorporation est le modèle structural premier et l'identification un avatar ultérieur. Dans cet espace psychique primitif ces objets étrangers viennent côtoyer des traces sensorielles anciennes. Comment les assimiler tant l'étrangeté peut être fascinante et dérangeante ?

Cette fonction du Moi sera d'emblée problématisée par la position inverse : le refoulement, dire non à soi-même, refuser de s'assimiler à des contenus psychiques. Ces deux dimensions, affirmation et négation, *Bejahung* et *Verneinung*, sont les conditions du sujet moderne et de la psychanalyse. Dans le même mouvement où le psychisme s'autoconstitue par introjection (dire oui à une réalité intérieure), il se scinde lui-même par refoulement (dire non à cette réalité, la nier, la cacher) au bénéfice d'une illusoire adaptation sociale. Les psychothérapies aidant, la transmission s'est déplacée du côté de la subjectivité.

Tout se passe comme si on « devait » devenir soi-même, au prix d'un conflit interne, parfois insoutenable. Les angoisses névrotiques (sans objet justifié dira-t-on), les phobies, les compulsions irrépressibles et irrationnelles, les « crises » à vocation théâtrale, les symptômes physiques que la médecine scientifique ne comprend pas et relègue aux affections « nerveuses », soit la litanie des symptômes dont s'occuperont les psychanalystes, deviennent les témoins de cette intériorisation du conflit.

Dans le même temps, sans doute, selon la thèse de Durckheim, et Lacan à sa suite, la puissance paternelle s'est modifiée, les repères d'autorité ont été ébranlés, la démocratie a fait son œuvre. Dans un mouvement à peu près synchronisé, l'homme normal du XIXème siècle est aux prises avec un

Surmoi intérieur qui lui procure des tourments, et, dans le champ social, la puissance paternelle décline au bénéfice de plus d'égalité. On peut donc considérer, avec Lévi-Strauss et Zafiropoulos, entre autres, que les psychothérapies, alias la psychanalyse, venaient pallier un défaut de transmission sociale concernant le procès de subjectivité.

Il est vrai que la psychanalyse a mis en place une éthique du procès subjectif, du lien social et de la transmission, qui se différencie des éthiques dominantes actuelles, notamment celle qui semble orienter une économie de l'objet, et à sa suite certaines formes du lien social, éthique du rapport social inspiré des lois marchandes de l'offre et de la demande. Ce n'est sans doute pas par hasard si depuis quelques années, du moins en France, les métiers de l'humain, classiquement ceux qui veulent prendre en charge l'homme tel qu'il est sans en oublier l'essentiel (Dartiguenave et Garnier, 2003), ne cessent de s'appuyer sur l'éthique de la psychanalyse, version lacanienne. Même si l'éthique de la psychanalyse n'a pas à se proposer comme éthique sociale (Vergote, 1997), les avancées intellectuelles produites par les psychanalystes ne sont pas sans effet sur l'évolution de la pensée et des mœurs.

3. Comment se transmet la psychothérapie, version psychanalyse, version psychodrame ?

Pour étayer cette hypothèse (les psychothérapies comme espace social de transmission), prenons l'exemple de la transmission du psychodrame, telle qu'elle s'est mise en place sous l'influence des écoles de psychanalyse. Le psychodrame consiste essentiellement à faire jouer des scènes de la vie quotidienne aux patients en difficultés personnelles. A cette fin, le patient (appelé dans le jeu protagoniste) choisit des acteurs parmi les autres patients du groupe, ou les thérapeutes s'ils sont plusieurs. Les autres acteurs, au service du protagoniste, sont appelés antagonistes. En France, le psychodrame s'est développé sous la houlette des psychanalystes (Mireille Monod, Anne Ancelin, Serge Lebovici, Didier Anzieu...), qui y ont vu une cure psychanalytique particulière, plus abordable pour les patients qui ne pouvaient s'engager dans une cure classique sur le divan. On en est toujours à tenter d'en comprendre les indications spécifiques. Décrivons d'abord rapidement le processus de formation, avant de l'analyser dans le sens de l'hypothèse.

Pour devenir psychothérapeute utilisant le psychodrame le dispositif didactique implique d'abord qu'il y ait deux prérequis essentiels :

- une formation suffisante aux sciences humaines, au groupe et à la clinique,

- et une expérience personnelle thérapeutique poussée suffisamment loin.

Dans le groupe didactique chaque participant est invité, d'une séance à l'autre, *à jouer* les questions en suspens de son histoire, *et à animer* le jeu d'autres participants. Chaque participant fait autant d'années de didactique que nécessaire : *le trajet est singulier*, selon les dispositions, les antécédents, les résistances, la créativité… Cette particularité de transmission est en rupture avec l'usage académique qui veut que chaque étudiant doive pouvoir se former selon le même protocole : mêmes cours, même durée, … Cette conception de la démocratie implique que le trajet de formation soit identiquement le même pour tous. En formation au psychodrame l'étape suivante implique que le candidat s'engage dans des stages supervisés, dans lesquels il a la responsabilité de son groupe de psychodrame. A partir de sa pratique, il cherchera ensuite à se faire reconnaître par ses pairs dans des séminaires théorico-cliniques, construisant et relativisant un savoir en le partageant. Eventuellement il se soumettra à l'épreuve de la « reconnaissance », qui veut qu'il présente et défende une théorisation de sa pratique dans un mémoire devant un jury de psychodramatistes.

Comment analyser cette transmission ?

L'expérience personnelle, singulière, requise est un impératif nouveau de transmission. On le doit à Jung et à Ferenczi. Chacun doit passer par là. Chaque psychanalyste doit avoir lui-même fait l'expérience de la cure psychanalytique. Dans le groupe didactique le passage constant du rôle de *patient* au rôle de *thérapeute* est spécifique à cette éthique de la transmission. Il n'y a pas de solution de continuité entre ces deux registres de l'être : être en souffrance et être thérapeute. C'est à la fois une révolution dans les processus de formation à visée scientifique et un retour à d'anciens modes de transmission.

- Révolution dans la mesure où, contrairement à la formation des médecins qui n'engagent pas leur subjectivité dans le processus de formation, le futur psychothérapeute doit lui-même être d'abord patient, doit se laisser interpeller par ses failles pathologiques, par la part obscure de lui-même, pour reprendre le titre d'un livre d'Elisabeth Roudinesco (2007). Cela suppose évidemment une autre conception du normal et du pathologique. C'est celle que Freud a inaugurée.
- Retour à d'anciens modes de transmission dans la mesure où la formation des chamans et des guérisseurs traditionnels se faisait selon le même schéma. Cette exigence rapproche les thérapies psychanalytiques et le cursus des formations des psychanalystes des médecines traditionnelles, telles que François Laplantine les décrit :

le soignant est un ancien malade (1992). Chaque futur thérapeute doit avoir été confronté à ce qui est en souffrance, chez lui.

L'expérience didactique de formation au psychodrame implique, dans une version psychanalytique, qu'on analyse l'histoire même de ses déterminismes psychiques et sociaux. L'expérience de transfert implique qu'on traverse des émotions (pour utiliser l'expression d'Aristote concernant le ressort de la tragédie), c'est-à-dire qu'au-delà de la reconstruction remémorante de son histoire, des affects archaïques, parfois intenses, sont actualisés dans la situation de relation avec le thérapeute ou le formateur. Dans l'expérience psychodramatique du jeu, le rapport au savoir et à autrui est modifié par le dispositif : le savoir est déconstruit et l'autre s'absente, puisque chaque acteur ne joue que ce que le protagoniste a lui-même suggéré dans la mise en scène. Mais dans la façon concrète de jouer, l'antagoniste peut faire voir au protagoniste, consciemment ou involontairement puisqu'il s'agit d'*interpréter* un rôle, les faces cachées de sa mise en scène. L'animateur est là pour créer les conditions de la surprise, l'observateur pour faire entendre ce qui est encore inouï. Et enfin, le dispositif de la mise en scène et du jeu, pivot de la transmission, opère un passage d'une demande singulière par un collectif. En effet, la mise en jeu ne commence que quand l'animateur de séance s'est assuré que la scène demandée renvoie d'une façon ou d'une autre à des problématiques que d'autres peuvent partager : l'amour, la mort, le désir, la jalousie, le deuil, la rivalité, la frustration... De telle sorte que la scène est en même temps singulière (une scène concrète de l'histoire du protagoniste) et collective (une problématique que nous rencontrons tous, d'une façon ou d'une autre). Du singulier au collectif et inversement : ce *passage* me paraît être la structure même des transmissions humaines.

Dans son livre " *De la représentation – L'exemple du psychodrame* "[101], au début du chapitre 5 : " *Discours de séance : thème et sujet* ", Serge Gaudé tente de comprendre comment les échanges langagiers entre les participants d'un groupe de psychodrame vont s'articuler de telle sorte qu'ils traduisent le travail d'un sujet à la recherche d'un sens par la parole. Si le psychodramatiste y met du sien, cette recherche peut devenir discours, discours de séance.

À deux conditions, dit Gaudé :

a) qu'il y ait adresse à quelqu'un (ce qui pour les lacaniens renvoie à l'autre, ou à l'Autre, sans lequel nulle transmission n'est possible).

[101] 1998.

b) que le questionnement fasse auditoire (il n'y a pas de transmission sans un collectif, ce qui renvoie en même temps à l'universel de la structure).

Alors, dans ces aléas de discours qui peuvent mener à un jeu, précise Gaudé, et suite aux interventions du psychodramatiste, à la cantonade, le participant comme sujet désirant, individu concret, *se trouvera provisoirement mis entre parenthèses*. C'est cette mise entre parenthèses qui m'intéresse. Quand le sujet est entre parenthèses, qui est-il ? Où est-il ? Comment comprendre ce ressort propre au psychodrame que Gaudé juge indispensable ?

Parler à la cantonade : c'est parler à quelqu'un supposé être dans les coulisses, quelqu'un qui n'est pas là ; c'est parler à un groupe sans s'adresser précisément à quelqu'un. Le sujet est mis entre parenthèses, le sujet est dans les coulisses, notamment comme interlocuteur immédiat. On peut comprendre ici la double écriture que Lacan utilise pour désigner l'altérité qui nous constitue : l'autre (avec un « a » minuscule) comme étant l'autrui concret dont nous ne pouvons nous passer, auquel nous raccrochons parfois, toujours en partie reflet de nous-mêmes ; et l'Autre (avec un « A » majuscule, appelé aussi le grand Autre), qui renvoie à ce qui nous dépasse et nous constitue cependant : le système symbolique qui nous fait parler et qui définit les places que nous occupons dans le champ de l'échange, les puissances imaginaires que nous projetons, les dieux tutélaires et menaçants, les logiques des mythes qui fondent notre « société » particulière…). On voit donc les deux dimensions singulière et universelle de l'autre.

Cette analyse de Gaudé indique à quel point le psychodrame opère un passage du singulier au collectif, ou, mieux, un *passage du singulier par un collectif*. Je pense que c'était à l'origine l'intention même de Moreno, même si les psychanalystes n'ont pas pu le lire comme tel, tant les accents humanistes des écrits de Moreno leur déplaisaient. Mais ce passage énigmatique, Moreno le situait dans la mise en jeu, au moment où le metteur en scène prépare le protagoniste et le groupe à jouer, alors que Gaudé le situe dans la préparation au jeu par le groupe et le psychodramatiste dans l'élaboration d'un thème, avant de se lever pour jouer. Les allers et retours du protagoniste et des acteurs sur les trois scènes en gradin, marquaient bien cette structure de passage, le metteur en scène accompagnant et se mettant hors-jeu, laissant les acteurs se débrouiller. L'absence, le silence du metteur en scène font partie du dispositif morénien. Même si, on l'a vu dans certaines dérives moréniennes, la trop grande présence du metteur en scène pouvait nuire à son efficacité et transformer l'entreprise en suggestion programmée selon les idéaux communs de la bien-pensance humaniste de l'époque.

Du côté du singulier je vise cette dimension du sujet de l'inconscient telle qu'elle s'est mise en place chez Freud progressivement, et que Lacan a développée. C'est en cela que la psychanalyse, dans la cure, fonde une éthique : l'enjeu majeur de la cure c'est de devenir sujet de son désir ; cette question est particulièrement aiguë dans les névroses.

Où est le sujet de l'inconscient dans l'irrationalité des symptômes ? Qui est-il ? En quoi le sujet est-il engagé dans la répétition symptomatique dont il se dit en même temps insatisfait ? En quoi est-il engagé dans une demande de jeu en psychodrame, dans une adresse au groupe ou au psychodramatiste ? Freud nous l'a montré, il y est question du sujet archaïque, tel qu'il s'est mis en place dans l'histoire psychique, elle-même contingente des conditions sociales et familiales. Le sujet s'y révèle déjà un collectif, résultat des apprentissages, des usages, des identifications, dont la dimension cachée reste la plus importante.

Donc, dans le même mouvement, la question du sujet est articulée au collectif familial, au collectif culturel, au collectif social, c'est-à-dire aussi au collectif en tant qu'il est toujours déjà universel pour les êtres de langage que nous sommes. Au collectif en tant qu'il est le lot, le destin, de notre structure commune d'être parlant. L'humain est déjà structuré avant nous. Le collectif c'est ce que tous les humains qui nous précèdent ont produit et déposé dans la langue, dans les usages, dans les rôles, dans les mythes et les imaginaires sociaux.

C'est par une lecture parallèle de deux textes fondateurs, « *Le symbolisme dans le rêve* », de Freud (1965) et le « *Discours de Rome* », de Lacan (1966), que peut apparaître ce rapport du singulier et du collectif au fondement d'une éthique psychanalytique et, c'est mon hypothèse, comme le pivot de toute transmission humaine.

D'abord Lacan :

> « *L'inconscient est cette partie du discours concret en tant que* transindividuel *qui fait défaut à la disposition du sujet pour rétablir la continuité de son discours conscient* », ou encore : « *L'inconscient est ce chapitre de mon histoire qui est marqué par* un blanc *ou occupé par un mensonge : c'est le chapitre censuré. Mais la vérité peut être retrouvée ; le plus souvent déjà* elle est écrite ailleurs » (Lacan, 1966 : 319)

Une phrase de Freud peu connue :

> " *Le symbolisme constitue peut-être le chapitre le plus remarquable de la théorie des rêves, …* (Les symboles) *nous permettent, dans certaines circonstances, d'interpréter un rêve*

> *sans interroger le rêveur* qui d'ailleurs ne saurait rien ajouter au symbole... *Le symbolisme n'est pas une caractéristique propre au rêve...Le rapport symbolique est une comparaison d'un genre tout particulier et* dont les raisons nous échappent. *Les objets qui trouvent dans le rêve une représentation symbolique sont peu nombreux. Le corps humain, dans son ensemble, les parents, les enfants, frères, sœurs, la naissance, la mort, la nudité... Comment pouvons-nous connaître la signification des symboles des rêves, alors que le rêveur lui-même ne nous fournit à leur sujet aucun renseignement ou que des renseignements tout à fait insuffisants ? Je réponds : cette connaissance nous vient de diverses sources, des contes et des mythes, de farces et facéties, du folklore, c'est-à-dire de l'étude des mœurs, usages, proverbes et chants de différents peuples, du langage poétique et du langage commun... Je n'affirme pas que le rêveur sache tout cela, mais j'estime aussi* qu'il n'a pas besoin de le savoir... *Le rêveur a à sa disposition le mode d'expression symbolique qu'il ne connaît ni ne reconnaît à l'état de veille...*Les rapports symboliques n'appartiennent pas en propre au rêveur... *On a l'impression d'être en présence d'un mode d'expression ancien, mais disparu.* » (Freud, 1965 : 168)

Nous voilà confrontés, dans ces « *passages* », non seulement aux obscures questions qui fondent et orientent notre humanité : l'origine de la vie et du désir, la différence des sexes et la différence des générations, la toute-puissance et la mort, mais aussi au fait que « tout cela nous échappe ». Ce qui signifie que, si cela nous échappe, la transmission de l'esprit, comme le dit Alain Didier-Weill (2007), « *interrompt la monotonie de ce qui se répète* ». La transmission implique la coupure, la discontinuité, contrairement à ce qu'on pourrait croire d'abord. Elle engage donc, dans un mouvement paradoxal, à la fois la discontinuité et la continuité. Elle est le contraire d'une répétition monotone.

Quelles sont les figures contemporaines de ces obscurs objets de la transmission, si on la ramène à la dimension symbolique de notre humanité ? Luis Buñuel ne nous a-t-il pas mis sur la voie avec son « *obscur objet du désir* » ? On ne peut avoir que si on renonce. La psychanalyse et les psychothérapies qui s'en inspirent, prennent-elles en charge l'homme oublié dans le travail social, l'homme oublié dans les autres modes de transmission (éducation, enseignement, échange social, espace public et politique, espace commercial de rêve et de consommation, relation au médecin...)?

Les psychothérapies d'inspiration analytique sont-elles au centre d'un espace social de transmission où la mort, la finitude, l'impuissance, l'autre...

sont considérés comme les limites de l'expansion subjective ? La psychanalyse est-elle le seul lieu de transmission où le sujet est invité à affronter, élaborer et dépasser la question de la castration, c'est-à-dire la question de la limite de sa toute-puissance imaginaire et égocentrique, seule voie d'accès à la dimension éthique du collectif et du social ?

4. Transmettre

Enigme de la transmission. On pourrait mettre en exergue trois questions prosaïques pour s'orienter dans la question de la transmission. Elles ont l'allure de l'énigme de la sphinge :

- Pourquoi les vieux s'acharnent-il à vouloir transmettre leurs idéaux aux jeunes ?
- Pourquoi les jeunes n'en ont-ils rien à cirer de ces idéaux ringards ?
- Pourquoi, entre les deux, admet-on devoir *consentir* à honorer une *dette* ?

Jean-Pierre Winter était invité en 2012 au Collège des Bernardins à s'exprimer sur les défis de la transmission. Il a publié, à partir de cette intervention, un ouvrage intitulé « *Transmettre (ou pas)* ».[102] Comme nous étions au travail sur cette question à Liège, nous l'avons invité au CERP[103] avec Luc Dethier de l'Ecole Belge de Psychanalyse. Nous avons croisé nos développements et découvert de nouvelles pistes.

Relevons d'abord avec Winter l'impasse du souhait narcissique de transmission, condensée dans l'énigme : les vieux veulent se prolonger au-delà de la mort et les jeunes n'en ont rien à cirer puisqu'ils veulent se faire eux-mêmes. Le Moi est toujours fragile, et d'autant plus si le corps lâche ; le narcissisme doit constamment être réalimenté. Cette impasse ouvre des conflits familiaux et des déceptions pédagogiques. Quelques illuminés avaient de tout temps deviné que la transmission n'était pas exclusivement de l'ascendant au descendant, et que l'élève n'était pas sans savoir, pas plus que l'enfant. Le savoir de l'enfant est toujours déjà là, y compris dans l'adulte, tout autant que son non-savoir, sa détresse fondamentale. Comme Winter le souligne, le névrosé aime croire que ce qui le fait souffrir lui a été transmis par ses antécédents, sans vouloir savoir qu'il y est pour quelque chose. Il institue ainsi un tyran en l'Autre, ou dans de multiples figures de l'autre : le père, trop autoritaire, la mère, pas assez aimante, la femme qu'on

[102] Albin Michel, 2012.
[103] Centre d'étude de la relation psychothérapeutique, asbl.

aime sans retour, le directeur nécessairement tyrannique, le système, le gouvernement, la droite, les syndicats, les collègues…

S'appuyant sur l'apprentissage de la lecture en pédagogie, Winter établit qu'en analyse l'analysant ne comprend pas grand-chose à ce qui lui est dit, ni même à ce que lui dit. La transmission se fait en deçà ou au-delà de la compréhension. « *Il en va de même pour la lecture : l'essentiel n'est pas de faire comprendre, mais de faire en sorte que les obstacles à la compréhension puissent être levés* ». [104] La véritable transmission est indépendante de notre volonté : un pavé dans la mare d'une pédagogie trop centrée sur le maître et son savoir. Le psychanalyste sait qu'il ne sait pas ce qui doit se transmettre. Il tente de renoncer à influencer à partir de son savoir. Freud nous a clairement fait voir que ce qui se transmet passe à notre insu, ne suivant d'ailleurs pas nécessairement l'ordre des générations, mais sautant d'un Idéal à l'autre, d'un Surmoi à l'autre, par-dessus les protagonistes d'une famille nucléaire.

Alain Finkielkraut avouait récemment dans un entretien qu'il n'avait aucune raison de s'intéresser à la cause des Juifs. Il était né français, avait assimilé la culture et la langue française et n'avait pas souffert réellement de l'antisémitisme. Cependant, confie-t-il : « *J'attendais avec une inavouable impatience les assauts de l'antisémitisme pour endosser mon identité juive* ». Comme si quelque chose de secret, de mystérieux était passé au-dessus de sa tête, qui tout à coup prenait sens dans son identité.

Luc Dethier (qui participait à nos discussions liégeoises autour de la transmission avec Jean-Pierre Winter), quant à lui, revient à *l'héritage* qui est bien autre chose que l'acquisition d'un donné.[105] C'est dans le sol de l'héritage, mais pas en tant que déjà pensé prêt à l'emploi, que le singulier s'enracine. Le singulier est justement le mémorial du sol sur lequel on s'enracine, en deçà de tout conflit. Pas plus que le *munus*, qui a donné *commun* en français et *gemein* en allemand, n'est un donné, un avoir qu'on posséderait en commun, mais bien plus une dette, « une capacité de se charger de ce qui ne lui appartient pas ». Le *commun* s'inaugure donc déjà d'une dette, c'est-à-dire d'un apport de l'étranger, accueil de l'étrange qui fait lien commun. Le commun est donc l'hôte de l'étrange. Ce que doit être aussi l'analyste dans cette rencontre, sorte d'hôte qui crée un dispositif qui rend possible l'auto-interprétation. « *C'est donc la capacité à l'hospitalité qui permet à l'étrangeté et à l'étranger d'avoir droit de cité.* » Dans ces conditions conclut Luc Dethier quelque chose, obscur objet de la transmission, passe.

---

[104] Winter, p. 48.
[105] Texte intitulé "Quel style", publié en interne à l'Ecole Belge de Psychanalyse en 2012.

« *Donc nous ne savons quasiment rien de ce que nous transmettons* », conclut Winter reprenant ainsi appui sur Freud. On travaille, en analyse, dans un entre-deux, « *entre l'écorce et le tronc – où il arrive que des choses nous soient prodiguées à notre insu, sans que nous puissions comprendre ni rendre compte, au moins dans un premier temps, de la façon dont elles nous sont parvenues* ». Il est difficile de concevoir, dit-il, pour un philosophe ou un neurologue, j'ajouterai pour un pédagogue, un éducateur ou un enseignant, qu'on puisse s'adresser à un sujet au-delà de sa conscience, *« comme à la « belle derrière les volets »* dirait Lacan. Si l'inconscient c'est le discours de l'Autre, l'Autre ici n'est pas la belle derrière les volets, il est dehors. C'est l'analyste qui par sa bouche a ce discours de l'Autre à réaliser pour obtenir l'ouverture du volet.

Avec les artistes, poètes, musiciens, cinéastes, romanciers, au contraire, l'entente est parfaite. On rejoint la formule de Luc Dethier : nous sommes l'hôte de l'étran(get)é. Si nous y consentons nous avons cette disposition en commun avec les artistes.

5. Psychodrame, paranoïa et hystérie

Chacun connaît sans doute la formule que Lacan a livrée dans son texte « *L'agressivité en psychanalyse* »[106] : La psychanalyse serait une paranoïa dirigée. Remettons-la dans son contexte. « *... nous désignons*, dit-il, *dans le moi ce noyau donné à la conscience, mais opaque à la réflexion, marqué de toutes les ambiguïtés qui, de la complaisance à la mauvaise foi, structurent dans le champ humain, le vécu passionnel ; ce « je » qui, pour avouer sa facticité à la critique existentielle, oppose son irréductible inertie de prétentions et de méconnaissances... Loin d'attaquer de front, la maïeutique analytique adopte un détour qui revient en somme à induire dans le sujet une paranoïa dirigée. C'est bien en effet l'un des aspects de l'action analytique que d'opérer la projection de ce que Mélanie Klein appelle les mauvais objets internes...* »

Rappelons la thèse de Lacan sur la paranoïa dans ses rapports avec la personnalité, mais aussi la lecture qu'Anne Millet propose de ce qu'elle appelle « l'intellectualisation Lacanienne » par rapport à « l'affectivation » de Ferenczi. Dans le contexte d'une tentative de faire l'histoire des psychothérapies j'avais moi-même proposé de considérer la psychanalyse comme *ascèse*, alors que les thérapies systémiques étaient dirigées sur le *milieu*, les thérapies comportementales sur la *technique* et les thérapies

---

[106] « Ecrits », 1966.

humanistes sur la *croyance*.[107] Ne faut-il pas comprendre l'idée de Lacan en fonction des enjeux imaginaires et transférentiels dans lesquels sont engagés les protagonistes de la cure ? La paranoïa défait les identifications, la cure aussi. Cependant les effets de la pensée lacanienne et de son enseignement ont révélé à quel point l'analyse pouvait embarquer des cohortes dans un rapport d'assujettissement à la pensée d'un maître.

Quelques années plus tard Jean Florence proposait une formule complémentaire : le psychodrame serait comme une hystérie dirigée.[108] Ici aussi le contexte est éclairant. Pour Jean Florence et les psychanalystes de l'époque, les psychodramatistes de la Sept, dont relevait Serge Gaudé d'ailleurs, il s'agissait de se démarquer de Moreno, de l'illusion groupale qui faisait fureur dans les groupes d'inspiration humaniste, de l'imaginaire collectif, des effets de la pulsion scopique et surtout de la pauvreté métapsychologique des théorisations moréniennes. Le psychodrame qui se veut analytique désavoue la théâtralité, l'a en tout cas pervertie. J'ai bien peur qu'on ait jeté l'enfant avec l'eau du bain, parce que le psychodrame, comme la psychanalyse d'ailleurs, relève d'une théâtralité qui reste à penser et qui n'enlève rien à leur efficacité. Mais la dimension spéculaire du jeu, donc d'une forme possible d'identification et d'une jouissance est incontournable. Gennie et Paul Lemoine l'ont montré.

On ne peut guère parler d'identification sans parler d'hystérie, dit Jean Florence. Cela permet de voir comment les éléments freudiens d'une théorie de l'identification peuvent permettre de comprendre ce qui est en jeu dans le psychodrame. S'appuyant sur la transcription du rêve et du symptôme en analyse, il envisage la possibilité d'opérer une transcription de la représentation fantasmatique en associant théâtre et psychanalyse. Le terrain est délimité : entre l'enfant qui joue, le comédien, l'histrion et l'hystérique, on devrait pouvoir penser le psychodrame et ses effets thérapeutiques. Comment donc limiter les effets de l'identification dans les groupes de psychodrame et éviter que la catharsis ne soit qu'identificatoire, c'est-à-dire celle qui maintient le refoulement ? Si la paranoïa divise, défait les identifications (elle doit être dirigée dans l'analyse, parce qu'elle est dangereuse), l'hystérie condense et donc maintient le refoulement. Comment éviter cette jouissance identificatoire dans le psychodrame ? Comment permettre de lever le refoulement en psychodrame ? En surmontant l'impasse qui le conduirait à se muer en comédie ou en histrionisme douteux. Ces efforts, conclut Florence, ont conduit les psychodramatistes qui se réclamaient de la psychanalyse à produire de la division, antidote de l'hystérie, grande condensatrice. Cette division se marque dans le dispositif :

---

[107] Robinson, 2005.

[108] « Le comédien, l'histrion, l'hystérique – A propos du psychodrame », in *Ouvertures psychanalytiques*, Publications des Facultés Universitaires Saint Louis, Bruxelles, 1985.

le thérapeute se dédouble en animateur et observateur, coupure du groupe et du jeu, fin du jeu, le dernier mot est à l'observateur, coupure de séances…

En évoquant un moment « psychotique » du psychodrame, je tente à mon tour de ramener de la division « paranoïaque » dans les identifications hystériques possibles suscitées par le jeu des regards et de la jouissance. A y regarder de plus près, d'un point de vue szondien, le moment p- nous ramène plutôt au temps C du contact, de l'ambiance et de la participation.

(p-) est le premier temps du circuit pulsionnel Sch. C'est cette régression que j'ai appelée passage par un collectif, qui n'est plus, celui-là identificatoire, mais un collectif de lien anthropologique, en deçà de la personation, le collectif de la masse, de la fête, plus primitif que le collectif hystérique, qui délie les pulsions sexuelles et les pulsions mortifères. Je soutiens qu'en psychodrame il faut passer par là pour rejoindre l'origine du traumatisme. Evidemment l'action psychodramatique du protagoniste et des acteurs, l'interprétation agie ou parlée, la suite des jeux, la scansion des séances, relancent à chaque séance le processus d'une écoute impersonnelle. Qu'est-ce qu'*on* dit ? Qu'est-ce qu'*on* joue ? Cette pratique explicitée par Gaudé, n'est-ce pas une façon de fabriquer des « tenants-lieux » d'espace transitionnel, sur un mode collectif, comme dit Jean Oury ?[109]

5.1 Anthropologie de la participation

« ***Il y a bien une communauté de destins*** *qui embarque l'ensemble de la race humaine. Dire le contraire serait laisser penser qu'il existe des sous-hommes* », titre Thierry Fiorilli, journaliste au Vif - L'express. [110] La dimension participative est une donnée anthropologique. Pour l'aborder sous un angle plus collectif, plus social, et tenter de la fonder comme indispensable à toute transmission repartons des développements que lui donne Jean Kinable. [111] « *Dans la dramatique du contact c'est de la naissance du moi qu'il s'agit* », dit-il. La participation est le mode primordial de l'opération constituante du moi. Union fusionnelle, appartenance, portance, tenance, le moi appartient à la masse, est porté par la masse, tient de la masse. Dans le p- « *le {je} et {sa} puissance d'être restent entre parenthèses, c'est-à-dire inclus ou partie prise dans, parasitant l'autre.* » C'est le moment mythique où s'origine la naissance du sujet psychique, l'homme dans le passage de la naissance. « Je suis l'autre » disait Schotte, rupture d'avec l'état des origines, première mise en forme. On retourne en p- pour s'y refondre, dans la puissance pulsionnelle.

---

[109] « Pathique et fonction d'accueil », in *Le Contact*, De Boeck, Bruxelles, 1990.
[110] Février 2018.
[111] « Au contact de… : sens en émoi et aube du moi », in *Le Contact*, *op. cit.*

Il y a des points communs entre ce passage à la naissance d'un moi et cette remontée aux origines dont parle Elias Canetti dans *Masse et Puissance.*[112] C'est dans la masse seulement que l'homme peut être libéré de la phobie du contact, dit-il, si tant est que ce qu'il craint le plus est le contact avec l'inconnu. Masse et meute comme émotions collectives, masse et puissance. Mais des rapprochements sont encore plus évidents avec les développements de Michel Maffessoli dans *Le Réenchantement du monde.*[113] Maffessoli parle d'un processus de « participation magique à *une entité plus vaste...cette transcendance immanente favorisant l'union à l'autre, la communion à l'altérité, l'incorporation de l'étrangeté aboutissant à la réalisation d'un Soi collectif* ». En deçà de la séparation il y a la participation, quasiment au sens mystique ou magique du mot, de chaque chose ou de chacun à un ensemble qui lui donne sens. Retour des forces primitives, union des contraires, puissances féminines, comme dans Arcimboldo les hommes, les fruits, les légumes et les fleurs se conjuguent dans une architectonique sans limites, sans séparation. Mais néanmoins moment de naissance d'une forme, de formes et des passions, où comme dans Jérôme Bosch tous les délires les plus ténébreux se donnent libre cours. Dyonysisme donc, dans lequel Maffessoli avait déjà vu l'orgiasme comme une des structures essentielles de toute socialité.[114] On peut avec Maffessoli penser le discours du groupe de Gaudé comme lien social particulier. Discours du groupe qui tisse un lien solide entre les individus à partir d'une commune participation à un ensemble plus vaste dont ils ne sont que des éléments. Sentiment d'appartenance avec les mythes, les petites histoires et les affects partagés. Moreno n'avait pas les mots pour le dire, mais manifestement il pensait à cela. Je ne sais pas s'il le pensait comme idéal ou comme passage. Chez Maffessoli, comme chez Szondi avec le moment p-, ce n'est qu'un passage, d'une socialité pour l'un et d'un état du moi pour l'autre. En tout état de cause en inventant la scène psychodramatique, avec ses trois lieux, le groupe, l'estrade, la scène, il instaure une reprise des passages de la vie. En « participant » à la communauté, la personne fait mémoire d'un pré-subjectif lui servant de substrat. Le sociologue analyse ce lien social, reposant sur le fait de s'entre-appartenir, comme forme résurgente actuelle d'anciennes expériences de l'être collectif. Il postule un rôle central dans la société occidentale contemporaine au communautaire et au groupal. Résurgence salutaire selon lui de la prévalence néo-tribale du groupe ou de la communauté qui suppose la participation magique avec les autres, avec le monde, avec la nature.

En ce qui me concerne, avec p-, il s'agit d'une régression vers une modalité d'être entre parenthèses, modalité de l'appareil psychique humain,

---

[112] Gallimard, 1966.

[113] *Une éthique pour notre temps* Editions de la Table Ronde, Paris, 2007.

[114] « *L'ombre de Dionysos* », 1982.

toujours déjà à la fois individuel et collectif. Sociologue des imaginaires sociaux, Jean Duvignaud dans son livre « *Le don du rien –essai d'anthropologie de la fête* » considère l'expérience festive comme un moment d'anomie, un acte de subversion contre la normalité du monde[115].

« *La fête est ce moment privilégié, toujours attendu avec impatience, qui se trouve moins à l'intérieur du temps social qu'à ses marges... Aussi est-elle propice à la mise en relation de ce qu'il faut ordinairement séparer : les classes sociales, les sexes, les âges, voire les vivants et les morts, l'humain et le divin, le social et la nature.* » C'est à partir de là que j'ai pu considérer que les psychothérapies pouvaient être envisagées comme forme actuelle de transmission, moment dionysiaque prenant le relais des mystères d'Eleusis.[116]

Si pour Freud la paranoïa est une caricature de philosophie, et l'hystérie une caricature d'œuvre d'art, voilà le psychodrame, inventé dans un moment de folie de Moreno, en position d'opérer comme paranoïa et hystérie dirigées. En effet, dans le registre de la philosophie il nous confronte à la nécessité de penser à partir de ce qui en nous pense sans nous, et dans le registre de l'œuvre d'art il nous confronte à la nécessité de côtoyer l'immatériel, l'invisible, l'inouï et l'irreprésentable.

5.2 Aspects sociologiques de « l'âme collective ? »

Comment tenir compte des blessures infligées à « l'âme collective ? » A la suite des évènements de l'aéroport de Bruxelles et de la station de métro Maelbeek le mardi 22 mars 2016, et en écho aux multiples fois où cette question est restée en suspens dans les débats publics lors d'évènements traumatisants pour "la population" (Julie et Mélissa, Mme Martin sort de prison, Dutroux demande sa libération, l'attentat de Verviers, l'attentat de Charlie Hebdo, le Bataclan, mais aussi "une femme tue tous ses enfants", "une mère tue son fils handicapé"... etc...etc...) la question est posée de soigner le collectif. La masse de la population est atteinte et les commentaires populaires, journalistiques, et savants ne traitent ces questions que du point de vue de la psychologie individuelle et du droit. Le point de vue « collectif », « masse » semble échapper à tout le monde. Or le contenu « moral » de ces commentaires parle clairement de la « masse ».

Je dis "la population" parce que ce terme me paraît être le plus simple à désigner justement cette réalité difficilement cernable, donc difficilement

---

[115] Jean Duvignaud « *Le don du rien –essai d'anthropologie de la fête* », Téraèdre, Paris, 2007.

[116] « La psychothérapie comme espace social de transmission » in « *Figures contemporaines de la transmission* », Presses Universitaires de Namur, 2009.

pensable d'une collectivité, dont nous faisons partie, d'une communauté sur laquelle repose, ou de laquelle se détache notre identité personnelle. Ce *no man's land*, où il n'y a personne, que des moutons de Panurge pense-t-on, mais où nous sommes sollicités de souffrir collectivement ; où nous sommes sollicités de partager quelque chose en commun. Car il y a bien là quelqu'un, mais qui n'est (pas une) personne. Et il n'est pas question de ne convoquer que l'identification hystérique et de renvoyer chacun à sa rationalité et à sa résilience personnelle.

En l'occurrence, la question est revenue en France à propos des attentats et du projet de loi de François Hollande de retirer la nationalité française aux binationaux qui se sont rendus coupables d'actes terroristes. Récemment en Belgique un parlementaire proposait de rétablir la peine de mort pour les terroristes. Les commentaires des criminologues vont souvent dans le même sens : « ça ne sert pas à grand-chose, ce n'est pas dissuasif pour les terroristes ». Cette réaction ne prend pas en compte que la proposition vise surtout à apaiser la souffrance collective, comme si les mots "peine de mort" prononcés pouvaient avoir quelqu'influence sur la peine ou la souffrance ressentie. Exorcisme alors ?

Tout se passe comme si cette "population", cette "âme collective", pour reprendre l'expression de Gustave Le Bon dont Freud fait un commentaire pour introduire sa "psychologie des masses", était blessée, outragée, traumatisée, par certains évènements qui viennent franchir une limite que l'humain socialisé avait fixée comme limite de notre humanité. Notre identité, qu'il faut bien affirmer à la fois collective et individuelle, se constitue en élaborant des limites, certaines personnelles, d'autres partagées. Collectivement nous sommes blessés, traumatisés par ces évènements ; certains plus que d'autres évidemment. Il y a effraction de notre identité collective. C'est sans doute pour cela qu'il faut la réparer, la reconstituer, l'affirmer, la vivre émotionnellement.

Si certains comportements humains (violences, meurtres crapuleux, et, d'une autre façon, les catastrophes naturelles) franchissent ces limites, à première vue morales (mais c'est plus compliqué que cela), l'unité du Moi, ou du collectif est ébranlée. Tout vacille, l'angoisse sourd. Les travaux de Jacques Roisin sur le traumatisme montrent bien que, du point de vue subjectif individuel, parfois cette limite est franchie (attaque de banque dans un lieu public sécurisant par exemple, fusillade place Saint Lambert à Liège), il y a eu effraction et les dégâts psychiques sont en conséquence[117]. Il faut du temps, et de l'aide, pour se « reconstruire » comme on dit aujourd'hui facilement.

[117] « De la survivance à la vie : Essai sur le traumatisme psychique et sa guérison ».

Nul doute que ces violences sont insupportables pour le psychisme, parce qu'on "sait" de quoi ça retourne, participant malgré nous au fond pulsionnel sauvage. Il faut donc les expulser, les exorciser, les occire, les nier, les rejeter, trouver des boucs émissaires, les cracher... Le seul fait d'être *civilisé* ne nous exonère pas de participer intérieurement au fond pulsionnel barbare. Ces évènements le ravivent. On dirait donc que du point de vue collectif une blessure, un trauma, une effraction semblable laisse des traces qui exigent réparation. Réparation du "collectif". Le terme me convient parce qu'il contient "collection", et que cette « collection » on la trouve à la fois dans le Moi, comme la somme des traits d'identification, et dans "la population" au sens où il s'agit plus d'une collection d'individus, en masse, en tas, où chacun, provisoirement, renonce à son individualité.

En janvier 2016 Frédérik Taddéï proposait un débat qui portait sur l'explication de ces comportements djihadistes par les sciences sociales. Peut-on « expliquer » sans en même temps « excuser » ? Certains comportements qui ébranlent la dynamique collective du vivre ensemble sont peut-être explicables, mais pas excusables. On en viendrait à refuser l'explication, tant l'offense au collectif est importante, menaçante, traumatisante. Quand le psychisme est ébranlé la rationalité s'estompe.

Notre culture judéo-chrétienne est bâtie sur la faute et la responsabilité individuelle. Comment alors traiter la dimension collective de notre existence ? Que faire de l'outrage au collectif ? Comment le laver ? Comment réparer les dégâts ? Comment soigner "un collectif" ? Est-ce que la "réparation" implique seulement un geste "symbolique", de l'autorité, du président, du premier ministre ? Ou est-ce qu'il faut aussi une action collective, une "grand-messe" comme j'ai l'habitude de dire, c'est-à-dire un rassemblement qui permet le partage des émotions et qui par lui-même représente la réunification, la fin, toute provisoire, de l'unité perdue du "corps social". Ces rassemblements émotionnels sont-ils suffisants ?

Il semble qu'il doive y avoir aussi un traitement collectif par le récit. Souvent dans les enquêtes policières pour meurtres crapuleux, atteignant des victimes fragiles et innocentes, les médias et la population, l'un relayant l'autre, attendent avec impatience des aveux, des explications, “une vérité”. Au-delà de l'émoi moral et de la condamnation des bourreaux à une peine exemplaire, on dirait qu'un traitement indispensable, et pas seulement pour la justice, soit de faire le récit “exact” des évènements: “la vérité”, comme si une partie de la réparation se trouvait là dans un récit, une reprise littéraire, éventuellement illustrée, des évènements et de tous les enjeux.

La remémoration freudienne, un des pivots de l'analyse, doit bien avoir un équivalent collectif et social. A moins que là aussi il s'agisse en même temps d'une reviviscence ? N'était-ce pas la fonction du théâtre, de la poésie ? N'est-ce pas la fonction de la musique, particulièrement du jazz à une certaine époque aux Etats-Unis ? On s'aperçoit que les deux pivots de l'analyse sont convoqués : remémoration et transfert, c'est-à-dire reviviscence. Il faut reprendre les évènements dans un récit et dans une représentation reviviscente, re-présentation donc. C'est aussi ce qu'on peut faire en psychodrame. N'est-ce pas cela qu'on appelle maintenant "se reconstruire" ? Nous savons, par la cure que ce n'est pas sans écueils, notamment celui de déterrer de vieux démons ensevelis. J'imagine bien que dans l'espace social il y a aussi de vieux démons. Autant faire ça avec des professionnels dans l'intimité d'un groupe retranché du public ou des médias.

Est-ce que le harcèlement et le matraquage que nous infligent les médias à propos des détails infimes de telle ou telle affaire djihadiste en cours sont une façon de traiter le traumatisme? Tous les détails, y compris les plus sordides sont balancés dans les médias, sans précaution ; l'enquête policière est transposée et partagée par tous, avec beaucoup moins de sérieux et de grands risques pour la discrétion nécessaire. Je pense au contraire que cela entretient l'angoisse et le sentiment d'insécurité. Néanmoins, il doit bien y avoir une raison à cette nécessité de se connecter, à une certaine distance, avec le sordide. C'est sans doute une tentative de mise en récit collectif, mais très maladroite et nocive. L'histoire des peuples nous a habitués à des mises en récit autrement plus efficaces et plus intelligentes. Mais ces "traitements sociaux cathartiques" se sont éloignés de nos usages.

6. Le transfert et le jeu comme dispositifs de « passe » dans la transmission psychothérapeutique

Ferenczi serait le précurseur du psychodrame. Jean-Marc Dupeu, dans son livre “ *L'intérêt du psychodrame analytique* ”. Comme on l'a vu plus haut, il fait jouer une scène à son analysante, la mettant dans le rôle de la sœur honnie, lui-même tenant le rôle de la patiente.

“ *Elle parut trouver du plaisir à ces exhibitions* ”, dit Ferenczi. Il pense que cette scène l'a mise en contact avec son désir refoulé de plaire. Le travail d'associations libres pouvait, après cela continuer. Il justifie sa technique de mise en scène en montrant que *jouer une scène oblige à une dépense d'énergie* telle que cela mobilise, *à son insu*, des contenus psychiques refoulés. Il a indiqué dans l'exemple de la jeune chanteuse, que ce n'est pas non plus sans plaisir. Si on ajoute, comme il le fait dans ce texte, le facteur “ social ” (jouer en acte plutôt qu'en paroles devant le médecin, c'est en quelque sorte impliquer quelqu'un dans la remémoration, dans la reviviscence), on a tous les ingrédients par lesquels Freud a rendu compte du travail et de l'efficacité du *mot d'esprit* : surmonter une résistance, faire surgir le désir inconscient, utiliser une tierce personne, trouver du plaisir,… et, bien entendu, ne pas trop savoir ce qui s'est passé.

Cet exemple de Ferenczi permet de poser la question du sujet dans l'analyse et dans le psychodrame : en quoi le sujet, qui associe librement dans la cure, est-il différent du sujet qui joue une scène en psychodrame avec des acteurs et des thérapeutes ?

Mais, poussons plus loin la question : qui est le sujet endormi ? le sujet ivre ? le sujet hypnotisé ? le sujet en foule ? le sujet névrosé ? le sujet en crise ? le sujet en amour ? le sujet en délire ?

On a vu avec Gaudé à quel point le psychodrame opère un passage du singulier par le collectif.

Pour Lacan la Loi primordiale est celle qui règle l'alliance (on pourrait dire : le commun destin de solidarité et d'échange, au-delà de nos singularités), et nous fait passer de la nature à la culture permettant la communication. On retrouve le *munus,* évoqué par Luc Dethier. Lacan identifie la fonction symbolique repérée par les anthropologues et les linguistes à l'ordre signifiant tel qu'il est en jeu dans la parole dans la cure, en tant que cette fonction symbolique de la parole est en même temps une expérience de subjectivation, c'est-à-dire le fait que pour un humain, être sujet c'est un problème en soi. Cet entre-deux de Winter est véhiculé par la parole, elle-même soumise aux fonctionnements élémentaires de la langue.

Nul n'est censé ignorer la loi. Lacan applique les lois du langage au rapport humain : un élément quelconque d'une langue, un verbe par exemple, se distingue et se conjugue en référence à l'ensemble supposé constitué des éléments de la langue des usagers ; analogiquement, Lacan établit que notre existence individuelle de sujet parlant, de personne, renvoie automatiquement, comme dans le langage, à l'ensemble des distinctions et des combinaisons définies antérieurement à sa liaison possible à toute expérience particulière de sujet.

> « *Car la découverte de FREUD est celle du champ des incidences, en la nature de l'homme, de ses relations à l'ordre symbolique, et la remontée de leur sens jusqu'aux instances les plus radicales de la symbolisation dans l'être* »[118]

S'adresser à quelqu'un c'est d'emblée faire implicitement référence, en acte, à cette *Loi* qui structure l'échange entre les hommes et au *pacte* qui les lie symboliquement comme semblables et différents, distinguables et combinables arbitrairement, selon un ordre qui n'est pas de leur ressort.

Dans le texte de FREUD sur le symbolisme, écrit après *Totem et tabou*, les phrases “ *Les rapports symboliques n'appartiennent pas en propre au rêveur* ” ou “*...dont les raisons nous échappent...qu'il n'a pas besoin de le*

---

[118] FCPL, p. 154.

savoir " découvrent cet univers symbolique qui nous détermine dans l'être, c'est-à-dire dans la mise en rapport avec d'autres êtres humains.

Les humains sont définitivement libérés des rapports immédiats de l'un à l'autre, et ne peuvent communiquer qu'en référence implicite à cette Loi, qui est dans le même mouvement loi de séparation des êtres, de leurs distinctions, et de leurs rapprochements, de leur communication. En m'adressant à quelqu'un comme mon semblable, je fais implicitement référence au tiers symbolique qui nous permet de nous distinguer et de nous reconnaître comme égaux autrement que comme une illusion. Ma présence en acte de parole adressée à quelqu'un fait implicitement référence à l'*absence* qui me constitue dans cet ordre symbolique.

L'homme parle donc, mais c'est parce que le symbole l'a fait homme. De même dans une institution, dans toute institution humaine, et la cure en est une, chacun étant mis à une place définie dans l'ordre symbolique, échangeant des services, des rôles, des gestes ou des paroles, ne peut s'adresser à un autre qu'en dépassant singulièrement dans l'acte les déterminations qui lui échappent, aussi bien dans l'axe synchronique (les rôles) que dans l'axe diachronique (l'histoire), dans l'axe individuel comme dans l'axe concomitant du collectif.

> « *Disons seulement que c'est là ce qui objecte pour nous à toute référence à la totalité dans l'individu, puisque le sujet y introduit la division, aussi bien que dans le collectif qui en est l'équivalent. La psychanalyse est proprement ce qui renvoie l'un et l'autre à leur position de mirage.* » (FCPL, p. 175).

Lacan accentuera l'axe diachronique, et c'est en cela qu'il est bien dans le prolongement de *Totem et tabou*, en insistant essentiellement sur la question de la filiation. La Loi primordiale règle l'alliance et la généalogie, et s'avère pour le groupe impérative en ses formes, mais inconsciente en sa structure, comme le langage. Cette Loi se fait donc suffisamment connaître comme identique à un ordre de langage, donnant à l'homme la possibilité d'exister singulièrement à travers cette détermination symbolique.

Cependant Lacan redéfinit l'Œdipe à sa façon. Si pour Freud, on l'a vu, le mythe-récit implique d'abord un acte alimenté par les forces pulsionnelles (au commencement était *l'acte*), pour Lacan la prééminence et l'antériorité de l'ordre symbolique ne fait pas de doute (au commencement était *le verbe*). Et cet ordre symbolique n'est pas seulement porteur de l'interdit œdipien, il implique l'exigence d'échanges. Lacan radicalise la coupure faite par Freud entre nature et culture et *le meurtre*, lié au désir œdipien, devient aussi *le vide de l'être* dans la référence du sujet à l'ordre symbolique.

En quoi les développements de Lacan concernant la Loi nous intéressent-ils dans la cure ? En quoi cela nous intéresse-t-il aussi dans le psychodrame ? Précisément dans la mesure où *la Loi règle le fait même de parler à quelqu'un et particulièrement lorsqu'il vient nous parler de son désir*. Ce désir lui-même, pour être satisfait, exige d'être reconnu, par l'accord de la parole ou par la lutte de prestige dans le symbole ou dans l'imaginaire.

> « Les symboles *enveloppent en effet la vie de l'homme d'un réseau si total qu'ils conjoignent avant qu'il vienne au monde ceux qui vont l'engendrer " par l'os et par la chair ", qu'ils apportent à sa naissance avec les dons des astres, sinon avec les dons des fées,* le dessin de sa destinée, *qu'ils donnent les mots qui le feront fidèle ou renégat, la loi des actes qui le suivront jusque là même où il n'est pas encore et au-delà de sa mort même, et que par eux sa fin trouve son sens dans le jugement dernier ou le verbe absout son être ou le condamne, - sauf à atteindre à la réalisation subjective de l'être-pour-la-mort.* » (FCPL, p. 158).

C'est là l'enjeu de la psychanalyse et notre voie est l'expérience intersubjective où ce désir se fait reconnaître. En psychodrame, dans une séance, des gens se mettent à parler. Qui parle et à qui s'adressent-ils ? Quelle est l'allure de ces discours particuliers créés par le dispositif d'une séance de psychodrame ? On ne dit pas n'importe quoi. Sans doute, d'une part, *le contexte* impose une ou l'autre orientation de ces paroles adressées. D'abord, on est là pour parler de ce qui ne va pas et qui pourrait déboucher dans un jeu. Le *malaise* et le *jeu* sont deux déterminants de la parole. Ensuite, les paroles s'adressent autant *à l'animateur* de séance, voire aux co-animateurs, s'il y en a, *qu'au groupe* à l'écoute. Au père, p.è.r.e et aux pairs, p.a.i.r.s.

On sait que l'animateur ne parlera pas de lui puisqu'il est là pour recueillir les paroles des participants et leurs effets. (il représente, il présentifie, le *Un* d'exception, nécessaire pour qu'une certaine parole et une certaine écoute soient possibles).

On sait que les autres sont là pour parler à leur tour et donner écho à ce qu'on dit.

Ce qu'un participant dit est donc fonction de ces buts et de ces adresses :

- le malaise en lui qui doit se transformer,
- le jeu à venir qui doit éclaircir quelque chose,
- l'animateur qui recueille et fait écho d'une certaine façon
- et le groupe qui écoute, donne écho, interprète déjà et relance.

On est dans une structure langagière particulière. Mais ce qui donne à ce discours en formation sa fonction langagière c'est le fait que tous ces éléments *se réfèrent à la place de l'Autre*, le lieu où le discours humain peut être entendu, le lieu où le sujet qui parle ici et maintenant peut trouver du sens à ses paroles, au-delà des souffrances, des répétitions et des malentendus. Si chacun, qui se risque à la parole en groupe, hésite toujours avant de parler, c'est qu'il sait que ce qu'il dit peut l'amener à un jeu, là où il sera *moins maître* de ce qui se passe. Mais ce risque qu'il appréhende, il le souhaite aussi, puisqu'il espère que c'est là que s'éclairciront ses énigmes, que c'est là qu'il pourra prendre place comme sujet de son dire.

Dans la mesure où le psychodramatiste ne s'engage pas dans l'échange de paroles, comme dans la vie quand nous nous parlons, dans la mesure où il est attendu que chacun des participants parlera de son malaise en écho, *le participant qui parle, sait* aussi que la structure langagière qui lui permet de parler et de s'adresser à quelqu'un implique *qu'il ne sait pas* exactement ce qu'il dit ; il sait que ses paroles (ses signifiants) en disent plus qu'il ne sait, et que les avatars de son dire peuvent amener des surprises. Il sait que *la place* qu'il occupe dans sa parole est en partie *du semblant*, qu'en quelque sorte il est dupe de son propre discours, *du fait que le langage ne lui appartient pas*. Il y prend place, dans le langage, mais sa place est déterminée ailleurs ; il y a comme une sorte d'usurpation de place. Il devine que c'est dans le jeu qu'une autre place pourra être prise, c'est aussi pour cela qu'il le craint. La confiance qu'il a dans le meneur de séance peut lui servir de *sauf-conduit* pour y aller.

Contrairement à un dispositif de réunion en groupe, ce dispositif implique que chaque personne est dans *une structure d'expression interprétative* : n'importe qui peut entendre autre chose que ce qu'elle croit dire, les membres du groupe et l'animateur. Il ne s'agit donc pas seulement d'être compris, entendu, mais aussi *d'être interprété*. La surprise est toujours possible qui révèlera une part cachée du sujet. C'est donc aussi *le sujet qui est à advenir*.

Si un autre participant réagit à ce que dit le premier c'est à la fois pour soutenir et amplifier ce que dit celui-ci, et dans ce sens il se sent éventuellement déjà entendu, mais c'est souvent aussi pour y mettre du sien, y aller lui-même dans la recherche d'un sens à sa parole.

La question qui se pose au psychodramatiste est alors de voir en quoi ce que dit le second est *dans un certain rapport* avec ce que dit le premier. Est-ce que le dire du premier est déployé de quelque manière par un élément, un signifiant du dire du second ; y-a-t-il déjà *interprétation* du dire du premier ? Si c'est clair pour tout le monde, il suffit de le souligner ; si ce n'est pas clair on peut chercher à le faire préciser.

Cette *ponctuation du psychodramatiste* est essentielle, parce qu'elle permet que se tisse progressivement *un thème*, qui n'est plus le thème du premier, mais qui commence par être le thème de quelques-uns. Ce n'est pas le thème du groupe, mais seulement de quelques-uns.

Il suffit de quelques-uns pour que le thème passe du singulier au collectif.

Du même coup, le premier qui a parlé est en quelque sorte *dessaisi de l'aspect singulier de sa demande.* Sa demande est devenue l'affaire de quelques-uns.

Le psychodramatiste a besoin de ce « quelques-uns » pour pouvoir jouer. Il faut que quelques-uns soient pris, d'une manière ou d'une autre, dans le discours qui est en train de se créer. Sinon les acteurs ne pourront pas être crédibles. Si le psychodramatiste n'intervenait pas, on risquerait d'aller d'un dire à l'autre, et c'est celui qui y apporterait le plus de poids, le plus d'émotion éventuellement, qui l'emporterait. Après, cela créerait des alliances, des conflits, des compétitions, voire des rejets selon le jeu des identifications. Comme dans la vie et dans les groupes habituels auto-gérés.

Serge Gaudé insiste pour comprendre ce moment de passage dans la séance psychodramatique : c'est l'écoute du psychodramatiste et ses interventions particulières qui seront le déterminant essentiel pour faire passer la plainte ou la demande d'une personne à un collectif de thème qui s'élabore, à un discours de séance. Ce discours de séance est déjà un collectif qui devient susceptible de déboucher dans un jeu.

C'est dans ce jeu, dans lequel tout le monde est dorénavant impliqué, d'une manière ou d'une autre, ne fut-ce que comme spectateur, *qu'une personne*, que Moreno appelle *« le protagoniste »*, tentera d'en venir au moment de vérité de sa singularité propre. Mais il joue pour tout le monde. En ce sens la mise en scène psychodramatique rejoint les mises en scènes collectives dans les rituels des sociétés sans écriture.

Le meneur de jeu et les antagonistes, les autres acteurs, les Moi auxiliaires dit Moreno, doivent eux tenter de maintenir ce dispositif collectif de départ qui donne accès à une vérité singulière. Ce sera éventuellement à l'observateur de séance de souligner en quoi quelque chose a été atteint, a été traversé, a été évoqué, de la vérité d'un sujet. Une tradition veut que ces observations se fassent sur un mode impersonnel.

On ne peut pas prévoir à l'avance les effets d'un jeu. Le protagoniste est, dans une certaine mesure, dans la même galère que le meneur de jeu. Moreno l'avait bien compris. On voit cela très bien dans les groupes didactiques où les participants apprennent à mener une séance, éventuellement après avoir été eux-mêmes protagonistes. Il y a aussi des risques à animer.

Le protagoniste risque d'être démasqué, d'être surpris, d'être déçu, d'être abasourdi, d'être étonné, de ne pas être apaisé. C'est pourquoi, pour convaincre que l'usurpation n'est pas absolue, qu'il y s'agit quand même de lui, le protagoniste peut y mettre les émotions nécessaires qui en disent plus que la parole. Quand les mots manquent, l'émotion prend la place ; le problème c'est qu'elle n'est que partageable ; elle ne donne pas une place comme l'énonciation de soi-même en donne une. Le partage émotionnel n'est pas visé, parce qu'il occulte le surgissement d'une parole, d'un acte qui surprend et ponctue.

Compte tenu des risques qu'on prend dans un jeu, la scansion de la fin de séance permet de faire rupture provisoire avec ce dans quoi on s'était engagé, pour repartir, à la séance suivante, sans savoir qui parlera en premier.

6.1 Le psychodrame permet qu'on se transmette à soi-même

On en arrive à l'hypothèse d'homologie entre les dispositifs psychanalytiques et les lois de transmission de l'humain. Les psychothérapies (qui s'inspirent de l'éthique analytique) ne sont-elles pas un espace social de transmission ? Et plus précisément, le transfert et le jeu comme dispositifs de « *passe* » dans la transmission psychothérapeutique, le jeu opérant à la même place que le transfert.

Quelle est la fonction du transfert et du jeu ? De faire passer quelque chose, dans le dire ou dans l'action représentative, quelque chose qui sans cela ne passerait pas. Quelle est leur particularité commune ? Ils partagent avec l'hypnose, l'amour, la foule de nous faire passer d'une psychologie individuelle à une psychologie collective. D'une position p+ à une position p-, de la problématique du Moi à la question contactuelle.[119] On peut dire avec Freud : «il y a dans le moi du collectif », ou : «il y a dans le moi de la masse ».

« *Dans la masse, selon Le Bon, les acquisitions individuelles des hommes pris isolément s'effacent, et par là disparaît leur particularité. L'inconscient propre à la race ressort, l'hétérogène se noie dans l'homogène ; Nous dirions que la superstructure psychique qui s'est développée si diversement chez les individus est abattue, privée de force, et que le fondement inconscient, similaire chez tous, est rendu efficient* ».[120] Et Freud souligne, dans le texte de Le Bon, que les individus en cet état « *font montre également de nouvelles propriétés qu'ils ne possédaient pas auparavant* ».

---

[119] cf. Dans, la reprise szondienne par Schotte, le circuit du Moi: p-, k+, k-, p+. p- est la dimension contactuelle du Moi, le moi participatif. C'est le moi dans sa dimension impersonnelle.

[120] Freud, 1991, Oeuves Complètes, « *Psychologie des Masses et analyse du moi* », Paris, Presses Universitaires de France.

Freud, dans ce texte, va procéder à une véritable dissection de cette particularité des masses humaines, s'étonnant de voir disparaître provisoisrement presque toutes les caractéristiques du psychisme humain qu'il avait jusqu'alors mises en évidence. Par exemple l'ambivalence des sentiments. Ainsi nous pouvions nous attendre à découvrir que ce qui lie les individus en foule c'est la libido. On attendrait également les sentiments hostiles, cachés ou refoulés, puisqu'ils se manifestent dans tous les attachements humains, y compris lorsque les hommes entrent dans de plus grandes unités.

« *Chaque fois que deux familles se lient par un mariage, chacune d'elles se considère, aux dépens de l'autre, comme la meilleure et la plus distinguée. De deux villes voisines, chacune devient la concurrente malveillante de l'autre ; le moindre petit canton jette sur l'autre un regard condescendant. Des tribus étroitement apparentées se repoussent réciproquement, l'Allemand du Sud ne peut souffrir l'Allemand du Nord, l'Anglais dit le mal possible de l'Ecossais, l'Espagnol méprise le Portugais. Qu'à l'occasion de plus grandes différences se produise une aversion difficile à surmonter, celle du Gaulois contre le Germain, de l'Aryen contre le Sémite, du Blanc contre l'homme de couleur, cela a cessé de nous étonner.* »[121]

Toute cette intolérance, toute cette haine, ouverte ou cachée mais repérable, se dissipe temporairement ou durablement « *de par la formation en masse et dans la masse* » ! Dans cette nouvelle traduction des Œuvres Complètes l'équipe des traducteurs a opté pour traduire « *masse* » et pas « *foule* ». Ici, « *dans la masse* » donne en français un effet particulier par l'expression « *c'est enfoui dans la masse* », de la pierre, du béton, du métal…

« *Aussi longtemps que se maintient la formation en masse, ou aussi loin qu'elle s'étend, les individus se conduisent comme s'ils étaient de forme similaire, tolèrent la spécificité de l'autre, s'assimilent à lui et n'éprouvent aucun sentiment de répulsion envers lui.* »

Si le groupe est constitué d'une certaine façon, par un transfert de confiance sur un psychanalyste par exemple chez qui on a déposé les armes et ses espoirs, chaque participant consent à une restriction provisoire de son narcissisme et noue avec les autres participants un type de lien particulier d'identification.

---

[121] Psychologie des masses…pp. 39-40.

« L'identification est la forme la plus originelle de la liaison de sentiment à un objet ;... par voie régressive, elle devient le substitut d'une liaison d'objet libidinal, en quelque sorte par introjection de l'objet dans le moi...elle peut apparaître chaque fois qu'est perçue de nouveau une communauté avec une personne qui n'est pas objet de pulsions sexuelles. »[122]

Par le transfert idéalisé de confiance sur le psychanalyste et ce type particulier de lien d'identification des participants entre eux, on rejoint la formule de la constitution libidinale d'une masse avec un meneur et une organisation réduite à sa plus simple expression :

« Une telle masse primaire est un certain nombre d'individus qui ont mis un seul et même objet à la place de leur idéal du moi et se sont, en conséquence, identifiés les uns avec les autres dans leur moi. »[123]

Si, en psychodrame, il n'y avait que ce facteur masse qui jouait, les animateurs devraient constamment lutter pour que les investissements narcissiques ne fassent pas retour dans les échanges et les rivalités en rapport avec les animateurs. Le jeu vient ici bien à propos pour redoubler l'effet de régression, consentie parce que *« ce n'est quand même qu'un jeu »*, et promouvoir un protagoniste en position de héros porteur d'une question qui appartient aussi à la collectivité, même si, travail oblige comme dans le mot d'esprit, c'est lui qui doit en porter la charge pour que les autres en récoltent les fruits. Moreno avait bien compris que quand le jeu est lancé dans ces conditions le meneur de jeu peut s'éloigner et laisser le protagoniste et les acteurs faire le travail. Il n'est pas exclu qu'à certains moments ponctuels le protagoniste devienne le meneur, celui qui, par le travail qu'il consent, est idéalisé comme un héros.

En psychodrame didactique on doit toujours insister pour que le meneur de jeu en formation s'éloigne du protagoniste et le laisse travailler avec les acteurs. C'est évidemment difficile pour lui parce que son idéal à lui, c'est le formateur qui est présent dans le groupe. La position héroïque est dédoublée, comme dans les poupées russes.

---

[122] *Ibidem*, p. 45.
[123] *Ibidem*, p. 54.

6.2 L'« abandonnement » du moi

Freud utilise étrangement ce mot *Hingab*e et le met entre guillemets. Les traducteurs ont choisi « abandonnement »[124] D'autres ont choisi abandon. Le mot signifie aussi « dévouement », « sacrifice », et fait partie du registre amoureux et passionnel. On imagine facilement que dans ce registre de régression il y a différentes façons et différents niveaux pour « lâcher la garde ». Dans différentes circonstances on peut se laisser aller à un état modifié de conscience ou de vigilance. L'exemple le plus simple et le plus courant est quand on raconte une blague. Freud a bien décrit le processus dans son étude du mot d'esprit. Le raconteur annonce : « je vais vous raconter une blague ! » Il prépare l'auditoire, et se prépare à faire le travail. Selon la renommée du raconteur, le public peut déjà être émoustillé, en abandon de vigilance. Cet abandon et le travail pénible du raconteur produit une attente haletante qui se termine par une libération de plaisir au moment de la chute, si tout se passe bien. Le refoulement, grâce au travail du conteur, a été contourné, et le plaisir libéré. La joie de l'auditoire profite, enfin, au conteur.

D'autres « dispositifs » peuvent permettre ce « contournement » et cet « abandonnement » en vue d'un travail et/ou d'un plaisir. Chantal Nève-Hanquet et moi-même avons mis au point un dispositif qui permet à un groupe informel, réuni une seule fois et par hasard autour d'un spectacle, d'explorer les dimensions plus personnelles et plus profondes des effets que le spectacle a pu provoquer chez ces spectateurs. Nous l'avons appelé « *jeu de rôle sociodramatique* ». Le dispositif est simple : après un spectacle théâtral, où déjà le texte, la mise en scène, le jeu des acteurs, ... transmettent quelque chose aux spectateurs qui les anime, les émeut, les surprend, les laisse pantois...[125] C'est parce qu'ils veulent en savoir plus sur ce qui les surprend qu'ils acceptent de l'explorer en groupe par le jeu de rôle sociodramatique. Jeu de rôle, parce que les participants ne jouent pas des scènes de leur propre vie. Sociodramatique parce qu'ils sont rassemblés autour d'une thématique qui les intéresse, thématique qui fait partie des préoccupations d'un groupe social donné, voire de l'imaginaire collectif. Ceux qui viennent sont censés être concernés par le thème du spectacle : pour « Noises » le couple et le désir, pour « Le chagrin des Ogres » l'adolescence. Les animateurs ne connaissent pas les participants, mais ils assistent au spectacle avec eux. Après une pause le groupe (de 15 à 20 personnes) est rassemblé avec les deux animateurs. Il s'agit, avant de jouer,

---

[124] Ibidem, p. 51.

[125] Nous l'avons fait notamment après la pièce « Noises » de Enzo Cormann, mise en scène par Colette Régibeau au Théâtre Océan Nord d'Isabelle Pousseur, et après la pièce de Fabrice Murgia « Le chagrin des Ogres » à Rochefort.

de constituer un groupe qui « s'abandonne » autour du thème. Chantal a plus d'un tour dans son sac pour mettre le groupe en mouvement de travail imaginaire et d'action préparatoires au jeu de rôle proprement-dit. Les techniques les plus fréquemment utilisées ont recours à la métaphore, à la condensation, au langage poétique, à l'évocation, aux associations libres, voire aux dessins : il convient de faire l'économie de la grammaire du langage raisonné pour rejoindre un imaginaire plus brut, plus grossier, moins personnalisé, plus collectif.

Il faut arriver au climat nécessaire et suffisant pour qu'ils se sentent collectivement engagés dans le thème et les variations du moment évoquées par le groupe, qu'ils nous fassent confiance et se fassent confiance entre eux. Dès que c'est possible je saisis la balle au bond et propose un jeu à quelqu'un, celui qui me paraît le plus engagé dans l'action, ou celui qui est le plus porteur du thème par des souvenirs plus précis. S'il accepte on commence le jeu. Il choisit la scène, les acteurs, les circonstances. On peut rapidement demander à d'autres acteurs de compléter la scène, ou à essayer des variations avec d'autres acteurs. On est moins centrés sur un protagoniste qu'en psychodrame. Les échanges après le jeu sont très importants. On revient à un niveau d'échange normal en groupe, mais déjà pris par les apports inattendus du jeu qui ont contourné les associations rationnelles classiques d'un échange en groupe. Nous faisons évidemment très attention à ce que les acteurs, que nous ne connaissons pas, ne s'engagent pas trop précisément dans leur histoire personnelle. On voit que « l'abandonnement » du moi n'est pas propre à une foule, à une masse, comme Freud s'en est aperçu, mais fait partie des dispositions psychiques qui permettent que puissent se transmettre des idées, des émotions, des souvenirs, des mots, des sensations auxquels on n'aurait pas accès autrement.

Il y a dans le *transfert* et dans le *jeu psychodramatique en groupe* quelque chose comme cela : on ne sait plus très bien qui est qui, on ne sait plus qui parle, qui agit. Stupeur du moi dans l'après jeu de ce qui vient de se passer, de ce qui vient de passer. Stupeur dans le transfert d'entendre quelque chose qui est soi, bien que ça vienne d'ailleurs. Un ailleurs qui est soi. « *Nous avons essayé d'expliquer ce miracle, en supposant qu'il est dû à ce que l'individu renonce à son idéal du moi en faveur de l'idéal collectif...* » dit Freud.

6.3 Les dispositifs psychanalytiques

La psychanalyse a connu dans son histoire plusieurs dispositifs jusqu'à ce qu'un se normalise en Europe : le divan trois fois par semaine au moins. Rank, Ferenczi, Abraham, Winnicott et d'autres se sont vite rendu compte qu'il ne convenait pas à tout le monde. Par exemple le dispostif pour une psychanalyse d'enfant ne peut pas être celui-là. On l'a donc adapté en fonction de la clinique. Celui que Moreno avait trouvé est aussi devenu un dispositif pour les psychanalystes. Le développement de la psychanalyse a probablement ouvert la voie au développement des autres psychothérapies qui se sont multipliées partout en Occident, essentiellement en quatre courants : le courant psychanalytique, le courant comportemental, le courant systémique et familial, et le courant humaniste.[126] A quoi ce développement exponentiel répondait-il ?

De la même façon que les religions collectives s'étaient individualisées dans les mystères d'Eleusis, entreprise essentiellement personnelle et individuelle que chaque « croyant » doit effectuer une fois dans sa vie pour envisager une vie heureuse après la mort, on peut considérer, on l'a vu, que la subjectivité moderne, qui appelle l'apparition des psychothérapies, est l'accentuation d'une introjection. L'introjection est considérée chez Szondi comme une des possibilités de fonctionnement de la question du sujet à la fois singulier et collectif. Affirmation et négation ne sont-elles pas les conditions de la transmission dans le jeu et le transfert, alors que la dimension contactuelle participative en est la condition inaugurale ? Dans le même mouvement où le psychisme s'autoconstitue par introjection (dire oui à une réalité intérieure), il se scinde lui-même par refoulement (dire non à cette réalité, la nier, la cacher). On se transmet à soi-même, mais dans une sorte d'anonymat. Tout se passe comme si on « devait » devenir soi-même, au prix d'un conflit interne. Le jeu psychodramatique est le déploiement dans un espace public cadré de ce conflit interne. Se crée ainsi une *reviviscence* qui prend la place d'une *remémoration.* C'est une nouvelle réalité immédiate : jamais les acteurs ne jouent comme dans la scène d'origine, jamais le protagoniste n'est le même. C'est le but du jeu : qu'une nouvelle réalité émerge, qu'arrivent de nouvelles idées, des nouvelles paroles, des surprises, des inattendus. Le jeu psychodramatique fait rupture avec le groupe, tout en étant le prolongement du discours du groupe. Le jeu se supporte de ce double aparté, de cette discontinuité, de cette perte provisoire de contact avec le quotidien social et l'actuel du groupe ici et maintenant. C'est pour tenter de rejoindre une autre réalité, un autre ordre des choses, par lequel tous sont concernés. La convention « *ceci est un jeu* »

[126] cf. Robinson, 2005, chapitre 5, « Les psychothérapies ».

ouvre un espace potentiel. Le protagoniste, avec le metteur en scène, devra alors supporter d'en sortir, d'en faire quelque chose avant de fermer le jeu et de revenir au groupe.

Parler du jeu, c'est encore parler de l'enfance. C'est laisser parler l'enfance *en* nous, *entre* nous. C'est parler de ce mode particulier qu'ont les humains *de se transmettre à eux- mêmes* les rudiments de leur humanité naissante, sur cette aire de jeu qu'est le milieu humain ambiant. D'abord le sein de la mère, et le jeu des sensations, les bras de la mère, le berceau, le parc, le tapis, le relax dans la cuisine, la voiture dans le siège baquet, la famille, la consultation de nourrissons... Le mouvement de la vie met l'enfant en jeu. Dans le mouvement de la vie, l'enfant se met en jeu. Jeu des relations familiales, des frères et sœurs, des oncles et tantes, des grands-parents. L'enfant est toujours appelé à jouer, et il est toujours consentant. Rien d'étonnant à ce que le psychodrame y repasse et que le transfert en psychanalyse soit le milieu même du passage. Le jeu sert de *passage*, de passerelle. Mais aussi d'analyse, de *déliaison*. C'est dans le jeu de l'enfance que cette composition s'était faite, que ces liaisons s'étaient mises en place. Répétition donc. L'enfant répète à l'infini le même scénario, en le décalant légèrement. Composition par la répétition du jeu, reprise et décomposition dans le jeu ou le transfert. L'enfant (se) retranche (dans) un autre monde, le monde du jeu, du faire semblant, du comme si, sans perdre pied dans le monde commun que nous partageons. C'est un délire sans délirer. Il est dans deux mondes à la fois. C'est dans cet interstice du « *pas tout à fait* » que quelque chose va passer, va se transmettre. Trouver/créer dirait Winnicott.a famille

Le jeu s'inaugure d'une rupture. Le jeu opère à partir d'une rupture, il suppose de quitter quelque chose et quelque part, comme une perte ; il est un aparté, une sorte de parenthèse. Il implique un renoncement provisoire. Il ouvre un espace de discontinuité. On peut considérer que le déploiement de notre humanité se déroule sur le fond de ruptures : quitter la matrice, naître, quitter le sein de la mère, quitter les bras de la mère, quitter la proximité du sol, quitter ... Ces ruptures sont des étapes de transmission. La naissance est une rupture naturelle, l'interdit de l'inceste ouvre une rupture culturelle et sociale.

« ***Tu quitteras ton père et ta mère...*** » On voit d'emblée le paradoxe : pour qu'une transmission opère, il faut quitter. Pour qu'il y ait une continuité, il faut une discontinuité. Continuité de l'espèce, continuité des savoirs, des valeurs, des interdits, de la structure sociale, continuité du narcissisme. C'est comme si la transmission exigeait la nécessité de l'étrangeté. *« C'est pourquoi l'homme quittera son père et sa mère, et* *s'attachera à sa femme, et ils deviendront une seule chair* » Genèse, 2,24. On peut y repérer deux fantasmes sous-jacents : rester avec son père et sa mère, devenir une seule chair. Un fantasme qui concerne la différence des générations, ne pas aller voir ailleurs, rester avec les parents ; et un fantasme qui concerne le désir sexuel, la séduction : faire une seule chair de telle sorte qu'on ne sait plus d'où vient le désir. Au passage, on devine, en filigrane un fantasme d'unité, de rassemblement, de non-morcellement, d'un corps unifié, rassemblé, non séparé, non « *sectus* », non sexuel. Chaque culture a son monde, donc chaque culture a ses cosmogonies, ses mythes, ses légendes qui racontent ce que nous ne pouvons pas savoir ou percevoir. La cosmogonie hébraïque nous enseigne que l'homme *devra* quitter son père et sa mère.

Cette phrase résonne dans la clinique, fait raisonner la clinique :

- - telle femme qui n'en finit pas de ses démêlés avec ses parents ;
- - tel homme qui n'arrive pas à se détacher de cette mère toute-puissante, morte depuis belle lurette ;
- - telle analysante qui s'empêche, par un symptôme phobique de se lier à un homme et d'avoir de lui un enfant pour réaliser un fantasme transgénérationnel concernant le peu de fiabilité des hommes et la toute-puissance des femmes. Résultat : elle se rend socialement impuissante, refusant l'énoncé transmis, mais s'amputant elle-même de son pouvoir d'être.
- - par exemple encore, cet homme qui n'en finit plus de reproduire le scénario catastrophe et de dépréciation de soi-même que sa famille a monté depuis toujours : «*nous ne sommes que des petites gens, on va nous écraser, nous n'avons pas de valeur*», et qui s'invente alors un symptôme compulsif dans lequel il craint avoir écrasé quelqu'un sur l'autoroute sans s'en rendre compte, fait demi-tour et doit passer, parfois deux fois sur les lieux du drame supposé pour vérifier, (jouir ?) s'il y a eu crime.

La clinique psychanalytique enseigne que ce *passage,* cette *rupture*, on peut déjà dire cette *visée*, cette ambition, cette prétention à l'assomption de soi-même, ne sont pas faciles, laissent des traces, perturbent l'amour et le travail, occasionnent des souffrances. Lâcher sa famille, quitter ses parents, sortir du giron, prendre le risque de l'étranger, oser affronter l'altérité... sont quelques difficultés à accomplir ce travail nécessaire à l'accession de soi. Quitter sa famille, accéder à une sexualité adulte, c'est aussi quitter son enfance, c'est entrer dans un monde de responsabilité, c'est-à-dire un monde où on a du répondant, où on peut répondre de quelque chose ou de quelqu'un, être garant, offrir des garanties. Devenir quelqu'un sur qui on peut compter. C'est donc entrer de plain-pied dans l'espace socialisé, dans l'échange social, dans une structure d'échange où on doit pouvoir compter les uns sur les autres, et donc renoncer à la toute-puissance au profit de la solidarité. Tourner la page de l'enfance, pour accéder à l'adulte, nécessite un travail psychique incontournable : qui concerne le père et la mère : les *désidéaliser et désexualiser* la relation.

Comment ne pas faire le rapprochement de cette injonction divine de la genèse avec la loi de l'exogamie de Lévi-Strauss et des anthropologues : chacun doit prendre un conjoint en dehors de son cercle familial. Obligation de l'échange, dira Claude Lévi-Strauss, interdit de l'inceste dira Freud. La structure sociale qui organise la filiation et la transmission exige l'échange et le renoncement. Ce n'est pas une loi morale, mais une exigence anthropologique interne qui définit l'humain dans la dimension de l'être, individuel et collectif. Cette exigence instaure une rupture nécessaire qui permet l'échange symbolique. N'est-ce pas la première condition d'une transmission ? Qu'il y ait rupture. La différence des générations apparaît ici comme une ponctuation symbolique propre à notre espèce. N'est-ce pas la première condition du jeu, de faire rupture ? Dans le jeu du culte rupture d'avec les activités profanes. Dans le jeu de l'enfant rupture d'avec le quotidien conventionnel. Dans le jeu psychodramatique d'abord un groupe, qui fait rupture avec le quotidien de travail et de famille ; puis le jeu qui fait rupture avec le groupe des gens assis. Passage à une autre scène. Passage de génération. On assiste dans le développement humain, dans les rituels religieux et magiques, dans l'institutionnalisation du groupe social à différentes *mises en scène* de la rupture. Répétition incessante pour aller au-delà.

« *La loi de quitter père et mère pour pouvoir faire alliance avec un homme ou une femme venant d'ailleurs est la loi du désir* », dit Philippe Julien dans son livre « *Tu quitteras ton père et ta mère* ». Ce fut certes la découverte capitale de la psychanalyse freudienne, mais l'humanité en faisait déjà l'expérience immémoriale. « *L'amour et la jouissance sexuelle ne suffisent pas à eux seuls à faire lien conjugal ; il y faut le désir et sa loi* » continue Philippe Julien. Pas d'alliance conjugale sans rupture avec la famille d'où l'on vient. Si le lien familial se maintient, on fait échouer le lien conjugal, on fait échouer le pacte avec son conjoint. Nécessité de l'étrangeté. Quitter le familier pour rencontrer, affronter, l'étranger. Quitter le semblable pour se mesurer au différent.

En finir avec la Mère pour affronter la dimension sociale du Père *?* Le destin d'Œdipe se joue malgré lui, en toute innocence : « *Tu quitteras ton père et ta mère* ». C'est bien ce qu'a fait Œdipe, malgré lui. Après l'annonce de l'Oracle il quitte ses parents adoptifs pour éviter de voir réaliser le pire, mais c'est bien malgré lui qu'il retrouve sur son chemin de destin, d'abord Laïos, son père d'origine qui dans un chemin étroit refuse de le laisser passer : il le tue ; et plus tard il épouse la reine après avoir résolu l'énigme de la sphinge. On les quitte, mais on les retrouve au détour du chemin. On peut constater, dans la clinique psychanalytique, comment les cosmogonies sont proches des fantasmes, des rêves, des symptômes, des productions de l'inconscient que nous rencontrons quotidiennement. Comme si ce que nous touchons du doigt, de l'oreille, dans la clinique, ce sont bien des choses qui concernent tout l'homme, tous les hommes, tout l'humain, du moins en tant qu'il est pris inexorablement dans les mailles du filet du langage, ou de la langue. Les lois du langage pour parler comme dans le discours de Rome. En ce qui concerne la vie psychique dont nous nous occupons, c'est bien une question de langage qui viendra remplir les vides et donner forme à l'humain. La genèse dit d'ailleurs : *« la terre était informe et vide ; il y avait des ténèbres à la surface de l'abîme »*. L'identité de l'humain ne se transmet pas biologiquement. Il faut donc sortir des gènes pour se faire une identité, entrer dans le sexuel et entrer dans le langage, le social et l'histoire. C'est bien ce destin là qui fonde la clinique psychanalytique.

La « passe » analytique. En français le mot « *passe* » est très riche, du plus honorable au plus populaire, en passant par la prostitution et la mort. Mais tant pis. « Passer », c'est d'abord en latin « traverser un lieu ». Mais très vite, comme dans la foulée, « passer outre », « aller au-delà ». Puis passer sa vie, s'écouler, mourir, trépasser. Puis « passe » et « passage », notamment « passage interdit, défilé dans la montagne ». Passage, petite rue interdite en voiture, passage souterrain. Franchir un palier, une étape, rites de passage. Passager, qui ne fait que passer, de passage, en passant. Puis avec Lacan, La fameuse passe, un passeur.

Passe désigne un passage et plus généralement le but dans un jeu d'adresse. Dans l'espionnage ou la résistance, le mot de passe. Faites passer le message. Dans les villes anonymes, il y a des maisons pour des étreintes rapides : des « maisons de passe ». Et puis il y a les « impasses », au jeu de cartes (jouer en dessous de sa carte maîtresse), mais aussi cul-de- sac. Quelque chose de difficile à admettre ? Cela ne passe pas, dans la respiration ou dans la digestion. Ça passe ou ça casse, mais on n'est pas impassible. Et ainsi de suite... à chacun son imaginaire sémantique. On peut entendre aussi « passe » comme en latin « resserrement, c'est-à-dire *angustia*, étranglement, goulot. Ce resserrement par où il faut cependant passer, passage obligé, notamment pour l'air qui doit passer dans la gorge serrée. On devine que dans ces passages on risque d'y laisser quelques plumes, voir sa peau ; il faudra se délester, laisser tomber, perdre, quitter : tout ne passera pas. Comment garder l'essentiel ? Qu'est-ce que l'essentiel ? Un ange passe !

L'association jeu et transfert comme passages obligés de la transmission, est la suite logique de ce que je soutiens depuis quelques années : *en psychodrame, le jeu prend la place du transfert.* Dans le dispositif de transmission, ils sont à la même place. Non pas que le jeu remplace le transfert, mais il vient à cette place-là, ce qui rendra le transfert différent. Cela m'a permis de voir le transfert aussi comme un « jeu », une mise en scène, une théâtralisation, une dramatisation, le moment tragique en deçà et au-delà du moment épique de remémoration. Le jeu et le transfert viennent à la place d'une remémoration déficiente. La reviviscence prend le relais.

« *Chaque individu participe ainsi de plusieurs âmes collectives* », concluait Freud[127]. J'ai indiqué que ce passage est indispensable en psychodrame pour que le jeu puisse avoir une certaine efficacité, non seulement pour le protagoniste, mais aussi pour les acteurs et les spectateurs qui se préparent au jeu à leur tour. L'acteur principal en psychodrame est comme un passeur pour les autres, il est celui qui fait le travail de raconter le mot d'esprit. Il s'y emploie, il s'y risque. C'est ce qui fait que l'observateur ponctuera les dires et les actions du jeu comme n'étant pas seulement du fait singulier du protagoniste, mais de tout le monde, acteurs et spectateurs. C'est parce que dans le transfert et dans le jeu il y a comme une espèce de disparition complète, quoique passagère, de toute particularité individuelle, *que quelque chose peut passer*, quelque chose peut se transmettre de ce qui se trouve déposé dans le réservoir des âmes collectives auxquelles chacun participe. Se transmettre dans le dire, donc dans l'interprétation, ou dans l'acte de représentation. Ceux qui se sont soumis à cette exigence de travail du jeu ou du transfert, connaissent l'état particulier dans lequel on se trouve, dans le moment de l'interprétation, ou dans l'immédiat après-jeu, état d'hébétude, ou de sidération, comme si quelque chose venait de se passer, sans qu'on en sache quoi que ce soit. « *Nous avons essayé d'expliquer ce miracle, en supposant qu'il est dû à ce que l'individu renonce à son idéal du moi en faveur de l'idéal collectif...* » Renoncer à son idéal du moi, n'est-ce pas d'une certaine manière quitter son père et sa mère ? Laisser un vide, laisser venir l'idéal collectif informel. En langage szondien nous reconnaissons là le passage par la position « participative-projective » du Moi, p-, là où le moi s'efface derrière la masse. C'est la dimension « contactuelle » de l'existence, celle par laquelle tout commence et tout recommence toujours. Position d'une personne pas encore là. J'ai évoqué cet état d'amour mystique très particulier dans lequel se trouve Moreno peu

[127] « *Psychologie des masses...* ».

avant son invention du psychodrame, comme si son invention portait la trace de ce moment de folie. Le moment de folie fait passer le génie. Evidemment cet étranglement de passage, de transmission, se trouve être le milieu d'un dispositif plus complexe qui implique diverses ruptures, divers renoncements.

- En *psychanalyse*, après les entretiens préliminaires, les ruptures sont radicales : silence du psychanalyste, position couchée, devoir se supporter de son seul dire, dire tout ce qui vient, en présence de l'autre ; responsabilité de son dire. Ces renoncements sont ponctués par des interprétations, et par la fin des séances.
- En *psychodrame*, au-delà des entretiens préliminaires, rupture avec les habitudes d'un groupe social normal, renoncement à la séduction groupale ou à l'identification groupale, mise en scène, fin du jeu, responsabilité de la fin du jeu, non maîtrise des effets produits, ponctuation par l'observateur...

Les moments de transmission ne se dévoilent que dans l'après-coup de la perlaboration, lorsque d'autres idées tombent en tête, d'autres rêves, lorsque le jeu des autres crée des ouvertures inattendues... On peut dès lors supposer que le *jeu et le transfert* remplissent pour la psychologie individuelle la même fonction que les *mythes, les légendes et les rituel*s pour le groupe social, espace partagé de passage, de transmission. Freud lui-même fait ce rapprochement lorsqu'il évoque le passage d'une humanité ou règne la psychologie collective à une humanité de psychologie individuelle, où l'individu a acquis une certaine indépendance par rapport à la foule. C'est par le mythe que l'individu se dégage de la psychologie collective où il est englué s'incluant dans une histoire qui le dépasse et le fonde.

Ce qui est le plus frappant c'est que si la psychanalyse et le psychodrame, au-delà de leurs objectifs thérapeutiques, sont devenus des *dispositifs sociaux de transmission*, ils se transmettent sur le *même modèle que celui de la thérapie elle-même*. C'est en cela que ces modèles de transmission renouent avec les modèles archaïques de guérissage ou chamanique : on ne peut devenir chaman qui si soi-même on est passé par là. Par là, c'est quoi ? C'est la maladie et la guérison, par la passe de la maladie, de la transe, de la cure. C'est ça qui fait initiation et début de transmission. On ne devient psychanalyste ou psychodramatiste qu'à condition d'en passer par l'analyse thérapeutique ou le psychodrame thérapeutique. Il faut donc quitter, renoncer provisoirement à cette position de maîtrise du savoir. Il faut se mettre en position de demander quelque chose à quelqu'un, que ce quelqu'un ne réponde pas et permette qu'on se mette au travail d'entendre ce que recouvre cette demande. L'anthropologue Laplantine n'hésitait pas à ranger la psychanalyse parmi les disciplines homéopathiques.

Chaque postulant psychodramatiste ou psychanalyste fera un parcours personnel, semé d'embûches, dont la longueur n'est pas mesurable par avance. Cette particularité de transmission est en rupture avec l'usage académique qui veut que chaque étudiant doive pouvoir se former selon le même protocole : mêmes cours, même durée... On doit à Jung et à Ferenczi cette exigence d'en passer par là pour devenir psychanalyste. Chaque psychanalyste doit avoir lui-même fait l'expérience de la cure psychanalytique. Dans le groupe didactique de psychodrame le passage constant du rôle de *patient* au rôle de *thérapeute* est spécifique à cette éthique de la transmission. Il n'y a pas de solution de continuité entre ces deux registres de l'être : être en souffrance et être thérapeute. C'est à la fois une révolution dans les processus de formation à visée scientifique et un retour à d'anciens modes de transmission. Révolution dans la mesure où, contrairement à la formation des médecins qui n'engagent pas leur subjectivité dans le processus de formation, le futur psychothérapeute doit lui-même être d'abord patient, doit se laisser interpeller par ses failles pathologiques.

On se rend compte que la psychanalyse a mis en place une transmission dont une des conditions est *qu'une demande soit adressée à quelqu'un*. Ne pourrait-on pas élargir, et alors véritablement la clinique nous enseignerait, aux questions humaines de transmission entre générations ou en pédagogie ? Ne peut-on pas envisager comme vérité anthropologique que la condition pour que quelque chose se transmette du père à fils, par exemple, n'est pas essentiellement que le père veuille transmettre quelque chose (c'est le plus souvent le cas, le père vise un prolongement narcissique, pas une transmission), mais *que le fils demande quelque chose au père* ? Que le fils attende quelque chose, interroge le père, l'interpelle. Jean-Claude Quentel a bien indiqué dans son livre « *Le parent- Responsabilité et culpabilité en question* »[128] que la transmission dans l'éducation échoue si la personnalité du transmetteur est trop marquée du côté paranoïaque ou pervers. Le procès éducatif s'engage mal, c'est le cas de le dire, engage le mal. La fermeture paranoïaque ou perverse fait obstacle à une transmission humanisante. L'enfant, non seulement ne demande pas cela, mais il ne consent pas. Pour dépasser cette impasse éducative il devra plus tard retrouver les traces de son non-consentement.

---

[128] De Boeck, 2001.

De même s'il doit y avoir transmission dans l'enseignement, la condition essentielle ne serait pas que le maître veuille transmettre quelque chose, mais *que l'élève demande quelque chose* au maître ? Qu'il l'interroge. Qu'il le questionne. On ne donne pas à boire à un âne qui n'a pas soif, dit la maxime pédagogique. Les enseignants le savent bien, mais la structure politique l'ignore. Le politique veut toujours se perpétuer lui-même. Le passage, en psychanalyse, implique une *fiction*, une dramaturgie : divan – fauteuil - association libre - silence de l'analyste – interprétation – remémoration - transfert... La fiction implique un temps de « désubjectivation », espace fictif vide de sujet, nécessaire à une reprise appropriante des questions obscures et mystérieuses abordées, dans la direction d'une histoire à la fois singulière et collective. Dans sa version psychodramatique groupe – jeu - observation...

Transmission donc, dans différentes directions de sens : courroie de transmission, cession, passation, transport d'un lieu à un autre, passage, transe...

De quelles fictions aurions-nous besoin dans les dispositifs sociaux, pédagogiques, éducatifs pour faire la place à des transmissions créatrices et renouvelantes ? Nous connaissons les modèles du théâtre et, peut-être du cinéma, à côté des autres espaces de création : littérature, musique, peinture, photographie, sculpture...N'est-ce pas aussi le propre de l'architecture et de l'urbanisme de proposer de telles fictions dans lesquelles le singulier et le collectif peuvent se conjuguer et se délier ?

On pourrait très bien dire : on ne transmet rien ; il n'y a pas d'objet de la transmission. Il y a des dispositifs et de l'énergie ; juste de l'énergie, de la pulsion, un état du moi. L'objet se perd dans la transmission. C'est là qu'on peut mesurer les illusions et les déceptions de la transmission pédagogique, d'autant plus qu'elle se veut objective. De la même façon l'art nous met en contact avec *l'inouï, l'invisible, l'immatériel et l'impensable, l'inimaginable, pour* relancer la formule aussi du côté des arts de l'écriture et du théâtre, avec la musique, les arts plastiques et la danse.

6.4 L'in(dis)pensable silence de l'analyste

Toute conversation humaine est d'échange, réciprocité alternée. La psychanalyse n'est pas échange, mais parole (demande) adressée à quelqu'un. L'échange humain est scandé, alternatif, question-réponse, *call and response* comme en jazz en quelque sorte. Sauf qu'en jazz, et c'est aussi ce qu'il nous transmet, l'échange des musiciens met en scène le soliste. Il s'émancipe de l'échange, et improvise seulement soutenu par une toile de fond sonore de la section rythmique. Jusqu'à ce que le soliste ait trouvé ce qu'il cherchait, soutenu par le public ; ou qu'il ne l'ait pas trouvé cette fois-ci et revienne au groupe, passant la parole en quelque sorte à une autre instrument.

En analyse, le silence, auquel on essaie d'échapper le plus souvent dans l'échange social commun, introduit quelque chose de *l'être-pour-la-mort*, pour reprendre un mot de Lacan, emprunté à Heidegger. « *Être-vers-la-mort* ». Heidegger préférait cette traduction. L'ouverture que crée le silence de l'analyste dans la présence, le « *Dasein* », met en jeu

la question de son « pouvoir-être authentique ». La question s'ouvre, dans ce silence de savoir si et comment la prise de conscience par l'analysant de sa propre mort, de son « pouvoir-mourir », peut lui permettre de se libérer de la puissance du « *On* », du bon sens et de l'opinion générale, et de s'assumer authentiquement d'être ce qu'il est, en « propre ».

Dans la version psychodramatique de la psychanalyse le silence ne jouera pas le même rôle. Même si après les entretiens préliminaires chaque séance commence par le silence du psychanalyste. En psychodrame le psychanalyste renonce à chauffer le groupe, renonce à le préparer à la représentation par ces exercices préparatoires inventés par les humanistes pour des personnes, qui ne sont pas des patients mais dont la seule demande est d'expérimenter le psychodrame. Comme ils n'ont pas de demande, il faut les préparer à jouer, il faut les « chauffer ». Les patients en souffrance, qui ont choisi le psychodrame, sont « chauffés » par leur demande, leur besoin de changer quelque chose à leurs symptômes.

Cela nous ramène à la question de l'indication en psychothérapie, telle qu'elle émarge de la psychiatrie et de la médecine scientifique : à quelle structure a-t-on à faire ? à quelle maladie ? Qu'est-ce qui est indiqué pour cette structure, ce *cas*-là, cette *maladie*-là ? Ici, structure ou cas, renvoie à une classe psychiatrique abstraite, appliquée sur le malade.

En psychanalyse il s'agit d'abord essentiellement d'une *rencontre*, au *cas par cas*. C'est le contraire d'une structure, qui implique une collectivité de cas. Une personne vient nous demander quelque chose. On fait provisoirement l'impasse sur l'indication psychiatrique.

Le patient lui-même indiquera, dans la rencontre, ce qui lui convient. Le silence de l'analyste lui convient-il ? Le divan peut-il lui convenir ? En vue d'un psychodrame, le groupe vous convient-il ? Le jeu vous conviendra-t-il ? Parfois, des patients ayant accepté de s'engager dans un groupe de psychodrame, hésitent à s'engager dans un jeu. Ils indiquent qu'il faut les soutenir, les préparer, les mener au jeu. Moreno faisait cela très bien.

Pour Anne Dufourmantelle le silence de l'analyste est habité[129]. Il est la réponse indispensable à la demande qui lui est faite. Le plus souvent, dit-elle, les patients viennent en souffrance d'une parole empêchée, impossible, qui n'a jamais été dite ou reconnue. Ils se trouvent donc dans un silence subi. Pour éviter que l'entretien ne tourne à une discussion, à un exercice de soutien, le silence de l'analyste devient indispensable pour recueillir l'impensé, même s'il est d'abord impensable dans la demande d'aide et de soutien, ce qui, poursuit-elle, est de plus en plus le cas. Si l'analyste peut résister à cette tentation, il faut qu'il fasse silence pour libérer une liberté dont on ne sait encore rien. C'est très délicat, parce que c'est au cas par cas : cela se décide et se met en place au fil de l'analyse dans ce qui est bien une rencontre entre deux inconscients. Ce dispositif de silence doit pouvoir inciter l'analysant à révéler des loyautés dont il n'a pas idée. C'est le silence de l'analyste qui soutient l'analysant au travail. Il est comme une toile qui recueille la parole vraie, comme le silence du public au théâtre recueille et contient la fiction du théâtre lui donnant un moment magique de vérité

François Tosquelles, lors du Congrès international de psychothérapie, à Barcelone, en septembre 1958, soulignait que « *l'erreur la plus grave consisterait à établir, dans un centre fermé, une psychothérapie additionnelle, venant du dehors, non intégrée à la vie de l'hôpital* ». L'intégration du psychothérapeute dans la vie de l'hôpital est parfaitement viable pour les schizophrènes, la cohésion du sens du monde vécu concrètement étant indispensable à la reconquête de la cohésion intérieure. Ce dispositif institutionnel prend comme toile de fond la vie quotidienne. Y sont mêlés les différents protagonistes : patients, soignants, médecins, jardiniers, acteurs, cuisiniers… La vie quotidienne est faite de rencontres impromptues, de rupture et de cohésion, d'aller et venir, d'union et de séparation, d'entrée et de sortie, d'ouverture et de fermeture. C'est sur cette toile de fond de la vie de tous les jours en un lieu donné que les malades pourront, quand c'est possible trouver un peu de cohérence, un lieu pour être.

En psychodrame cette fonction est remplie par le dispositif groupe-jeu. Ceux qui viennent, le plus souvent ne peuvent pas se mettre au travail avec le silence d'un analyste. La toile de fond « groupe » sert de support à ce qu'émerge une demande. Demande qui sera transportée dans un jeu, travaillée, puis ramenée au groupe pour une autre élaboration. Le silence ici ne remplit pas le même rôle. C'est le dispositif de l'*impersonnel* et du *fictif* qui permet d'accéder à la liberté refoulée, enfouie.

---

[129] Entretien avec Cédric Enjalbert dans Philosophie Magazine le 12/10/2016.

On aperçoit les points communs entre ces trois dispositifs : psychanalyse, psychodrame et psychothérapie institutionnelle. La fermeture de chacun dispose un espace-temps qui s'offre comme une ouverture permettant l'émergence de l'improvisation ou de l'impromptu. Un lieu de transmission clinique pour supporter l'inédit. Jean-Pierre Winter rappelle que Freud s'aperçoit tardivement que les traumatismes dont les patients lui font un récit singulier, comme quelque chose qui leur est arrivé en propre, rejoignent l'universalité des traumatismes de l'histoire des humains. Et donc, dans ce passage du jeu ou du transfert, se transmet aussi l'héritage archaïque par rapport auquel il faudra prendre position, vaille que vaille. Transmission dans les deux sens. Pour le psychanalysant se transmet à lui ce dans quoi il a été engagé malgré lui, mais avec son assentiment inconscient. Pour le psychanalyste, il pourra témoigner dans la communauté des psychanalystes de ce qu'il a pu recueillir de la transmision de son patient.

Que fait Freud en publiant à Amsterdam son livre rigoureusement profane et profanateur, incompréhensible, et pas seulement à la communauté juive déjà lourdement frappée en cette veille de guerre mondiale ? Il publie / lègue dangereusement en bout de course, en fin de vie, l'état de sa recherche sur la question du père à ses héritiers. Avec le monarque parricide Œdipe, Moïse l'Egyptien, patriarche adopté, fut une des figures de Freud... Deux étrangers devenus rois... Face à la haine antisémite, la destruction et la souffrance actuelle, Freud prend le risque de rester analyste et de transmettre la psychanalyse. Et de mettre en actes ce qu'il en est de toute transmission pour peu qu'elle soit du côté du vivant et réussie, à savoir la profanation des idéaux des pères, des biens communs de la génération précédente, au nom des exigences et des périls du présent. Visiblement pour lui l'instant de la transmission est nécessairement une mise en question du sacré des idéalisations fondatrices de l'enfance : « l'impureté ethnique » de Moïse déconstruit l'union fusionnelle autour d'une figure mythique, régressive, intime, un Führer matriciel archaïque, afin de parier sur l'humain rien que l'humain : « l'homme Moïse... »

6.5 Psychanalyse, théâtre et cinéma

L'Amant (The Lover) est une pièce de théâtre en un acte du dramaturge et prix Nobel de littérature britannique Harold Pinter, écrite en 1962.

Comme chaque matin, Richard part travailler dans la City et laisse Sarah, sa femme, dans la maison de banlieue du couple heureux qu'ils forment. Avant de quitter la maison, le mari demande à sa femme, sur un ton qui peut sembler badin, si elle doit recevoir son amant dans la journée. Ce à quoi Sarah répond par l'affirmative. Quand, en matinée, on sonne à la porte, ce n'est pas l'amant, mais un simple vendeur qui s'éclipse aussitôt. Pourtant, l'amant se présente bel et bien dans l'après-midi : il s'agit du mari qui endosse le rôle. Il joue l'amant pour son épouse qui, elle, joue la prostituée pour lui. Tant que le jeu va, le couple semble trouver un équilibre entre aventure et quotidien domestique bourgeois. Or Richard souhaite mettre fin à la prétendue liaison adultère, au grand dam de Sarah qui ne l'entend pas ainsi.

Il y a du Jacques Tati de « Mon Oncle », dans le début de la pièce d'Harold Pinter « *L'amant* » (Théâtre de Liège 2013, avec Delphine Bibet et François Sikivie, mise en scène Aurore Fattier). C'est une façon de se moquer de l'hyper conventionnisme bourgeois des années soixante, avec cette petite vie bien rangée, bien ordonnée autour de soi-même, de l'image de soi-même, autour des idéaux de ceux qui ont de l'argent et de la liberté. Sauf qu'ici la logique est poussée jusqu'au bout de son impasse: on convient même de la transgression des limites de la morale conjugale. Ce qui fait que ce n'est plus une transgression, puisqu'elle est convenue. C'est un jeu, dangereux, certes, mais jouissif sans doute. Cela fait disparaître la dimension tragique du désir. Cela fait disparaître l'histoire tout simplement. On est dans un univers aseptisé, à la limite de « *il n'y a plus de désir* ». De là vient l'étrange de la situation qui attise l'attention du spectateur, parce que les acteurs, eux, sont bien présents et bien désirants. Où veulent-ils en venir ? On parle de son amant et des après-midi convenues, on parle de sa pute. On en rit, on s'intéresse. On joue. Cet univers, un peu froid, bien cadré dans un décor ordonné de transparence va prendre une dimension humaine plus intense quand le jeu des partenaires du couple, le jeu érotisé des acteurs, va se précipiter vers une source cachée du désir : que fais-tu avec ton amant ? Parle-t-on de moi ? Que fais-tu avec ta pute ? Que pense-t-elle de moi ? Alors que les espaces convenus semblaient ouverts, jusqu'à offrir toute liberté, on s'aperçoit que pour qu'il y ait du désir, il faut qu'il y ait du caché, de l'étranger, de l'intime inaccessible. La mise en scène quitte alors le décor : on joue à deux, devant le rideau. La cruauté et l'érotique du jeu amoureux sont intensifiés par la présence des spectateurs. On s'aperçoit ainsi que la quête du couple c'est d'avoir accès à l'inaccessible de l'autre, à l'inaccessible énigme de son corps et de son histoire, de son désir. Néanmoins, ça n'est pas sans amertume. S'asservir et asservir l'autre à la transparence risque de tuer le désir. Eliminer, ou tenter d'éliminer, toute altérité, toute étrangeté – en effet, à part un livreur de lait, ébène, nulle altérité tierce ne vient ici limiter le désir – renvoie à une érotique qui a des relents mortifères. Pas d'enfants, pas d'amis, pas de voisins, pas de social : du désir conjugal pur. Solipsisme et solitude. L'érotique n'est pas ici une parenthèse de la vie, c'est une fin en soi. Jusqu'à quand pourront-ils y jouer ? Mais jouer procure du plaisir...au spectateur aussi.

En tout cas Delphine Bibet et François Sikivie en jouent admirablement dans ce merveilleux décor du Théâtre de Liège.

Mia madre est un film dramatique italien réalisé par Nanni Moretti, sorti en 2015. Le film figure dans la sélection officielle au Festival de Cannes 2015, en compétition pour la Palme d'or.

Margherita (jouée par Margherita Buy) est une réalisatrice d'une cinquantaine d'années dont la mère Ada (Giulia Lazzarini), ancienne professeur de latin, est en train de mourir. Elle s'en occupe avec son frère Giovanni (Nanni Moretti), mais elle est très prise par le film qu'elle est en train de tourner, dans lequel joue un acteur américain mondialement connu, Barry Huggins (John Turturro), au caractère difficile. Margherita vient aussi de quitter son compagnon, Vittorio, et s'inquiète pour sa fille adolescente, Livia, qui obtient de mauvais résultats à l'école principalement en latin et qui souhaite par conséquent changer de filière.

C'est un film impressionnant ! Au point qu'on peut se demander pourquoi on traite de tels sujets et pourquoi, en suivant l'enthousiasme collectif de la critique, on se précipite pour aller le voir. Il faut dire que le sujet n'est pas très alléchant : une femme et un homme, frère et soeur, en souffrance devant le lent déclin de leur mère et sa glissade inéluctable vers la mort. On préfèrerait ne pas y penser. Pourquoi va-t-on voir ça ? Et pourquoi aime-t-on ?

On aime parce que c'est très bien fait. Le jeu des acteurs, l'image, l'alternance de réel cru et de rêve, la musique, Rome, le monde du cinéma romain, où l'héroïne tourne son film sur les luttes sociales, un acteur américain presque caricatural et drôle, voire énervant parce qu'il ne connaît jamais son texte, une jeune ado sympathique qui veut un scooter, la langue italienne peut-être aussi... Pour faire passer la pilule, disait Aristote à propos de la catharsis théâtrale, il faut la dorer un peu.

On aime surtout parce que le ton est bien mesuré. Le sujet est grave, voire pathétique dans la mesure où il nous concerne un jour ou l'autre, mais cette gravité, qu'on lit presque constamment sur le visage de Margherita, la cinéaste (Margherita Buy), est scandée par des moments de légèreté répétés, voire d'humour ou de poésie, qui viennent atténuer la gravité et permettre qu'elle fasse passage, qu'elle trouve une issue, une métamorphose.

Par exemple ce moment un peu délirant où on voit la mère, dont on dit qu'elle n'ira jamais mieux, en robe de nuit, se balader en ville, insouciante presque, au milieu de la circulation des voitures. Insouciante légèreté en même temps que gravité pathétique, puisqu'on ne sait pas si cette prof de latin, qui n'a que deux choses en tête : retourner dans sa maison et transmettre le latin à sa petite-fille, on ne sait pas si elle s'est échappée de l'hôpital en chemise de nuit, auquel cas elle court de graves dangers, ou si elle rêve et se balade tranquillement dans sa ville pour échapper à sa maladie. Insoutenable légèreté puisque Margherita tourne un film sur des luttes sociales avec un acteur américain drôle et agaçant, puisque son frère est beaucoup plus apaisé qu'elle devant la mort prochaine de la mère, puisque sa fille apprend à rouler en scooter avec ses parents séparés. Derrière tout cela, quelque chose est insoutenable : perdre sa mère.

On va voir ce film peut-être parce qu'on a vu *Habemus papam* et qu'on a aimé ce mélange de légèreté et de gravité. Mais je crois surtout qu'on va le voir pour le titre en italien "*Mia madre*". Deux mots qui résonnent dans les limbes de notre langue maternelle, de gravité et de légèreté. Légèreté de l'enfance et de la tendresse, de la voix, des sourires, des soins. Légèreté des émotions, "*Ah ! Madre mia* !" Gravité de l'éducation, de l'idéal trop haut, trop inaccessible, de l'éloignement, de l'absence, de la maladie, de l'âge, de la perte. Face à la "*Hilflösigkeit*" infantile, la détresse primordiale, la Mère s'est présentée comme une assurance tout risque, un refuge, un asile, une sécurité, une chaleur, une douceur...On n'en finit plus d'en parler.

Les critiques nous apprennent que Nanni Moretti, le cinéaste, est concerné au premier chef par cette question : sa mère est décédée lorsqu'il tournait *Habemus Papam*. Concerné et consterné. Donc la cinéaste Margherita, c'est lui. Et dans le film, le frère qui prend congé pour accompagner sa mère mourante, le frère qui a gardé un peu de tendresse et de compréhension, c'est lui aussi, puisqu'il a décidé de jouer le rôle lui-même. Il a donc pris la distance nécessaire par rapport à l'évènement, en reportant le drame pathétique sur une femme, une soeur, cinéaste comme lui. Pathétique parce que Margherita a du mal avec son film, a mal à sa mère, a mal à sa fille, n'a plus de compagnon. Nulle trace d'érotisme chez cette fille, perdue dans ces évènements de la vie, excepté, fugacement, un regard, un sourire. Elle s'accroche à son film.

Mais ce glissement du frère à une soeur est significatif : perdre sa mère n'a pas le même sens pour un fils que pour une fille. Entre la fille et la mère l'érotisme a dû s'éloigner pour favoriser l'identification. Le lien entre une fille et une mère se construit sur base d'idéal. Rien de plus dur qu'un idéal. Rien de plus fragile qu'une identification. En choisissant la soeur cinéaste Moretti éloigne la douleur de lui-même, peut-être la transforme-t-il, la conjure-t-il, mais il aggrave la tension. Il écarte de lui la souffrance, en l'amplifiant. Projection.

Elle m'a fait penser à l'Antigone de Sophocle, dramatiquement engagée dans un combat pour son frère, renonçant à tout autre amour. Mais, dit Sophocle, à ce moment final, lorsque Créon a pris sa décision de la faire enterrer vivante, elle est enfin belle. Chez la fille Margherita il n'y a plus que la passion de son film et la passion de...sa mère.

"En finir avec la Mère ?", titrait un de mes exposés à Liège et à Budapest, basé sur la clinique des hommes et des femmes qui viennent me parler. C'est à la fois possible et impossible.

Possible parce que cette mère réelle il faut bien la dés-idéaliser, la quitter, la retrouver autrement, la laisser aller, la décliner dans les mouvements d'amour et de haine.

Impossible parce que la Mère, le signifiant Mère, c'est la métaphore et la métonymie de la vie, de la source même de notre psychisme, de ces alternances pulsionnelles, des rythmes de la vie et de la mort.

Le Fils de Jean est un film dramatique franco-canadien réalisé par Philippe Lioret, sorti en 2016. Ce long-métrage est inspiré du roman « Si ce livre pouvait me rapprocher de toi », de l'écrivain français Jean-Paul Dubois. À trente-trois ans, Mathieu ne sait pas qui est son père. Un matin, un appel téléphonique lui apprend que celui-ci est canadien et qu'il vient de mourir. Il se rend à Montréal afin d'en savoir plus sur lui. Il est accueilli par Pierre, le meilleur ami de Jean, qui lui interdit de dévoiler son existence à la femme de Jean ou à ses deux fils. Mathieu ne peut résister et finit par connaître la déception auprès de ses supposés demi-frères. Il trouve le réconfort auprès de Bettina, la fille de Pierre, et d'Angie sa femme, et comprend les véritables raisons pour lesquelles Pierre l'a contacté...

« Les Fils de...les Filles de... » doivent se faire un prénom, la renommée de leur nom revenant au père, ou à la mère éventuellement. Ils doivent trimer pour être à la hauteur.

« Fils de p... » Ici c'est la mère qui est visée. En salissant la mère, on salit, le plus souvent, le fils. Surtout ne pas toucher à la mère. Qui est mon père ? Qui est ma mère ? Bien des enfants ont été hantés par ce mystère, d'autant plus lancinant que la puberté et l'adolescence les précipitent dans une orbite aspirante d'avoir des comptes à rendre. Dans cette frénésie pulsionnelle et sociale mieux vaut pouvoir s'appuyer sur quelque chose, ou du moins pouvoir le rejeter. Ne rien savoir est pire. Le "je n'ai pas connu mon père" est presque équivalent à "mon père n'était jamais là", ou, quand les deux énigmes se conjoignent, "c'est ma grand-mère qui m'a élevé". Rien à dire sur mes parents.

Dans le film de Philippe Lioret, "Le fils de Jean", c'est au moment crucial de l'imminence de la mort, qu'un médecin canadien veut voir un fils caché, laissé à Paris à une femme après une passion éphémère. Il est retourné au Canada à sa clientèle et à sa famille. L'idée d'un fils le tarabuste à tel point qu'il veut le voir avant de mourir, mais il n'a pas le cran d'avouer sa faute à sa femme et à ses filles. Praticien de médecine chinoise il ne croit pas aux vertus des traitements chimiques et il y renonce. Le temps est compté mais il craint de se faire voir à un fils pour lequel il n'a pas été à la hauteur d'une prétention de père. Quelque chose le tenaille sans pouvoir résister. Son ami Jean, médecin riche et coureur de jupons, ayant disparu dans un lac un week-end de pêche et de beuverie, lui fournit l'occasion d'annoncer au fils parisien la soi-disant mort du père inconnu. Viendra-t-il à l'enterrement ?

Ne pouvant assumer le signifiant de Père, ni son incartade conjugale, il se cache pour voir le fils manquant. Tout autant que le fils se précipite au Canada pour voir ce père manqué. Mais comme il est censé être mort et disparu au fond du lac, il se raccrochera aux supposés frères, pas très glorieux il est vrai. A moins qu'il ne se raccroche à un tableau qui a de la valeur, dont on ne sait qui est le vrai destinataire ?

Dans le rapport Père-Fils, il y a toujours quelque chose de caché et quelque chose de manquant. Dans le rapport avec la Mère aussi, mais ce n'est pas la même chose. La Loi ne fonctionne pas de la même façon pour tout le monde. Les enfants adoptés cherchent leur mère plus que leur père. Une mère qui ne veut pas son enfant et qui l'abandonne ne signifie pas la même chose qu'un père qui se taille et qui se terre.

Pour tout le monde Père est un signifiant, donc aussi un mystère impressionnant. Il répond à la logique impersonnelle du signifiant. Si on a connu un père réel, c'est déjà plus supportable. Sans compter le poids du père idéalisé. Mais aucun père réel ou idéal ne fera disparaître le signifiant mystérieux, fascinant et craint. C'est celui-là qui fait d'abord "fils de..." Le Père peut donner son nom. C'est la matrice d'une existence sociale. Mère est aussi un signifiant, qui comporte sa part d'énigmes, d'idéalisation et de mystère, mais il ne développe pas le même imaginaire que le mot Père. La mère est supposée aimante et nourricière. Elle est supposée donner sa vie pour ses enfants. Donner la vie, ce n'est déjà pas si mal.

Pierre Deladonchamps (le fils) et Gabriel Arcand (le médecin canadien) rendent cette énigme inquiétante supportable et même agréable. Il est vrai que Catherine de Léan (la fille du médecin) y est pour quelque chose. Magie du cinéma !

Les Premiers, les Derniers est une comédie dramatique belge écrite, réalisée et interprétée par Bouli Lanners, sorti en 2016. Deux chasseurs de prime sont engagés pour retrouver un téléphone portable appartenant à une personne très influente.

On suit la trajectoire de deux personnages qu'incarnent Albert Dupontel et Bouli Lanners. Ils sont chargés de retrouver un téléphone cellulaire volé qui contient des informations un peu douteuses. Et puis, sur leur parcours, ils vont croiser Esther et Willy, un jeune couple en cavale, qui est persuadé que la fin du monde est proche. Cette rencontre va se passer dans un petit bled, un petit village un peu de l'ordre d'un village perdu.

« *C'est une espèce de western contemporain, un peu métaphysique,* dit Bouli Lanners. *Ce n'est pas un western à proprement parler mais je joue des codes du western ; mais dans un monde d'aujourd'hui qui parle d'un sentiment de fin du monde qui habite les personnages.* »

Bouli Lanners a gardé le style du *road movie*, mais cette fois c'est l'existence humaine elle-même qui devient le héros de ce voyage de fin de monde vers un inconnu lointain et imprécis. Néanmoins, dans cette désespérance, les personnages fonctionnent par paires : Bouli Lanners et Albert Dupontel (Gilou et Cochise), David Murgia et Aurore Broutin (Willy et Esther), Michael Lonsdale et Max Von Sydow (le patron de l'hôtel et le croque-mort). Ces paires indiquent, font sentir l'attachement, la solidarité, au milieu de cet océan sombre d'un monde sur la fin, d'un monde décati disait Bouli Lanners lors de la présentation de son film à Stavelot. Cette nécessité de lien vivant, y compris entre l'homme et le chien, est une tentative d'échapper à l'inéluctable, de rallumer la flamme. Sans doute est-ce aussi le sens de la présence du nommé Jésus, tombé du ciel, qui donne un coup de pouce quand c'est nécessaire. Cet envoyé du ciel représente sans doute un ami de Bouli qui vivait sur une péniche amarrée au canal d'Angleur, et qui, paraît-il, avait perdu ses tartines. Comme quoi, dans les marges des mondes conventionnels, Bouli s'intéresse spécialement aux pauvres d'esprit.

Pour l'ambiance il a choisi des paysages de la Beauce, particulièrement avec des usines abandonnées, des aqueducs qui ne servent à rien, des hangars miteux, des paysages mornes et sombres. Quand on voit une rue avec des petites maisons proprettes entourées de jardins, c'est avec un brouillard à couper au couteau.

Ce qui est mis en scène c'est un monde hors du temps, hors de l'espace habité. Un monde dé-socialisé. Bouli Lanners a enlevé toute trace d'un monde humain organisé et policé, toute trace du sens humain le plus commun, celui de l'espace social habité conventionnel. Sans doute parce que tous ces acquis de civilisation sont illusoires devant la fin d'un monde et que ça nous cache ce qu'il veut nous montrer : ce qu'il y a en dessous de la civilisation et de la consommation, l'infra humain, quand il est dégarni, décati, réduit.

Les premiers seront les derniers disent les écritures. Il nous présente en quelque sorte les derniers de la terre, les oubliés du social : une jeune femme handicapée et un jeune homme illuminé (admirable David Murgia), deux chasseurs de primes, des gangs de voyous, des pratiques perverses, un vieillard et un croque-mort. Une seule personne est vivante et désirante : c'est Clara (Suzanne Clément) qui aide et aime Cochise. Mais il nous présente aussi, par allusion, les premiers hommes des cavernes, sales et repoussants, essayant vainement de faire du feu pour se chauffer. Les premiers et les derniers humains sont réunis dans cette apocalypse d'un monde déglingué.

Pour souligner le côté insolite du tableau eschatologique il fait venir un magnifique cerf dix cors, bien vivant, altier, sûr de lui mais vigilant, au beau milieu d'une usine désaffectée. Mais, plus tard, ce même cerf va s'empêtrer les bois dans les cordes d'une balançoire : prisonnier et blessé. Cochise devra l'abattre avec une carabine. Ce cerf n'est que la métaphore du vivant, de l'animalité indemne de toute désespérance humaine. C'est aussi le cas de Gibus, le petit chien de Bouli, qui l'accompagne partout, et dénichera, fin limier, une momie dans un hangar, un homme de 28 ans mort depuis deux ans que personne ne connaît. Il est mort abandonné, seul, momifié. Gilou voudra lui rendre les derniers hommages et le faire enterrer dans les formes, avec homélie et prières.

Pourquoi va-t-on voir ce film de Bouli Lanners ? D'abord parce qu'on a vu Bouli dans ses films. On aime cette figure de bucheron ardennais bien de chez nous, avec son regard franc et son allure de franciscain des temps modernes. On l'aime parce qu'on l'a rencontré, par hasard, dans un restaurant liégeois. On l'aime parce qu'il a du talent et que le talent est rare. Donc on lui fait confiance. Et on va à Stavelot, parce qu'on aime le Ciné Versailles et qu'on aime Stavelot, et que Bouli cadre bien avec le Versailles de Stavelot un soir d'hiver. On retrouve la salle comble d'un Versailles des années soixante, avec ses velours rouges, sa scène, ses lourdes tentures et ses lumières intimistes. C'est la dernière séance d'Eddy Mitchell. Néanmoins, on sait qu'il va nous présenter des choses difficiles, des choses dures, qu'on préfèrerait tenir éloignées. C'est ça la magie de Bouli Lanners : avec sa bonne bouille il nous fait passer la pilule amère de la mort et de la fin d'un monde à laquelle on préférerait ne pas penser. Mais, comme de toute façon il faut bien qu'on y pense, pour réussir sa vie, autant y penser avec lui. Et il y arrive ce franciscain de malheur à nous faire passer la pilule, grâce à son esthétique tout à fait particulière. Il a un talent de peintre pour nous plonger dans des atmosphères, des impressions. Comme les impressionnistes !

Cette alternance de gros plans, qui illuminent les visages dans une ambiance triste, avec les plans très larges de la campagne de la Beauce, toute plate, toute droite, mais qui laisse entrevoir une ligne d'infini, avec des lumières toujours très filtrées, peint une atmosphère beaucoup plus plaisante que ce que l'histoire raconte. Si on ajoute ces petites touches discrètes, mais précises, d'une humanité de pauvres gens (un baiser, un homme qui porte une jeune femme perdue à la sortie du bois, un vieil homme avec ses fleurs dans sa serre, un Jésus qui se fait tirer dessus, un petit chien attachant, deux chasseurs de primes qui vont chercher l'adresse d'une enfant chez le juge...le film est parsemé de cailloux d'humanité), on finit par aimer le film et digérer sa noirceur. Mais on est quand même secoué. C'est sans doute pour cela aussi qu'il faut écrire une chronique.

CHAPITRE 6 : LAST BUT NOT LEAST : PSYCHANALYSE ET PRÉCARITÉ

« *Quand dignité et responsabilité sont floutées*

« La psychanalyse, de par son éthique, ne saurait être mise au rang des nombreux services à la disposition du bien-être

Lilia Mahjoub[130]

Et par ailleurs « *...le discours de l'analyste ne saurait se fermer sur lui-même, et c'est pour cela qu'il se doit d'être ouvert aux maux qui agitent notre époque* » idem *p 28*

« *Tel que maintenant j'en arrive à le penser, la psychanalyse est intransmissible. C'est bien ennuyeux que chaque analyste soit forcé - puisqu'il faut bien qu'il soit forcé – de réinventer la psychanalyse* »

Lacan[131]

Penser psychanalyse et précarité implique qu'on renonce à penser la précarité en terme classiquement sociologique, ou politique. De ce point de vue la précarité est un mal social, un malaise dans la civilisation, un échec de la démocratie, un raté des idéaux d'égalité des droits de l'homme. Pour reprendre une expression de Gerald Bronner, les pauvres « *...sont dépeints comme des êtres dépourvus de libre arbitre, agissant comme des animaux conditionnés par des réflexes sociaux. »*[132] Tout engagement politique qui se réfère aux droits de l'homme se doit de panser la précarité et tenter d'y remédier. Tout citoyen européen, ancré dans la démocratie égalitaire, ne peut que regretter qu'il y ait des pauvres, et peut-être s'en sentir coupable ou honteux s'il est lui-même nanti ou privilégié. Le mépris du pauvre se cache dans la foulée. Tout pauvre, qui par ailleurs se sent de moins en moins citoyen comme les autres, ne peut qu'envier la situation des nantis, et se sentir infériorisé ou honteux de son état. La haine du riche n'est pas loin.

Face à cette réalité sociale incontournable - il y a des pauvres et il y a des riches - les psychanalystes, convaincus d'avoir inventé une anthropologie clinique, donc valable pour tout homme, se sont très vite soucié d'essayer d'offrir la psychanalyse aux plus démunis, fut-ce en l'adaptant.

Il est vrai que Freud lui-même fut longtemps obsédé par la pauvreté et par le souci d'assurer l'existence matérielle de sa maisonnée de plus en plus grande. « *Comme il doit être difficile de devenir riche !* » écrit-il à Fliess, le

---

130 Mahjoub, Lilia. « Psychanalyse gratuite ? Le prix à payer », *La Cause Du Désir*, vol. 85, no. 3, 2013, pp. 22-28.

131 *Lettre de l'Ecole freudienne n° 25, 1979, p 219*

132 Bronner, Gérald. « *Déchéance de rationalité : Les tribulations d'un homme de progrès dans un monde devenu fou* » Grasset, 2019.

8 février 1897.

Dès 1908 Freud et Ferenczi ont l'idée d'une polyclinique pour personnes défavorisées.

« ***Budapest a préparé, Berlin exécuté, Vienne espère succès*** », dit Freud dans un télégramme, cité par Michelle Moreau-Ricaud.

Au Vème Congrès, organisé à Budapest en 1918 un projet hongrois de policlinique, soutenu par Freud, avec Ferenczi et Anton von Freund, sympathisant et mécène, est envisagé à Budapest. Il est convenu que l'évolution de la thérapeutique se fera dans le sens de l'*« activité » du psychanalyste que prône Ferenczi, élève préféré de Freud. La technique sera « adaptée aux conditions nouvelles » ; même les pauvres auront droit à cette thérapie. On formera quantité d'analystes, dans des établissements qui seront dirigés par des psychanalystes. Pour soulager la misère névrotique, on aura d'abord recours à l'initiative privée, puis les gouvernements, conscients de leurs devoirs, ouvriront des centres de consultation où « les traitements seront gratuits ». On associera « l'influence éducative à l'influence analytique » : l'« or pur » de l'analyse sera amalgamé avec le cuivre de la suggestion directe, ou parfois de l'hypnose. Sans « parti pris* ».[133]

Le projet capote. Le relais est pris par Max Eitingon, qui va réaliser à Berlin le rêve partagé de Freud, Ferenczi et von Freund.

« Le nouveau philanthrope, Max (Markus) Eitingon (1881-1958), est né en Russie de parents juifs qui ont magnifiquement réussi dans le commerce mondial de la fourrure et sont devenus des mécènes en créant à Leipzig un hôpital et une synagogue. Handicapé par un bégaiement important, Max fait des études difficiles au lycée, n'obtient pas le diplôme final, mais réussit néanmoins à faire médecine et à se former en neurologie, auprès de Bleuler et de Jung, à l'hôpital du Burghölzli, à Zurich. Là, il entend parler des travaux de Freud, les lit ; il écrit à Freud le 6 décembre 1906, au sujet d'une patiente. Freud lui répond que ce serait une bonne indication analytique, mais que « le coût de la cure pourrait être considérable ». Remarquons que la question d'argent est immédiatement posée dans la cure et dans la relation Freud-Eitingon. »[134]

Le 19 juillet 1919, Eitingon demande, lors d'une réunion de l'Association Psychanalytique de Berlin, à être mandaté pour créer et diriger, avec

---

[133] Moreau Ricaud, Michelle. « La Policlinique de Berlin (1920-1933) : une « organisation nouvelle » », *Le Coq-héron*, vol. 201, no. 2, 2010, pp. 36-44.

[134] Idem.

Simmel, dès l'hiver suivant, une policlinique psychanalytique, ce que les collègues acceptent à l'unanimité.

« *Nous allons donc commencer la "psychothérapie pour le peuple"* », se hâte-t-il d'annoncer fièrement à Freud. Il reprend les termes mêmes de l'utopie freudienne de Budapest, sans attendre plus longtemps l'aide de l'État ou de généreux donateurs « à la docteur von Freund ».

En février 1920, la Policlinique s'ouvre dans un quartier est de Berlin, au 29, rue Postdam, au quatrième étage, dans des locaux aménagés par Ernst, le fils architecte de Freud. L'inauguration a lieu le 14 février, et Freud l'annonce le lendemain à Ferenczi.

Le rêve de Freud se réalise : mettre la psychanalyse au service du plus grand nombre. Ne nous y trompons pas, l'enjeu est double. Certes, se soucier des gens défavorisés, pauvres, lui qui a connu la pauvreté et a désespéré de devenir riche. Nous ne doutons pas de son souci social. Mais aussi, manifestement, montrer à tout le monde scientifique que sa découverte concerne bien l'homme, quelle que soit sa condition sociale, c'est-à-dire que sa métapsychologie est bien une anthropologie. Il concède, notamment en faisant référence à la méthode active de Ferenczi, qu'il faudra sans doute transformer la technique pour l'adapter à cette clinique particulière des gens pauvres, comme on avait dû modifier la technique pour quelle soit accessible aux enfants. On suppose donc que les gens pauvres ne sont pas dans le même rapport, non seulement à l'argent, mais aussi à leurs symptômes, à la souffrance psychique, au consentement nécessaire et à la privation pour accéder aux racines inconscientes de leurs souffrances. Ils ne sont pas dans le même rapport au monde, aux objets de désir, à eux-mêmes et aux autres. Dans « *Malaise dans la civilisation* » Freud notait déjà l'originalité de cette douleur d'existence qui peut s'accompagner d'humiliation, de mépris social, ou pire d'indifférence. Il soutient que la souffrance d'origine sociale est le type de souffrance le plus difficile à accepter : « *la souffrance issue de cette source (les relations avec d'autres hommes), nous la ressentons peut-être plus douloureusement que tout autre...* » Lorsque les dispositifs qui règlent les relations des hommes entre eux sont déficients, s'il n'y plus d'appuis intérieurs, la déchéance menace. Dans « déchéance », il y a « choir », « tomber ». On les laisse tomber, ils se laissent tomber. Perte donc, de soutien, d'appui, d'accrochage, de support. C'est d'ailleurs ainsi que Jean Furtos définira la précarité : « *La précarité, c'est avoir peur : peur de perdre, mais de perdre quoi ? Nous verrons plus loin qu'il s'agit de la perte des 'objets sociaux'* ».[135]

Implicitement on trouvera le même raisonnement dans la découverte du psychodrame par Moreno et dans les avatars du théâtre spontané, du travail

---

[135] Furtos, Jean. « La précarité et ses effets sur la santé mentale », *Le Carnet PSY*, vol. 156, no. 7, 2011, pp. 29-34.

de rue et de la thérapie familiale qui l'ont amené a inventé le jeu psychodramatique en groupe. La psychanalyse, telle que codifiée par Freud, une séance de 50 minutes six fois par semaine sur le divan, ne convient pas à tous les milieux, à toutes les époques, à toutes les formes de pathologie.

Précarité et errance : construire une clinique psychanalytique

Freud, Ferenczi, von Freund, Eitingon, Abraham, Simmel, par leurs préoccupations sociales, montrent qu'ils sont sensibles aux réalités socio-économiques des gens qui souffrent.

En 1995 le sociologue Robert Castel introduit le concept très utile en sciences sociales (et cliniques) de « *désaffiliation* ». Que devient-on lorsque progressivement, et pour des raisons externes de structure comme le chômage, non nécessairement pour des raisons propres à l'individu, on appauvrit ou on perd ses liens d'appartenances, ses inscriptions ? Dans une thèse de décembre 2016 [136] , Olivier Jan propose le concept, plus anthropologique, plus large « d'errance essentielle ». Il le définit « *comme une dynamique existentielle pathologique issue d'un contexte traumatique précoce ayant remplacé la possibilité normale d'accès au vivant par une condition apparaissant définitive de survie fondée sur l'impossibilité d'accroche vraie à l'autre. L'errance essentielle fait vivre paradoxalement, de façon mortifère, en condamnant son porteur à ne pas acquérir, à ne pas (se) développer, à ne pas construire, le maintenant dans des non-liens, des non-sens par lui seulement acceptables, à une vie sans projet, sans désir, dans laquelle la subjectivation n'advient que très partiellement. Organisée autour de ce vide fondamental, de cette survie, l'errance essentielle conduit très sûrement à la désocialisation extrême, à la marginalisation grave, raccourcit la durée de vie.* »

Ce qui me paraît intéressant c'est, d'une part qu'il insiste sur l'évanescence, voire la disparition « *d'un espace de transitionalité* ». Cela indique clairement qu'il faut construire une clinique avec les moyens du bord, pour tenter de créer des espaces dans lesquels une transitionalité pourrait advenir. D'autre part, cette façon de construire la situation clinique particulière de l'errance permet facilement de prévoir un développement théorico-clinique du côté du vecteur du Contact, dans le schéma pulsionnel de Szondi, revu et développé à Louvain par Schotte et ses élèves. Kuhn, Maldiney et Oury, Kinable, Lekeuche et Ledoux ne s'en sont pas privé. Et on y retrouve cette nécessité de construire des dispositifs adaptés chère à Tosquelles à Saint Alban, puis à Oury, Gentis et les autres dans d'autres lieux de psychothérapie institutionnelle.

[136]Université de Rouen, Olivier Jan, « Ce qu'errer veut dire - Etude psychopathologique et anthropologique de l'errance à partir des cliniques de la grande précarité. Proposition du concept d'errance essentielle ».

Dans cette perspective Olivier Jan note que l'errance avec chien (qui ne serait donc pas l'errance essentielle) serait de meilleur pronostic, selon sa logique. L'ouverture d'une aire transitionnelle (vers plus de lien à l'humain potentiellement), comme celle que nous voyons dans le rapport au chien, pourrait être une voie d'évolution/ « guérison » de la coupure relationnelle et psychique qu'est l'errance. Il continue, dans des termes typiquement szondiens : « *L'errant authentique, essentiel, est un être qui ne s'accroche pas, selon notre approche théorique. Ceci n'empêche que parfois, il se laisse aborder, se laisse accrocher par quelqu'un qui se propose à lui. Le phénomène relationnel ne s'engage pas à sa demande, s'il s'engage : c'est bien l'acte, la demande, le désir d'autrui dont il y a expression ici, clairement. Nul intervenant auprès de ce public ne peut en être dupe. L'errant authentique, selon notre essai théorique, n'attend rien de l'autre ni de lui- même, visant l'ataraxie ou plutôt le maintien d'une absence de tension, de risque supplémentaire, d'angoisse. Cependant, vivre sans l'autre ne se peut, le principe de réalité en décide ainsi. L'errant, nous l'avons mentionné, peut avoir un investissement superficiel de l'autre fondé sur l'utile, le pratique, le pragmatique. Nous rencontrons de grands errants ayant vécu longtemps quasi seuls à la rue mais acceptant, avec l'âge, un recours institutionnel par exemple, avec dans ce monde quelques relations plus porteuses malgré tout : l'animateur référent, le chef de service représentant une autorité...*

Fracture sociale et solidarité

La solidarité est une exigence éthique. Au-delà des actions de solidarité par les organisations caritatives, syndicales, politiques ou religieuses, le souci de la précarité incombe à chacun. On succombe ou on s'en déleste. Et donc pourquoi pas au psychanalyste ? Aux 26èmes journées de *Psypropos*, à Blois et Orléans, le groupe de travail de La Borde invitait à parler de la clinique en partant du thème « *Accueil et Hospitalité – Partager l'invention au quotidien* ».[137]

L'argument qui orientait les journées proposait cette réflexion :

« Alors que l'économie de marché ultra libérale s'est débarrassée de presque toutes les barrières douanières, nous assistons dans les relations humaines à des replis identitaires massifs derrière des frontières nationales restaurées à la hâte, pour stopper la progression de réfugiés jetés en famille sur les chemins de l'errance fuyant les guerres, la peur et la misère. Ces enfants abandonnés à leur infortune au pied de barbelés frontaliers, nos

---

[137] *Comité d'organisation :* Patrice Baert, Elisabeth Batier, Frédéric Godard, Marie-Christine Hiebel-Barat, Eléonore Lafond-Franceschini, Michel Lecarpentier, Sylvie Misek, Monique Moussier, Valérie Viginier.

enfants, quel monde pourront-ils construire demain avec les autres devenus hommes ? Entre accueil et rejet, hospitalité et hostilité, le sérieux et l'éthique (Kierkegaard) doivent prévaloir : « celui qui ne fait pas réponse ne perçoit pas la parole » disait Martin Buber, penseur universaliste du dialogue. A défaut, bien des situations de méfiance et de défiance envers autrui pourraient compromettre toute éthique de civilité. Les conduites et modalités organisationnelles économiques et financières des échanges marchands ont de tous temps modalisé les rapports humains. L'accueil et l'hospitalité ne sont-ils pas aujourd'hui soupesés à l'aune des pertes et profits et de la balance bénéfices-risques des procès industriels qui gèrent les ressources humaines ?

La conception même de l'humain est touchée par ce mimétisme objectivant lorsque la production d'un enfant conforme au désir des adultes peut leur être de plus en plus garantie par la science, faisant craindre à certains un eugénisme radical. A l'école, son comportement devra être adapté, docile, son désir cadré, sa future employabilité dépendra de sa capacité à se vendre dans la concurrence qui l'oppose déjà à « l'autre ».

La maitrise du vouloir et le vouloir maitriser tendent à réduire la tolérance aux manifestations d'un écart, d'une altération face à un idéal imaginaire épuré qui est proposé, vendu, comme matériellement réalisable par les entrepreneurs et les décideurs.

Le débat fait rage entre uniformisation identitaire et altérité. La xénophobie se manifeste quand les diverses hypothèses de civilisation voudraient imposer leur modèle comme idéal. La phobie se saisit de l'altérité pour la projeter hors de soi alors qu'elle est constitutive de la singularité de chacun. « Le désir de l'homme, c'est le désir de l'Autre » disait Lacan en appui sur Hegel. Le même et l'autre se dialectisent en chaque humain dans une auto-production qui est une auto-création en croissance. H.G. Gadamer souligne l'étymologie commune de créer et croître.

Accueil et hospitalité sont le site de cette croissance qui n'est rien d'autre que le processus d'humanisation de chaque homme au contact d'autres hommes. Entre identification (« J'ai hâte de me voir semblable à l'autre, faute de quoi pourrais-je être » Lacan), disparité subjective et émergence du singulier, se déploie l'existence humaine, elle a son site dans « l'événement avènement qui ouvre le monde », nous propose Henri Maldiney. Roland Barthes disait l'importance de veiller à « Humaniser les relations humaines ».

Au cours des Journées de l'année 2016, Psypropos abordera ces questions sociales, sociétales et microsociales. De quelle façon chacun peut-il dans son exercice statutaire demeurer en prise sur la nécessité éthique d'une « invention du quotidien » (Michel de Certeau)? Ne s'agit-il pas d'inscrire du nouveau dans le cheminement partagé avec les autres ? C'est la question de base, que chacun exerce son humanité dans les champs de la justice, la pédagogie, la santé, l'éducation, le travail, l'art ou la culture.

Ce partage créatif de l'invention du quotidien doit être recherché en toutes circonstances pour que le sens de l'existence se manifeste dans le vécu personnel de chacun et que la discorde (Pindare) ou la « culpabilité objective » (Freud) ne déclenchent pas la destrudo dans son vacarme, ou tragiquement à notre insu, à bas bruit. »

Psypropos mobilisait dans une dimension politique, sociale et institutionnelle. Gilbert Vincent, philosophe à Strasbourg, y rappelait l'urgence de l'hospitalité à une époque où on tend à diviser l'humanité : « *il y aurait, d'un côté, ceux, les 'self made men' qui ne devraient rien à personne de leur réussite ; de l'autre, ceux qui devraient avoir honte de leur dépendance* ». Il poursuit par la leçon de Malthus qui s'insurgeait devant l'institutionalisation de l'assistance qui encourage l'irresponsabilité de ceux qui en profitent. On est au cœur du sujet. La question de la responsabilité est au cœur même de la question de la précarité, mais dans une perspective idéologique très précise : l'idéalisation du sujet autonome, responsable et non solidaire, les sujets transformés socialement en objets, tel qu'on peut les additionner 1+1+1...C'est l'espace social de la démocratie des nombres, des voix qu'on additionne, espace pour lequel la marginalité est hors-norme.

Jean Furtos décline trois niveaux de précarité, la distinguant d'emblée de la pauvreté : « *une précarité ordinaire, normale en fait lorsqu'on se sent seul par exemple ; une précarité de la modernité, corrélée à la perte des certitudes qu'offraient les promesses des Lumières et de la Raison ; enfin 'la précarité actuelle', portée par le capitalisme financier et sa mondialisation des flux d'argents et des informations, et par l'*urgentification *du monde qui favorise l'*atomisation *des individus et la perte des solidarités* ».[138] Il va dans le même sens que les acteurs de *Psypropos*.La perte de confiance en soi, en autrui, en l'avenir peut amener à ne plus disposer de ses propres ressources, à ne plus demander de l'aide, et à sombrer dans un état d'auto-exclusion « *où, pour survivre, le sujet humain abandonne une partie de sa liberté...Pour ceux qui ne se sentent pas durablement respectés, une manière de réagir est de 'quitter le monde', de 's'auto-aliéner', ce qui peut aller jusqu'au désespoir absolu* ».[139]

Jean Maisondieu est encore plus sévère dans son analyse. L'allure cynique du commentaire vise sans doute à faire honte au système moderne du capitalisme. Mais fait-on honte à un système ? Par rapport aux exclus anciens, qui représentaient une force de travail, et donc qu'il fallait ménager,

[138] Furtos, Jean. *De la précarité à l'auto-exclusion. Une conférence-débat de l'Association Emmaüs et de Normale Sup'*. Éditions Rue d'Ulm, 2009

[139] Ibidem.

« l'exclu moderne n'a pas cette chance (!). Sa force de travail est superflue. Si, en plus, il n'intéresse pas en tant que personne, il est en danger de mort. Non seulement il est inutile, mais il devient encombrant dès qu'il n'a plus de ressources. L'interdit du meurtre étant le fondement de la vie en société, il n'est évidemment pas question de le tuer pour s'en débarasser. Par contre, rien n'empêche de souhaiter sa disparition et de le pousser lui aussi à la souhaiter. Pour y parvenir, il suffit de procéder à sa dévaluation, ce qui est très facile...De ce fait il se trouve également exclu du champ du langage et des échanges symboliques avant de disparaître de celui des échanges affectivo-sexuels et de n'être plus rien aux yeux des autres, puis aux siens. »[140] La puissance mortifère de l'exclusion sociale transparaît dans le texte de Maisondieu. Il explicite ce qui est habituellement caché : la haine de l'autre, la honte et la haine de soi.

Dignité et responsabilité

Tout le monde ne réagit pas nécéssairempent de la même façon à ces exclusions ou à ces « pertes » ; c'est selon son destin inconscient, ou comme dit Szondi, selon son « choix ». Qu'on ne s'y trompe pas : il ne s'agit pas de faire croire qu'on *choisit* la précarité. Il ne s'agit pas d'opposer le « *c'est de leur faute* » dans la bouche du bourgeois nanti au « *je n'y suis pour rien* » dans la bouche du marginalisé en précarité. Il s'agit de cerner au plus serré la dimension proprement psychologique par laquelle le désir inconscient pourrait être concerné, pour pouvoir l'entendre.

Il faut préciser la question de savoir en quoi le psychanalyste peut être concerné par l'hospitalité et l'accueil. On le devinait avec les premières tentatives des viennois et des hongrois : l'éthique de la psychanalyse est convoquée devant cette accentuation de l'inhospitalité et du rejet, ou du repli vers l'individualisme. En effet, devant cette étrangeté, non pas du destin du migrant, de l'errant, du sans domicile, de celui qui a largué les amarres, étrangeté familière au psychanalyste, ce qu'il faut pouvoir entendre, alors que cela n'est pas dit, c'est l'aliénation subjective de la personne qui se trouve réduite aux évènements, ballotée dans le fux et reflux des avatars d'aide ou de déboires. A la logique des *perceptions* objectivables, du dénombrable et des additions d'objets échangeables, la psychanalyse exige de revenir toujours au fondement du *sentir* au cas par cas, qui implique un « *échangeable* » de la reconnaissance mutuelle à travers des accords-désaccords, dans lesquels « *s'accorder* » et « *se désaccorder* » concerne aussi bien le monde, le corps, l'autre et soi-même, et les avatars de « l'attachement » et du « détachement », du « retenir » et du « lacher prise ». Les modulations de l'ambiance, du contact, première dimension de

[140] Maisondieu, Jean. « L'exclusion : un processus mortel », *Études sur la mort*, vol. n°122, no. 2, 2002, pp. 85-91.

« l'exister » humain font le lit de l'accueil psychanalytique, de la demande et du transfert.

Au plus près de l'argument, au-delà d'une exigence éthique citoyenne, accueil et hospitalité ne sont-ils pas au fondement de la pratique de la psychanalyse ?

« *L'analyste au plus près de son raport à l'inconscient et au désir, s'inscrit dans le transfert avec son corps, avec tout son être, tout en laissant à la porte de son cabinet ce qui concerne la satisfaction de cet être, sans pour autant être clivé* », écrit Monique Tricot dans « L'Hospitalité du Transfert »[141].

Nous pouvons donc établir aujourd'hui, à partir de l'expérience clinique des accueils psychanalytiques en France, que le psychanalyste, se sentant appelé par ces errances psychiques, ne peut pas, ne veut pas, se réduire au réceptacle de la misère du monde ni se contenter d'une approche humaniste caritative, puisqu'il s'est formé à écouter et à entendre les démons intérieurs. Il peut donc se sentir « appelé » dans ces lieux profanes du monde, en dehors de l'intimité recluse du cabinet de consultation. Il avait déjà été « appelé » dans les institutions psychiatriques de soins, « appelé » dans la pratique du psychodrame de Moreno, hors champ stérile de la cure type.

Cette expression insiste : « il s'est senti appelé ». Bien que la pratique psychanalytique se décrive essentiellement comme une situation dans laquelle quelqu'un en souffrance « appelle » un psychanalyste, il convient aussi de faire émerger ce fait que le psychanalyste se sent « *appelé à* », ce que Lacan a développé d'une certaine façon dans les termes « *du désir du psychanalyste* ». Dans la cure psychanalytique classique, Lacan attire notre attention sur cette face de transfert : les choses s'articulent aussi, dans leur efficacité et dans leur résistance, autour du « désir du psychanalyste ». C'est dire que l'inconscient du psychanalyste est engagé dans la cure, et donc aussi ses résistances. Comment (ne pas) vouloir le bien de l'autre ?

Les pratiques psychanalytiques (cure, psychodrame, institution) et l'expérience des plannings familiaux nous apprennent qu'il y a des gens qui ne peuvent pas s'adresser à un psychanalyste pour s'engager dans une psychanalyse. Sont ils sont trop démunis, soit ils pensent que ce n'est pas pour eux, parce que c'est trop cher (on leur a dit que c'était trois fois par semaine pendant de longues années), soit ils ne connaissent même pas la différence entre un psychologue, un psychiatre et un psychanalyste. Ils entendent parler de « psy », mais c'est un slogan de cinéma, de radio ou de TV, donc une caricature.

---

[141] *Pyspropos*, idem

L'exercice de la psychanalyse ne tient pas à la technique de la cure type. Pour s'engager dans une cure, quand cela s'indique, il faut pouvoir en faire la demande et soutenir cette demande dans un dispositif relativement frustrant, puisque la présence de l'autre se réduit à une écoute attentive et silencieuse et à des interventions mesurées, censées laisser la place aux associations libres, aux pensées, aux silences, et à toute sorte d'autres manifestations du psychanalysant. C'est l'insistance du symptôme qui soutient et permet de supporter la frustration.

Certains patients qui ont fait une demande choisissent de s'engager dans un groupe de psychodrame, avec d'autres patients, et de se laisser anonymement prendre par les phénomènes de groupe et de jeu. Cet « *anonymat* » convient mieux à ce qu'ils peuvent soutenir de leur propre activité psychique de mise a u travail de leurs souffrances. D'autres choisissent *l'immédiateté et l'anonymat* d'un centre de planning familial ou un centre de santé mentale. Mais ce n'est pas nécessairement un psychanalyste qui écoute. Certains arrivent, un peu malgré eux, dans un hôpital psychiatrique, ou un centre thérapeutique dans lequel des psychanalystes vivent avec eux au quotidien leur folie, avec d'autres soignants, dans des lieux et des temps organisés comme psychothérapie institutionnelle. On a créé pour eux des *sites hospitaliers*. D'autres personnes appellent Télé-Accueil pour tenter de tenir, dans l'anonymat, les rennes de leurs angoisses ou de leurs délires. C'est très ponctuel, et il n'est pas certain de parler à un psychanalyste. Enfin, depuis quelque temps, il y a la *Porte Ouverte* à Liège ou ailleurs. A toute heure du jour il y a quelqu'un à qui parler, dans une *vraie* rencontre. Il n'est pas certain de rencontrer un psychanalyste.

Dans ce type d'*anonymat* ce qui se profile c'est : ne pas pouvoir soutenir sa demande, ne pas pouvoir soutenir son nom, ne pas pouvoir soutenir la rencontre d'un rendez-vous. Rendez-vous ! Au-delà d'un accord pour une rencontre, au-delà d'un ordre d'aller quelque part, c'est une sommation : rendez les armes ! Les errants en précarité ne peuvent se rendre à personne, puisqu'ils tentent de disparaître dans l'anonymat. J'ai d'ailleurs remarqué qu'ils s'affublent de sobriquets entre eux, de noms d'emprunt, ce qui sans doute crée malgré tout du familier : le Grand, Junior, Dédé, la P'tite, Dadane, Jaune…Ils préfèrent l'anonymat pour n'avoir pas à supporter leur destin. Ne pas être fixé à un domicile, ne pas être fixé à un nom, n'être que dans l'instant, dans un lieu pour le quitter immédiatement.

Rencontre gratuite

Depuis quelques années des psychanalystes pensent qu'il est utile socialement et éthiquement, de leur proposer une rencontre gratuite avec un psychanalyste. Un psychanalyste rencontre, écoute et parle autrement qu'un clinicien qui n'est pas psychanalyste Il s'agit bien sûr de proposer ces rencontres à des personnes qui n'ont pas les ressources suffisantes pour s'engager avec un professionnel qui gagne sa vie. Mais surtout, il s'agit de donner l'occasion à quelqu'un de ne pas devoir nécessairement soutenir sa demande dans un engagement à long terme. Une rencontre anonyme en quelque sorte. Un temps court, de une à quelques séances, peut suffire pour produire des effets de désaliénation. Qu'est-ce que cela veut dire ?

Quand on évoque en détail, chez les travailleurs sociaux ou les bonnes âmes caritatives les situations extrêmes de migrants, de sans-abri, de sans ressources, de psychotiques dans les rues, dans les gares, ou dans des squats, on entend assez vite : « *c'est insupportable de vivre dans ces conditions* ». Manifestement on s'identifie à leur errance misérable, mais aussi on est révulsé par l'abandon et le rejet qu'ils suscitent. On connaît aussi les réactions parfois inappropriées des travailleurs sociaux dans les institutions d'accueil, d'hébergement ou de soins. « *Comment ! Je lui donne du riz et il veut des pâtes, mais pour qui est-ce qu'il se prend ? On n'est pas à l'hôtel ici !* »

Le mot « insupportable » vient ponctuer, clore peut-être ? Tenter de clore. C'est insupportable de vivre ces situations de marginalité, d'assistance et d'errance, mais c'est aussi insupportable cette façon de traiter les marginaux dans les institutions. Habitué à superviser des équipes d'interventions en situation d'urgence ou de stress, j'avais bien compris que ces travailleurs sociaux eux-mêmes *avaient choisi* d'être confrontés à « *l'insupportabilité* » de la vie des humains, et que parfois, pour se protéger, ils se retranchaient derrière le règlement, le manque d'argent, l'hygiène, la loi, la pitié ou la bonne conscience. Ce dont on a horreur est en même temps fascinant. L'insupportabilité attire et terrorise.

Ce n'est pas sans effet sur les intervenants sociaux de rencontrer l'*insupportable* (du) bénéficiaire. Par exemple, dans un planning familial devoir « supporter » d'accompagner des femmes pour une IVG, ce n'est pas sans effet sur les personnes, ce n'est pas sans effet sur l'institution elle-même. Et si on ne trouve pas l'occasion de mettre cela en travail de parole en supervision cela se met à déglinguer à tout va. Probablement, mais de façon moins évidente, c'est insupportable de se confronter chaque jour à des gens qui semble « se complaire » dans la précarité et l'errance et qui ne font rien pour en sortir.

Je crois que cette *insupportabilité* ressentie par le témoin, le journaliste ou le travailleur social à propos des personnes sans ressources est l'écho en chacun de ce qui pour le « *sans ressource, le marginal, le métèque, le juif errant* », pour évoquer les métaphores connues de Georges Moustaki, de ce qui est insupportable pour eux. C'est tellement insupportable qu'ils en perdent les moyens, les pédales. Ils n'ont plus de ressources en eux-mêmes. Ils ne peuvent plus rien « supporter ». Et cet état va pervertir le rapport dans lequel on se met avec eux.

Ces personnes sont, depuis longtemps, ou récemment, dans une position *d'impasse subjective* qui les isole, les exclut de l'échange social, les met en rupture et en danger de décompensation ou de passage à l'acte. C'est au point qu'ils ne peuvent plus faire des demandes ou se couler dans un schéma contraignant, par exemple un centre d'accueil pour sans logis. Toute contrainte du monde « organisé » leur est insupportable. Dans le film de Bouli Lanners « *Les Premiers, les Derniers* » on voit bien cet égarement psychique qui met en vagabondage. Ils s'enfoncent et ne peuvent faire appel. Ils saisissent, parfois, des rencontres inopinées au hasard des errances et des errants : des chasseurs de prime, un croquemort, un cerf, la gare abandonnée de Plombières dans la région germanophone en Belgique. Solitude, déshérence, croisement d'errance. Plus de passé, pas d'avenir, du présent qui change tout le temps. Quelques points de repères.

Accueil et hospitalité

Dans *Insistance* Anne Dufourmantelle titre : « L'hospitalité, une valeur universelle ? »[142] « *Il ne peut y avoir de valeur donnée à l'universel sans un devoir d'attention et de mémoire constant envers le singulier, c'est-à-dire envers ce qui fait trébucher le concept, l'idéal, le juste et le beau du côté de la fragilité, de « l'humain trop humain », de ce qui n'est ni défendable ni même, parfois, représentable...La loi d'une inconditionnelle hospitalité apparaît dans toutes les sociétés primitives, depuis les tablettes mésopotamiennes, sans doute parce qu'elle est l'une des lois fondatrices de toute civilisation, avec celle de l'interdit de l'inceste. Cette loi immémoriale nous rappelle la condition première, exilique, de l'humanité...Que l'étranger soit reçu comme un roi. En ce sens, l'hospitalité est le premier acte politique.* ».

La plupart des centres en France ont choisi « *accueil psychanalytique* ». J'ai évité le mot *accueil* parce qu'il ne rend pas compte des enjeux proprement psychanalytiques. Il y a des guichets d'accueil dans quantité de lieux publics, dans toutes les administrations et offices de tourisme. Rencontrer quelqu'un c'est autre chose.

Comme toute rencontre, la rencontre clinique, au cas par cas, est d'abord une rencontre entre deux êtres humains. Elle est spécifique de reconnaissance et d'identification. A un premier niveau, « *naturel* », deux humains s'identifient l'un l'autre comme faisant partie de la même espèce, de façon presque immédiate. Le sourire en est un des signes fondateurs. C'est un niveau de communication implicite. Nous identifions l'autre comme semblable à nous, indépendamment du langage, de la langue, ou de la culture. C'est du même registre que l'identification de deux animaux de la même espèce. On peut l'appeler i*dentification mimétique* parce qu'elle

---

[142] Insistance n°8, Universel et diversité, érès, 2013.

repose sur la forme globale, semblable à la nôtre, le visage, les yeux, la mimique, le sourire. Généralement, ayant capté l'émotion chez l'autre, nous donnons à notre visage un aspect mimétique de l'émotion de l'autre, en miroir (gaieté, tristesse, angoisse, etc.) Cette rencontre mimétique n'est pas si « naturelle » que cela, elle est déjà médiatisée. Quand nous rencontrons des personnes d'une autre culture, pas trop éloignée de la nôtre (par exemple des grecs, des américains, des bosniaques, etc.) sans connaître leur langue nous pouvons cependant communiquer avec elles par identification mimétique. Nous « comprenons » quelque chose. Nous identifions l'image corporelle de l'autre comme la nôtre, lieu de séparation-délimitation du corps et du monde, dont le « miroir » lacanien est l'opérateur logique. S'y articule et s'y distinguent Imaginaire-Symbolique-Réel, permettant au fantasme d'ancrer le sujet inconscient à l'objet du désir. Cette « rencontre » de soi et de l'autre dans le miroir du visage de l'autre-le même, est le terreau du sentiment d'exister de façon continue, ébauche d'une histoire. L'illusion fantasmatique de la reconnaissance du semblable à soi procure une sensation de s'éprouver le même dans le temps et nous rassure. Toute rencontre mimétique souriante est agréable, sauf si quelque détail de dissemblance vient troubler la quiétude rassurante.

Lorsque la culture est trop différente, l'identification mimétique est plus difficile parce que le vocabulaire corporel ou gestuel est trop différent. Malgré le « sentiment d'étrangeté » que cette situation suscite, on peut cependant apprendre assez rapidement à communiquer et trouver un vocabulaire commun, sans la langue.

Il se peut que certaines personnes, bien qu'élevées dans notre culture, ne puissent emprunter qu'une partie de notre « vocabulaire mimétique » (autistes), ou bien, l'ayant acquis, le perdent (schizophrènes). Quand l'autre ne semble pas nous identifier comme semblable (son regard glisse sur nous comme sur des objets), ou quand l'autre nous regarde sans émotion apparente, nous sommes désemparés, perdus. Le « sentiment d'étrangeté » devient prédominant et la rencontre peut devenir vraiment très difficile, voire insoutenable. C'est ce qui arrive parfois avec des personnes autistes ou schizophrènes, comme s'ils ne nous reconnaissaient pas comme semblables, comme s'ils n'avaient pas d'émotions à notre contact. Le problème est plus compliqué que celui que pose la rencontre avec quelqu'un d'une autre culture, parce qu'au moins les indiens et les papous s'entendent « mimétiquement » avec les leurs. Les schizophrènes et les autistes ne s'entendent pas entre eux. Et encore. C'est à voir.

A l'inverse il arrive souvent que la communication ne se fasse pas parce nous décelons chez l'interlocuteur une anomalie, une étrangeté, une incongruité que nous ne comprenons pas. Maud Mannoni nous a fait comprendre que cette anomalie ne permet pas que l'identification immédiate puisse se prolonger dans une rencontre. Surgit un obstacle de non-reconnaissance identificatoire qui mobilise l'étrangeté, le dégoût, le rejet, la haine. Tous ces « *éprouvés* » inconscients rendent coupables. L'autre est immédiatement transformé en pauvre victime et la pitié suit avec la culpabilité désagréable dont il faut se débarrasser au plus vite.

Avec l'errant, ce qui est déroutant c'est que *son regard glisse sur nous* comme s'il ne voulait pas que la rencontre ait lieu. Comme s'il ne pouvait pas la supporter. Ou, s'il nous demande de l'argent, il nous regarde « anonymement », comme s'il ne voulait (ne pouvait) pas laisser faire l'identification. C'est qu'il sait, lui, qu'il n'est plus dans le même monde que nous. Il n'est plus « notre semblable ». Le regard discriminant a opéré. Si, en plus, on peut penser que l'errant, le migrant, le sans-logis, le pauvre, est lui-même responsable de son malheur, la boucle est bouclée : la rencontre n'aura pas lieu.

La rencontre clinique n'est pas une rencontre comme une autre dans le champ social commun. L'un y est « *professionnel* », l'autre y est « *client* ». L'un a un objectif mandaté, l'autre a une souffrance, une marginalité, une envie de parler et d'être compris, une envie de s'en sortir. La rencontre est dissymétrique. La difficulté est de mettre la rencontre humaine (identification mimétique et identification culturelle) au service du mandat et du rôle.

Pour le psychanalyste, il convient qu'il s'engage humainement dans la rencontre clinique suffisamment pour que le client s'y engage aussi. Mais il met cet engagement, toujours singulier, toujours « personnel », au service de son rôle, de son mandat, de ses objectifs. Si ce rôle, ces objectifs, ce mandat peuvent être définis collégialement, collectivement ou objectivement (c'est même nécessaire du point de vue du mandant-tiers-payant de telle façon qu'on puisse en évaluer l'efficacité), chaque psychanalyste interprétera à sa manière le mandat et s'engagera à sa manière.

Mettre ainsi en avant la rencontre dans l'explication entre précarité et psychanalyse, d'abord c'est renouer avec un courant ancien de la psychothérapie. Martin Buber, philosophe juif de Vienne le promeut dans ses réflexions. Ludwig Binswanger, dans la foulée de la philosophie existentielle à partir de Jaspers, Heidegger, Sartre, Boss, met la rencontre au centre de sa psychothérapie. Les psychanalystes l'ont négligé comme un concept sans doute déjà idéalisé par le courant humaniste dérivé de la philosophie existentielle. Et cependant, si on veut refonder une clinique nouvelle avec des bénéficiaires qui ne viennent pas demander une psychanalyse, il faut mettre au premier plan cette dimension : la rencontre.

Ce qu'un psychanalyste peut proposer à un « errant », c'est d'abord une rencontre. On ne rencontre pas un objet, on ne rencontre pas une voiture. Peut-être rencontre-t-on déjà un paysage ? Il y a comme un échange supposé entre l'humain et le paysage, puisqu'il semble qu'il y ait des résonnances, des rythmes, des vibrations de couleurs, de lumières, de formes, de sons, de silences, d'espace. La « rencontre » avec le paysage c'est la rencontre avec l'altérité en soi-même. Un ami illustrait des photos de montagne magnifiques par ce commentaire : « *Devant tant de beauté, seul le silence est éloquent...et on prend toute la mesure de soi et des choses* ». Encore faut-il en être capable, ce n'est pas automatique. Cette prise de conscience de sa petitesse devant l'immensité harmonieuse, n'est-ce pas une rencontre à l'envers ?

On rencontre sans doute déjà un animal, sans doute pour ceux qui sont les plus proches de nous, les mammifères et qui peuvent manifester leur attachement ; un échange se fait ou ne se fait pas, d'approche ou de distance, d'apprivoisement ou de méfiance, de sympathie ou d'antipathie. Probablement on peut rencontrer un bébé nouveau-né. Tout le monde ne peut pas le faire. On rencontre évidemment un enfant, mais là aussi certains n'y arrivent pas. On rencontre en tout cas un semblable par cette prise de contact mimétique, de sympathie ou d'antipathie, qui est à la base même des travaux de Léopold Szondi. Les visages nous parlent, ou ne nous parlent pas, ou plus exactement nous parlent négativement. La rencontre se fait ou ne se fait pas, agréable ou désagréable, sympathie ou antipathie. On peut s'accorder et accéder à la tonalité existentielle de l'autre dit Henri Maldiney.[143] « *Le propre de la parole*, dit-il, *est d'amener l'absent* (ce dont il est parlé) *à la présence que constitue la co-présence des interlocuteurs* » (celui qui parle et celui à qui il s'adresse). Et de souligner que l'incapacité de rencontrer est au fondement de la psychose. Il mentionne cette plainte d'une malade mélancolique de Kuhn pour qui rejoindre les autres était une souffrance, qui ne pouvait être surmontée que quand elle participait à un ballet où « *son existence est suspendue au rythme générateur de l'espace-temps de la danse.* ». On n'en a pas fini de découvrir toutes les modalités de rencontres par la médiation artistique. Comme Roger Gentis[144] l'avait fait avec le travail corporel, après son analyse, j'ai moi-même approché l'étrangeté de moi-même avec la musique que je pouvais maladroitement produire, avec d'autres en atelier.[145]

Qu'a à offrir à *l'errant* un psychanalyste si ce n'est une possibilité de rencontre ? Elle aura lieu, ou elle n'aura pas lieu. Puisqu'il n'est pas question de lui offrir autre chose, une cure psychanalytique par exemple, puisque nous renonçons à lui offrir le bien, des conseils, notre savoir, notre charité, notre compassion, notre savoir-faire, offrons-lui une rencontre.

---

[143] "Rencontre et psychose", *Cahiers de psychologie clinique*, 2003/2 n°21, De Boeck Supérieur.

[144] "*Leçons du corps*".

[145] Le travail de Lionel Raufast, Frédéric Vinot et Jean-Michel Vives est très intéressant de ce point de vue, "La médiation par le théâtre – Freud et Dionysos sur la 'scène' thérapeutique", Les éditions Arkhê, 2019.

Dans son article « *Pathique et fonction d'accueil en psychothérapie institutionnelle* »[146] Jean Oury insiste sur l'importance de cette première rencontre. « *La fonction d'accueil permet de prendre son temps* », il faut que l'accueil puisse faire rencontre. C'est un travail collectif, insiste-t-il. En créant un espace, un lieu, un site, on prépare la possibilité de retisser une sorte d'espace personnel qui sera plus ou moins bien habité par le malade admis. Oury parle des personnes psychotiques en institution, mais je pense que le dispositif doit être semblable pour les errants. D'ailleurs, parmi les gens de la rue, certains sont psychotiques. Les errants ont un espace personnel, réduit, mais il n'est pas partageable. Pour y arriver il faut créer un espace d'accueil, être « ici » dans ce lieu, tout en ayant accès à un « là », c'est-à-dire un « ouvert ». En faisant référence à l' « autre scène » de Freud, il faut, dit encore Oury, définir une scène où il se passe quelque chose. Des tenants-lieux d'espace transitionnel : pour accueillir quelqu'un il s'agit de pouvoir arriver à construire un praticable, un site, un lieu de rencontre où il peut se passer quelque chose, un espace du dire. Parce que c'est dans ce dire que le parlant pourrait advenir en personne. Cependant, le dispositif institutionnel d'Oury est spécifique à l'accueil de la psychose. La personne arrive à La Borde, accompagnée et est accueillie.

Pour les personnes en précarité qui circulent dans les rues, le dispositif est nécessairement au cœur d'un autre dispositif d'accueil, d'hébergement ou de distribution de repas. Leur arrivée dans ces lieux est motivée par le besoin d'un lit, de douches, de soins, ou de nourriture. Un service social et médical est possible en appoint, voire d'autres possibilités (maman-bébé, potagers), parce que c'est là, dans ces points de chute que se crée un semblant de collectif, mais qui ne tient qu'à un fil. Un jour ils sont là, le lendemain ils n'y sont pas, c'est selon.

Ce qui caractérise leur situation de précarité est essentiellement qu'ils ne sont pas à même de subvenir à leurs besoins et d'être indépendants et autonomes. D'où les mesures « humanitaires » d'assistance sociale et caritative. Mais ces mesures, nécessaires d'un point de vue humaniste, au-delà du fait qu'elles donnent bonne conscience à ceux qui les prodiguent (et pourquoi pas après tout ?) ont un effet maléfique : elles transforment la personne précaire en assisté et en victime. De facto. D'emblée, responsabilité et dignité sont délabrées. D'un point de vue psychologique, et non plus socio-politique, c'est une double peine : non seulement ils pâtissent des évènements qui les ont amenés dans cette situation (ruptures amoureuses, pertes d'emploi, toxicomanie, deuils douloureux, dégringolade socio-économique, perte du réseau social…), mais ils sont forcés d'être assistés pour survivre. Ils (se) sont transformés en victimes honteuses.

---

[146] Dans Jacques Schotte (éd.) *Le contact*, De Boeck, Bruxelles, 1990.

Retrouver la parole

Le but de ces rencontres avec un psychanalyste c'est de retrouver la parole, de l'adresser à quelqu'un qui permet de dire et d'entendre comment on s'est fourvoyé dans les arcanes de ses désirs, comment on s'est (on a été?) transformé en victime. Le « on » ici est de rigueur, puisque par définition clinique, parmi les positions personnelles que permet la structure de la subjectivité humaine les errants ne semblent pouvoir occuper, en public, le plus souvent que la position « *on* » impersonnelle. Schotte disait : c'est comme le « *ça* » ou le « *il* » de 'il pleut' ou 'ça neige'. Les autres positions personnelles restent *inoccupables* temporairement : la troisième personne, le *il-elle*, celui ou celle dont on parle, la deuxième, le *tu*, celui ou celle à qui on parle, et la première, le *je*, celui ou celle qui parle.

Ne nous laissons pas dépasser par cette question des victimes. Au-delà du regard social et médiatique classique, il faut faire entendre la dimension de la « compréhension psychologique » pour évoquer une expression du psychiatre suisse Ludwig Binswanger. Le discours social tenu habituellement sur la victime, quelle qu'elle soit, du plus anodin au plus traumatisant, tend à provoquer un processus de « *désubjectivation* ».[147] Il enferme la victime dans la violence de l'expérience subie, oubliant qu'il s'agit d'une expérience vécue. Cette construction sociale de la représentation de victime empêche la personne d'avoir accès à son propre ressenti. En accentuant la violence de l'acte d'agression, on empêche la victime de se l'approprier.

Comme si accéder à une pensée de l'événement vécu en première personne (j'ai vécu ceci, j'ai ressenti cela...) revenait à minimiser l'acte de l'agresseur. Je suis d'ailleurs intrigué par le fait que les « errants » qui viennent me voir font défiler une série d'évènements de leur vie, les uns à la suite des autres, comme s'ils tenaient par là « l'explication » de leur état. Ils collent à l'événement, qui est d'ailleurs sans histoire : il est toujours immédiat. Au contraire, en décollant la victime de l'acte, en la ramenant au vécu qui l'a conduite à cette place, nous permettrons au sujet d'exister suggère Deswaene. En enfermant quelqu'un dans ce regard social et ce discours médiatique, on le dépossède de son expérience vécue et on l'empêche d'assumer, avec ses propres ressources, ce qui lui est arrivé. On l'ampute de sa responsabilité, c'est-à-dire d'en répondre. Pris au piège de son histoire le « sans ressources » est aliéné comme un bagnard à ses chaînes ; il devient dès lors l'objet de son histoire traumatique. Et, pour finir,

---

147 Je m'inspire d'une étude de Bruno Deswaene : « *Figure perverse de l'innocence : la victime* ».

le regard social, quand il devient caritatif et compatissant, transforme la victime en pure innocence, ce qui est un présupposé de tout regard compatissant. Pauvre homme, pauvre femme ! Enfermés dans cette espace de pensée sociale l'accès à leur désir, et à la déraison de celui-ci, leur est interdit. Ils sont devenus des victimes idéalisées sous l'emprise de la puissance de leur bourreau. Et les citoyens ordinaires, spectateurs charitables qui ne peuvent pas consentir à cette entreprise d'aliénation, rompent l'identification avec ces « victimes » et deviennent « victimaires », chargés de frapper les victimes. « *Après tout, c'est de leur faute !* » C'est la haine du migrant, de l'errant, du sans-abri, du sans logis, du sans ressources, peur et haine de la précarité. Quand le piège s'est refermé, il est très difficile d'en sortir. Ce n'est pas accessible à tout le monde. C'est cette impasse-là que la dimension de la compréhension psychologique tente d'éviter, pour autant qu'on y mette « l'écoute de la dimension irrationnelle de l'inconscient ».

« *Et comment, vous, psychanalyste dans un bureau, vous en savez quelque chose de ce qu'ils supportent ou ne supportent pas ?* » Comment savez-vous ce que vivent les victimes qui jamais n'arriveront à votre cabinet ? En ce qui me concerne, je ne suis pas resté dans mon bureau. Mon itinéraire de clinicien et d'enseignement avec les travailleurs sociaux m'a permis de côtoyer des personnes « sans paroles », des « victimes », des « errants. Les personnes handicapées mentales que j'ai rencontrées en IMP étaient en quelque sorte « victime sans parole ». Les personnes psychotiques que j'ai rencontrées en hôpital psychiatrique, étaient aussi « victime sans parole ».

Tout psychanalyste qui accepte de rencontrer des personnes psychotiques saisit ce que cela veut dire d'être « sans parole ». Cela veut dire sans possibilité d'être dans l'échange humain, avec la dignité et la responsabilité que cela implique. Sans possibilité d'être quelqu'un sur qui on peut compter. C'est une des formes « *d'aliénation* », ou de *« désubjectivation* ». Si on dit, en termes plus simples : ce ne sont plus des interlocuteurs valables, cela marche dans les deux sens. Ils ne le sont plus, pour le commun des mortels, adaptés au fonctionnement social, ils ont perdu la possibilité d'être des interlocuteurs et c'est pour cela qu'ils sont le plus souvent « assistés », qu'ils ont besoin d'assistance. Mais ils ne le sont plus pour eux-mêmes non plus (honte et indignité) et nous ne sommes plus non plus, travailleurs sociaux, des interlocuteurs valables pour eux…sauf quelques uns, qui passent par hasard…et qui peut-être ne sont pas des travailleurs sociaux rémunérés par des institutions. Interlocuteur valable, pour un moment.

En travail social on dit que « certaines personnes n'ont pas les ressources suffisantes »… On s'est concentré sur la question de l'argent, et donc on a contourné le problème en inventant la gratuité, ce qui a amené, chez Freud en tout cas, la question de la résistance. Lacan a contourné la question de la résistance en la situant aussi du côté du psychanalyste. La résistance de l'analyste. Je pose la question de l'*insupportabilité* autrement : « *qu'est-ce qui peut faire résistance chez l'intervenant devant ces situations sociales et personnelles aussi dégradées et dégradantes ?* »

Pour faire avancer les choses il faut déployer un peu la question de la demande. Je me suis intéressé à la demande, à la suite de l'enseignement du Lacan de l'époque « demande-désir-besoin », et surtout à la suite de ma pratique clinique en institution pour enfants handicapés et dits caractériels, de mes supervisions à Télé-accueil et dans les plannings familiaux, de ma pratique en institution psychiatrique et de ma pratique privée de la psychanalyse et du psychodrame, sans compter l'enseignement que je pouvais tirer des étudiants éducateurs sociaux et assistants sociaux.

J'en suis arrivé à mettre en forme trois niveaux de demandes qui déploient les ressources, non plus financières cette fois-ci, mais subjectives. Tout le monde n'a pas les mêmes ressources subjectives qui sont celles supposées d'un adulte normal responsable. La question, toujours à penser de la soi-disant normalité, est à mettre en rapport avec la question de la responsabilité.[148]

Au-delà de la demande explicite, par exemple celle qui s'adresse à un psychanalyste, les travailleurs sociaux et les éducateurs ont appris à décoder la demande implicite, celle qui est sous-jacente à certains comportements inadéquats et qui indiquent que certaines choses sont en souffrance. Parfois, il n'y a pas de demande du tout, mais la marginalité, l'errance indiquent que quelque chose ne va pas. C'est ce à quoi nous confronte la précarité et l'errance : *la non-demande*. Au-delà de la sébile tendue dans certains lieux publics, accompagnée d'un jargon souvent incompréhensible, il y a une non-demande. Le pire pour les jeunes travailleurs sociaux ou les bonnes âmes charitables, c'est qu'au-delà de la piécette espérée, ils refusent toute autre forme d'aide. Ils ne peuvent pas (plus) demander quelque chose.

Cette non-demande n'exclut pas le contact. Je me suis installé au milieu d'un dispositif social d'aide alimentaire, toutes les semaines, porte ouverte. Après quelques semaines, et quelques clients qui m'étaient envoyés par les responsables du site, d'autres passent la tête pour voir la mienne ; je leur fais un signe ; ils m'en font un et disparaissent. La semaine suivante ils passent un pied dans le local réservé et restent debout. Je les invite à s'asseoir. Certains acceptent, d'autres font signe que non et disparaissent dans la cour. Ceux qui consentent à s'asseoir n'ont rien à demander. Ils racontent les évènements dans lesquels ils ont été pris.

---

[148] Jean-Claude Quentel, "Le parent – Responsabilté et culpabilité en question", De Boeck, 2001.

« *Ladite pauvreté, la précarité dirons-nous aujourd'hui, a fini par satisfaire le patient et ne lui permet plus de vouloir se sortir d'un état dont il ne se pense pas responsable.* » dit Leila Mahjoub. Et elle continue : « *L'analyste ne saurait en effet devenir 'un bien', une satisfaction substitutive, qui compenserait celle à laquelle il (*le patient*) a renoncé dans son existence* ».[149]

Ne lui permet plus de vouloir se sortir…C'est exactement ceci, qui peut faire la différence entre une écoute psychanalytique et n'importe quelle autre écoute ou soutien psychologique empathique, fut-ce-t-il caritativement moral, désintéressé et généreux. L'analyste ne veut pas se contenter pour le « sans ressource, le précaire » d'une satisfaction, ou d'une amélioration de son existence subjective immédiate, qui viendrait compenser tout ce à quoi ce sujet a renoncé dans son existence du fait de sa situation de victime, du fait de sa honte, du fait de la perte de sa dignité, du fait de la perte de ses responsabilités, quelles que soient les raisons qui l'y aient amené. Les raisons qui l'y ont amené peuvent être multiples : expérience désastreuse de migration, déglingue toxicomaniaque, revers de famille et dégringolade sociale, épisodes psychotiques, épisodes dépressifs, burn-outs mal gérés, deuils à répétition…

Pour saisir cet état particulier de décrochage social, mais qui se comprend aussi comme décrochage psychologique voici *une vignette clinique* qui est l'entrée en matière de Brigitte Karcher, de Nice, pour sa défense de thèse sur la honte.

> « Chaque matin en me rendant à mon travail, alors que j'habitais Paris et prenais la ligne 4, je croisais à l'arrêt *Gare du Nord* enfoui au fond d'un trou sous la terre, Adam. Ce jeune homme avait un sac à dos dont dépassaient des casseroles, et un duvet : ce sac constituait un véritable « kit de survie ». Son regard était à peine perceptible tellement ses cheveux et sa barbe étaient envahissants. Nous aurions pu le croire sur le départ, d'autant plus à *Gare du Nord* mais il était assis à même le sol, au plus près de la terre, tenant de ses mains frêles une pancarte en carton sur laquelle était écrit : « j'ai honte mais j'ai faim ». Rivé à cette même place depuis plus de 6 mois au moins ses habits avaient pris la couleur et l'odeur du métro : tel un cormoran mazouté qui tente de s'envoler mais reste figé, englué dans la mer, le sol. A l'occasion de l'écriture d'un travail de

[149] Lilia Mahjoub, *op.cit.*

recherche sur la honte, l'image de cet homme et ce qui avait attiré l'attention de mon inconscient à ce moment-là m'est revenue. J'ai repensé à son écriteau et je me suis demandée pourquoi « j'ai honte » et pourquoi « mais j'ai faim » ? J'avais remarqué également que contrairement à d'autres sujets dits-SDF qui fréquentaient le réseau ferroviaire urbain, Adam lui n'adressait pas la parole aux usagers. J'ai pu être témoin de différentes scènes : lorsqu'une fois un usager s'adresse à Adam celui-ci ne répond pas, puis un autre qui lui donne une pièce et Adam ne dit rien. Je ne l'ai jamais entendu parler : ni en français ni dans une autre langue. Le seul signifiant qui venait le représenter était ce texte sur sa pancarte et auxquels il semblait coller. La honte fonctionne comme une espèce de sauvegarde subjective. »[150]

Par ailleurs, dans d'autres recherches, Brigitte Karcher en parlera aussi à propos des anorexiques : la honte comme sauvegarde subjective. C'est-à-dire, une tentative de sauver le sujet qui est en errance. Les travailleurs sociaux savent ce que c'est un décrochage social, c'est leur travail quotidien que d'y être confrontés. Les psychanalystes doivent savoir ce que c'est qu'un décrochage psychologique. Pour autant que leur formation les ait confrontés à des personnes en épisodes psychotiques, ce qui est absolument nécessaire pour aller toucher en soi, dans la rencontre, ce qu'il en est de perdre ces repères de l'identité de façon psychotique. Ces gens sont tellement en décrochage à certains moments, que nous n'existons plus comme personnes, même les bénévoles, au-delà du sac de couchage ou de la paire de godasse qu'on leur propose. Le sujet est réduit à ses besoins élémentaires. C'est bien cela un décrochage d'allure psychotique. Allure, parce que Brigitte Karcher que j'ai rencontrée plusieurs fois à Nice, à Budapest et à Bruxelles sur cette question de la honte, essaye de montrer aux psychanalystes que cette honte des marginalisés errants n'est pas à proprement parler psychotique. Elle n'est pas non plus semblable à la honte commune de celui qui sait qu'il a commis une faute, éventuellement grave, en franchissant un des interdits fondateurs d'une vie commune.

Celle dont Brigitte Karcher parle envahit complètement la sphère psychique du sujet qui en est affecté. Elle l'appelle *la honte primaire*, parce qu'elle va affecter le rapport au monde, le rapport à soi et le rapport aux

---

[150] *Brigitte Karcher* « La honte primaire, la trace d'un impossible voyage... » Actes du XXème congrès (Volume 34, juillet 2014) de la Société Internationale Szondi (SIS) tenu à l'Institut Libre Marie Haps, Bruxelles, Belgique, *Szondi avec Schotte : jouer, construire, interpréter, créer.*

autres. Elle relève d'un autre ordre de décrochage que celui du Moi, comme dans la psychose. Il s'agit justement de notre capacité humaine à s'accrocher, à se lier, à se faire aller et venir dans des univers, dans un monde, dans des ambiances. Les errants ont perdu cette compétence-là. La compétence de s'accrocher. C'est pour cela que c'est difficile de les « accrocher ». Ils sont en « décrochage », en déliaison. Ils n'ont plus de « tenue », il n'y a plus grand chose qui les « tient », qui les « arrête », ils sont « en errance », ou « en arrêt ». Jean Mélon, dans « *Dialectique des pulsions* », parle de la position dite '*m-*' en disant : « *ils peuvent contacter, mais le courant ne passe pas, le contact n'apporte pas de satisfaction ou d'apaisement.* » Comme si le sujet, qui n'en est plus un justement, « *se retranchait dans une espèce d'enveloppement qui sert de membrane protectrice contre les nuisances provenant du dehors qu'il constitue via même sa coupure du contact* ».[151]

C'est pourquoi j'essaie d'introduire cette idée d'une approche qui n'est pas d'assistance sociale, psychologique ou économique, ce qui par ailleurs est grandement nécessaire et est un devoir de simple humanité. J'essaie d'introduire cette dimension de la rencontre et de la compréhension psychologique, telle que l'éthique de la psychanalyse la soutient cliniquement et théoriquement dans des lieux et des dispositifs divers. En consultation privée, en psychodrame, à l'hôpital, dans des lieux d'accueil au quotidien, au téléphone…etc. Ici en accueil gratuit. L'enjeu proposé dans un dispositif qui doit être construit et inventé au cas par cas c'est de retrouver le chemin de son désir et en assumer les avatars. C'est un projet qui vise à dépasser la position de victime qui ne répond plus de rien, puisque les autres en répondent pour lui.

La *demande en creux* concerne les plus démunis. Ils ne font pas de demandes, ils essaient de pallier au quotidien le plus prosaïque. Leur « demande », c'est-à-dire le fait de s'adresser à quelqu'un, un autre humain, reste cachée, en creux, au fin fond de ce qui leur reste de dignité d'humain. Ils sont à la marge. Démuni, démunir, munir. C'est intéressant. En langage militaire *munir* veut dire : *Pourvoir de tout ce qui est nécessaire pour sa défense*, en parlant d'une place forte. Dans la demande implicite la place du Moi n'est pas assez forte, il n'a pas ce qu'il faut pour sa défense. Dans la demande en creux elle devient inexistante. Comme ils ne peuvent plus faire de demandes, il faut donc aller vers eux. C'est ce que fait la psychiatre Akila Elmaouhab à Charleroi en insistant sur la difficulté de la résistance de la non-demande.[152]

---

[151] De Boeck; Bruxelles, 1990.

[152] Le Soir, 18 juin, 2019, Grand format - Obtenir la confiance des SDF: la mission d'une psychiatre de rue.

Nous savons que « faire une demande à quelqu'un » est un travail en soi, de soi, sur soi ; on le sait depuis l'enfance. Il est vrai que toute personne en difficultés psychologiques, émotionnelles, économiques ou sociales se sent démunie, pas assez forte. Parfois pas assez forte du tout pour faire une demande à quelqu'un. On repère cet état lors du premier entretien chez un psychanalyste ou chez un psychologue clinicien. Comment commencer ?

Mais généralement ceux qui sont en demande implicite cela se voit, l'entourage attentif le sent, le comprend et encourage la personne à faire appel, à chercher un soutien, une solution, une décision. Les dispostifs familaux et sociaux fonctionnent généralement pour interpréter les demandes implicites. Et les réponses sont très variables, individuelles ou collectives.

Au contraire, la demande en creux, la non-demande, suscite d'autres sentiments ou émotions : pitié, rejets, choc, colère, et ce sont ces sentiments qui font qu'on s'écarte. On peut s'en sentir coupables, et pour les nier on va prendre en pitié, se rapprocher et communiquer nos émotions fortes d'identification.

Pour se sentir « appelés », il faut donc surmonter quelque chose qui proclame « l'inhumanité » chez l'autre, le paria, l'handicapé, le romanichel, le marginal, le juif errant, l'immigré, et aller rejoindre ce qu'on peut deviner, en creux, de son humanité concrète, ce qui, en creux, lui reste de dignité et de responsabilité.

« Comme pratique la psychanalyse, aussi brève soit-elle, aide à traverser ce qui emprisonne, à trouver ses marques, à fixer des caps », écrivait Francis Martens dans un courrier de l'Association des psychologues-psychanalystes belges. « *C'est un chemin modeste mais quelquefois déterminant dont Montaigne avait déjà tracé les allées : nous ne sommes hommes et nous ne tenons les uns aux autres que par la parole. La parole est moitié à celui qui parle, moitié à celui qui écoute* ».

Dans la *parole*, l'intention du sujet ne suffit pas pour la constituer. L'écoute est tout aussi essentielle de sorte qu'on ne peut pas attribuer le sens de la *parole*, ni attribuer finalement la *parole* elle-même *à* l'un ou l'autre des interlocuteurs...Les effets seront dans l'entre deux.

BIBLIOGRAPHIE

Alberti, C. 2014 (sous la direction de) *Être mère – Des femmes psychanalystes parlent de la maternité*, Paris, Navarin/Le Champ freudien

Ancelin-Schützenberger, A. 1970 *Précis de psychodrame*, Paris, Editions Universitaires

Anzieu, D. 1979 *Le psychodrame analytique chez l'enfant et l'adolescent*, Paris, PUF

Arnsperger, C. 2006 *Critique de l'existence capitaliste – Pour une éthique existentielle de l'économie*, Paris, Les éditions du Cerf

Assoun, P.-L. 1997 *Leçons psychanalytiques sur Corps et Symptôme- tome 1 Clinique du corps*, Paris, Anthropos

Assoun, P.-L., Zafiropoulos, M. 2001 *Les solutions sociales de l'inconscient*, Paris, Anthropos

Avron, O. 2004 *La pensée scénique – Groupe et psychodrame*, Toulouse, érès

Balestriere, L. 1998 *Freud et la question des origines*, Bruxelles, De Boeck

Balestriere, L. 2005 *Avons-nous besoin d'un tiers ?* sous la direction de Jean-Pierre Lebrun et Elisabeth Volckrick, Toulouse, érès

Balestriere, L. 2008 *Ce qui est opérant dans la cure – Des psychanalystes en débat*, Toulouse, érès

Barrucand, D. 1970 *La catharsis dans le théâtre, la psychanalyse et la psychothérapie de groupe*, Paris, EPI

Bastien, D. 2015 *Féminin, maternel, couple – La valse à trois temps d'une psychanalyste, Toulouse, érès*

Bergerot, F. 2011 *Le jazz dans tous ses états*, Paris, Larousse

Bernard, M. 1988 « Esthétique et théâtralité du corps », in *Corps symboliques, Quels corps* ?

Béthune, C. 2009 « L'improvisation comme processus d'individuation, Critical Studies in Improvisation / *Études critiques en improvisation* http://www.criticalimprov.com/article/view/991/1640

Brackelaire, J.-L., Frankard, A-C., Tortolano, S., sous la direction de 2011 *Objet transitionnel et objet-lien – Regards croisés*, Louvain-La-Neuve, Harmattan-Academia

Brohm, J.-M. 1988 « Corpus symbolicum », in *Corps symboliques, Quels corps* ?

Bronner, G., 2019, *Déchéance de rationalité : Les tribulations d'un homme de progrès dans un monde devenu fou,* Grasset

Bruch, H. 1994 *Les yeux et le ventre, l'obèse, l'anorexique*, Paris, Payot

Calevoi, N., Darge, G., Gossart, R., Hayat, M., Kockelmeyer, S., Scandariato, R., Sferrazza, R. 2008 *Le psychodrame psychanalytique métathérapeutique*, Bruxelles, De Boeck
Canetti, E. 1966 *Masse et Puissance*, Paris, Gallimard
Carles, P., Clergeat, A., Comoli, J.-L. 2011 *Le nouveau dictionnaire du jazz*, Robert Laffont
Castel, P.-H. 2014 *Pervers – Analyse d'un concept, suivi de Sade à Rome*, Les éditions d'Ithaque
Chemama, R. 2003 *Clivage et modernité*, Toulouse, érès
Comte-Sponville, A. 2004 *Le capitalisme est-il moral ?* Paris, Albin Michel
Corbin, A., Courtine, J.-J., Vigarello, G. 2005 (sous la direction de) *Histoire du corps, 3 tomes*, Paris, Editions du Seuil
Coum, D. 2016 (sous la direction de) *Avons-nous besoin de père et de mère* ?, Toulouse, érès
Dagognet, F. 1992 *Le corps multiple et un*, Les empêcheurs de penser en rond, La Découverte
Dartiguenave, J.-Y. et Garnier, J.-F. 2003 *L'homme oublié du travail social. Construire un savoir de référence*, Toulouse, érès
Davoine, F. 1992 *Mère Folle*, Strasbourg, Arcanes
de Certeau, M., 1982, « Histoires de corps », in *Esprit*, février
Demoulin, C. 2001 *La psychanalyse, thérapeutique ?* , Paris, Editions du champ lacanien
Demoulin, C. 2009 *Se passer du père ?*, Toulouse, érès
Deswaene, B., 2002, « Figure perverse de l'innocence : la victime », *La lettre de l'enfance et de l'adolescence*, vol. n° 47, n°. 1, pp. 35-42.
Didier-Weill, A. 2003 *Lila et la lumière de Vermeer- La psychanalyse à l'école des artistes* Paris, Denoël
Didier-Weill, A. 2008 *Les Trois temps de la Loi. Le commandement sidérant, l'injonction du surmoi et l'invocation musicale*, Paris, Le Seuil
Didier-Weill, A. 2010 *Un mystère plus loin que l'inconscient*, Paris, Aubier
Didier-Weill, A. 2016 *Qu'est-ce que le Surmoi ? – Recherche clinique et théorique*, suivi de *Pierre et Paul, la dernière nuit* (théâtre), Toulouse, érès
Didier-Weill, A., et Safouan, M. 2007 *Travailler avec Lacan*, Paris, Aubier
Dufourmantelle, A. 2001 *La sauvagerie maternelle*, Paris, Calman-Lévy
Dufourmantelle, A. 2009 *En cas d'amour – Psychopathologie de la vie amoureuse*, Paris Editions Payot et Rivages
Dufourmantelle, A. 2013 "L'hospitalité, une valeur universelle", *Insistance n°8*, Universel et diversité, érès
Dupeu, J.-M. 2005 *L'intérêt du psychodrame psychanalytique*, Paris PUF
Dupeu, J.-M. 2010 *Un travail de Culture*, Paris, PUF
Duvignaud, J. 2007 *Le don du rien –essai d'anthropologie de la fête*, Paris, Téraèdre
Eliacheff, C. & Raimbault, G. 1989 *Les Indomptables – Figures de l'anorexie*, Paris, Editions Odile Jacob

Ferry, L. 2007 *Familles je vous aime- Politique et vie privée à l'âge de la mondialisation*, Paris, XO Editions
Florence, J. 1978 *L'identification dans la théorie freudienne*, Bruxelles Publications des Facultés Universitaires Saint-Louis
Florence, J. 1985 *Ouvertures psychanalytiques*. Philosophie, art, droit, psychothérapies Bruxelles, Publications des Facultés Universitaires Saint-Louis
Foucault, M. 1994 *Histoire de la sexualité I, La volonté de savoir*, Paris, Gallimard
Freud, S. 1965 *Introduction à la psychanalyse*, Paris, Payot
Freud, S. 1976 « L'inquiétante étrangeté » in *Essais de psychanalyse appliquée*, Paris, Gallimard
Freud, S. 1991 *Oeuves Complètes*, « Psychologie des Masses et analyse du moi », Paris, Presses Universitaires de France
Freud, S. 2016 *Le Moïse de Michel-Ange et autres essais*, Paris, Editions Points
Furtos, J. , 2009, « De la précarité à l'auto-exclusion », Une conférence-débat de l'Association Emmaüs et de Normale Sup'. Éditions Rue d'Ulm
Furtos, J. , 2011, « La précarité et ses effets sur la santé mentale », *Le Carnet PSY*, vol. 156, n°. 7, pp. 29-34.
Galpérine, M.-C. 2004 *Lecture du Banquet de Platon*, Verdier
Gastambide, M. 2002 *Le meurtre de la Mère -Traversée du tabou matricide*, Paris, Desclée-De Brouwer
Gaudé, S. 1998 *De la représentation – L'exemple du psychodrame*, Toulouse, Erès
Gentis, R. 1982, *Leçons du corps*, Flammarion
Gibeault, A. 2010 *Chemins de la symbolisation*, Paris, PUF
Ginestet-Delbreil, S. 2009 *Paternité et maternité – La filiation en question*, Paris, Editions Campagne/Première@
Goldsztaub L. 2009 *Sociodrame et psychodrame analytiques - De l'art de jouer aux billes*, Toulouse, érès
Gori, R. 2013 *La fabrique des imposteurs*, éditions Les liens qui libèrent
Green, A. 1969 *Un œil en trop : le complexe d'Œdipe dans la tragédie*, Paris, Editions de Minuit
Greilsamer, L. 2009 *Le prince foudroyé : la vie de Nicolas de Staël*, Paris Fayard
Guyomard, P. 1998 *La jouissance du tragique - Antigone, Lacan et le désir de l'analy*ste, Paris, Champs-Flammarion
Jamin, J., Williams, P. 2010 *Anthropologie du jazz*, Paris, CNRS Editions
Jan, O. 2002 *Ce qu'errer veut dire - Etude psychopathologique et anthropologique de l'errance à partir des cliniques de la grande précarité. Proposition du concept d'errance essentielle*, Université de Rouen, thèse doctorale
Janin, C. 2007 *La honte, ses figures et ses destins*, Paris, PUF

Janssen, C. 2013, *L'illusion au cœur du lien- De l'objet transitionnel à la construction du couple*, Louvain-La-Neuve, Academia-L'Harmattan
Julien, P. 2002 *Tu quitteras ton père et ta mère*, Paris Flammarion
Karcher, B., « La honte primaire, la trace d'un impossible voyage... » Actes du XXième congrès (Volume 34, juillet 2014) de la Société Internationale Szondi (SIS) tenu à l'Institut Libre Marie Haps, Bruxelles, Belgique, *Szondi avec Schotte : jouer, construire, interpréter, créer*
Kinable, J. 1990 « Au contact de… : sens en émoi et aube du moi », in *Le Contact*, Bruxelles, De Boeck,
Kinable, J. 1991 « Sentir et érogenèse : du contact sexuel à l'éveil sexuel », in Fédida et Schotte, *Psychiatrie et existence*, Jérôme Million
Korff-Sausse, S. « Le handicap mental et l'autisme" cité in Robinson, B. 2014, *Corps & Psychomotricité*, L'Harmattan
Lacan, J. 1966, *Ecrits*, Paris, Seuil
Lacan, J. 1979, Lettre de l'Ecole freudienne n° 25
Lacan, J. 1988 *Le Séminaire, Livre VII*, Paris Le Seuil
Laplantine, F. 1992 *Anthropologie de la maladie – Etude ethnologique des systèmes de représentations étiologiques et thérapeutiques dans la société contemporaine*, Paris, Payot
Le Breton, D. 1990 *Anthropologie du corps et modernité*, Paris, PUF
Lebrun, J.-P. & alii, 2001 *Les désarrois nouveaux du sujet*, Toulouse, Erès
Lebrun, J.-P. 1997 *Un monde sans limite - Essai pour une clinique psychanalytique du social*, Toulouse, Erès
Lebrun, J.-P. 2007 *La perversion ordinaire – Vivre ensemble sans autrui*, Paris, Denoël
Lebrun, J.-P., Volckrick, E. (ed) & alii 2005 *Avons-nous encore besoin d'un tiers ?*, Toulouse, Erès
Lekeuche, P. et Mélon, J. 1990, Dialectique des pulsions, Bruxelles, De Boeck
Lemoine, G. & P. 1975 – 1987, Le psychodrame, Robert Laffont et Editions Universitaires
Les Lettres de la Société de Psychanalyse Freudienne, 2010 *Donner, Transmettre, Perdre*, n°23, Paris, Société de Psychanalyse Freudienne
Lesourd, S. 2010 *Comment taire le sujet- Des discours aux parlottes libérales*, Toulouse, érès
Leutz, G.-A. 1985 *Mettre sa vie en scène*, Paris, EPI
Lévi-Strauss, C. 2011 *L'anthropologie face aux problèmes du monde moderne*, Paris, Seuil
Lippi, S. 2016 "La praxis psychanalytique, une poétique de l'improvisation", in *Cliniques Méditérrannéennes, "Improviser en psychanaly(s)te*, n°93, érès
Littlel, J. 2008 *Le sec et l'humide - Une brève incursion en territoire fasciste*, Paris Gallimard
Maffesoli, M. 1982 *L'ombre de Dionysos – Contribution à une sociologie de l'orgie*, Paris, Méridiens/Anthropos

Maffesoli, M. 2007 *Le réenchantement du monde -Une éthique pour notre temps*, Paris, Editions de la Table Ronde
Maffesoli, M. 2011 *Dérives - Autour de l'œuvre de Michel Maffesoli*, Paris, CNRS Editions
Mahjoub, L. 2013 « Psychanalyse gratuite ? Le prix à payer », *La Cause Du Désir*, vol. 85, n° 3, pp. 22-28
Maisondieu, J. 2002 « L'exclusion : un processus mortel », *Études sur la mort*, vol. n°122, n°. 2, pp. 85-91
Maldiney, H. 1973 « L'art et le pouvoir du fond », in *Regard Parole Espace*, Lausanne, éditions L'âge d'homme
Maldiney, H. 2003 "Rencontre et psychose", *Cahiers de psychologie clinique*, n°21, De Boeck Supérieur
Marineau, R. 1989 J.L. *Moreno et la troisième révolution psychiatrique*, Paris, Métaillé,
Marineau, R. 1989 *Jacob Levy Moreno 1889-1974 – Father of psychodrama, sociometry, and group psychotherapy*, Tavistock / Routledge, London and New York, 1989
Melman, C. 2009 *La nouvelle économie psychique – La façon de penser et de jouir aujourd'hui*, Toulouse, érès
Mélon, J. 1990, *Dialectique des pulsions*, De Boeck; Bruxelles
Merleau-Ponty, M. 1964 *L'œil et l'esprit* , Paris, Gallimard,
Michels, A., Nancy, J.-L., Safouan, M. Vernant, J.-P., Weil, D., 1992, *Homme et sujet – La subjectivité en question dans les sciences humaines*, Paris, L'Harmattan
Millet, A. 2010 *Psychanalystes, qu'avons-nous fait de la psychanalyse ?* Paris, Seuil
Moreau Ricaud, M., 2010, « La Policlinique de Berlin (1920-1933) : une « organisation nouvelle », *Le Coq-héron, vol. 201*, n°. 2, 2010, pp. 36-44.
Moreno, J.-L. 1964 *Psychodrama, First Volume*, Third Edition, New-York, Beacon House
Moreno, J.-L. 1970 *Fondements de la sociométrie*, Paris, PUF
Moreno, J.-L. 1987 *Psychothérapie de groupe et psychodrame*, Paris, PUF
Muraro, L. 2003 *L'ordre symbolique de la Mère*, Paris, L'Harmattan
Nacht, M. 2004 *L'Inconscient et le politique*, Toulouse, érès
Nietsche, F. 1982 *La naissance de la tragédie*, Paris, Gallimard
Pankow, G. 1969 *L'homme et sa psychose*, Paris, Aubier-Montaigne
Pirard, R. 2010 *Le sujet postmoderne entre symptôme et jouissance*, Toulouse, érès
Psypropos, 2016 Actes des 26èmes Journées, *Accueil et hospitalité- Partager l'invention au quotidien*, 41700 Cour-Cheverny
Quentel, J.-C. 1992 *L'enfant – Problèmes de genèse et d'histoire*, Bruxelles, De Boeck
Quentel, J.-C. 2001 *Le parent – Responsabilté et culpabilité en question*, De Boeck

Quentel, J.-C. 2007 *Les fondements des sciences humaines*, Toulouse, érès

Raufast, L. Vinot, F., Vives, J.-M. 2019 *La médiation par le théâtre – Freud et Dionysos sur la 'scène' thérapeutique*, Les éditions Arkhê

Renaud, A. 2004 La fin de l'autorité, Paris, Flammarion

Revue du Psychodrame Freudien, 2014 Le psychodrame freudien, une clinique résistante, n°154, Paris, La Sept

Rimbaud, A. 1994 *Une saison en enfer*, Folio Classique

Robin, D. 2010 *Violence de l'insécurité*, Paris, Presses universitaires de France

Robin, D. 2013 *Dépasser les souffrances institutionnelles*, Paris, PUF

Robinson, B. 1998 *Psychodrame et psychanalyse – Jeux et théâtres de l'âme*, Bruxelles, De Boeck

Robinson, B. 2005 *Psychologie clinique – De l'initiation à la recherche*, Bruxelles, De Boeck

Robinson, B. 2006 « L'économie de l'objet : de la fascination à l'épouvante », in *Communications/Mededelingen*, Bruxelles, Ecole Belge de Psychanalyse

Robinson, B. 2009 « La psychothérapie comme espace social de transmission » in *Figures contemporaines de la transmission*, Presses Universitaires de Namur

Robinson, B. 2010 "Corps, groupe et psychodrame", in *Revue de Psychotherapie Psychanalytique de Groupe* n°54, érès

Robinson, B. 2011 "Le Jeu, l'Amour, l'Enfant : l'Immarcescible du psychodrame", in *Revue de Psychotherapie Psychanalytique de Groupe* n°56, érès

Robinson, B. 2012 « Moment psychotique du psychodrame et transmission »*, Zurich, Szondiana*

Robinson, B. 2014 *Corps & Psychomotricité*, Paris, L'Harmattan

Robinson, B. 2014, « Jeu et transmission en psychodrame *», Bruxelles, Szondiana*

Robinson, B. 2015, « Tu quitteras ton père et ta mère », in *Transmittere,* Nivelles, La Traversière

Roisin, J. 2010 *De la survivance à la vie : Essai sur le traumatisme psychique et sa guérison »,* Paris, PUF

Roudinesco, E. 2002, *La famille en désordre*, Paris, Fayard

Roudinesco, E. 2007 *La part obscure de nous-mêmes – Une histoire des pervers*, Paris, Albin Michel

Roudinesco, E. 2014 *Sigmund Freud en son temps et dans le nôtre*, Paris, Seuil

Schotte, J. 1990 *Szondi avec Freud*, Bruxelles, De Boeck-Université

Schotte, J. 2006 *Un Parcours- Rencontrer, relier, dialoguer, partager*, Paris, Editions Le Pli

Schotte, J., (éd.), 1990, *Le contact*, De Boeck, Bruxelles

Schwering K.-L. 2012 (sous la direction de) *Se construire comme sujet entre filiation et sexuation*, Toulouse, érès
Staiger, E. 1990 *Les concepts fondamentaux de la poétique*, Bruxelles, Lebeer-Hossmann
Tort, M. 2005 *Fin du dogme paternel*, Paris, Aubier
Van Meerbeeck, P. 2003 *L'infamille ou la perversion du lien*, Bruxelles, De Boeck
Vergote, A. 1997 *La psychanalyse à l'épreuve de la sublimation*, Paris, Les éditons du Cerf
Vernant, J.-P. 1979 « Œdipe sans complexe » in *Mythe et tragédie en grèce ancienne*, Paris, François Maspéro
Vernant, J.-P. 1989 *L'individu, la mort, l'amour – Soi-même et l'autre en Grèce ancienne*, Paris, Éditions Gallimard
Vinot, F. 2016 "Penser la psychanalyse avec le jazz", in "*Cliniques méditerrannéennes, Improviser en psychanlys(t)e*", n°93, Toulouse, Erès
Visentini, G. 2015 *Pourquoi la psychanlyse est science – Freud épistémologue*, Paris PUF
Vivès, J.-M. 2012 *La voix sur le divan – Musique sacrée, opéra, techno*, Paris, Aubier
Walgraffe-Vanden Broucke, R., De Neuter, P., Gustin, P., (dir), 2017, « Passion des origines – Réalité psychique, réalité sociale", *Hommage à Lina Balestriere*, Louvain-La-Neuve, Presses Uiniversitaires de Louvain
Winter, J.-P. 2012 *Transmettre (ou pas)* , Paris, Albin Michel
Winter, J.-P. Marin La Meslée, V. 2002 *Stupeur dans la civilisation*, Paris, Pauvert
Zafiropoulos, M. 2001 *Lacan et les sciences sociales – Le déclin du père (1938-1983)*, Paris, P.U.F. *Lacan et Lévi-Strauss ou le retour à Freud 1951-1957*
Zafiropoulos, M. 2003, Paris, P.U.F
Zenoni, A. 1991 *Le corps de l'être parlant*, Bruxelles, De Boeck

Structures éditoriales du groupe L'Harmattan

L'Harmattan Italie
Via degli Artisti, 15
10124 Torino
harmattan.italia@gmail.com

L'Harmattan Hongrie
Kossuth l. u. 14-16.
1053 Budapest
harmattan@harmattan.hu

L'Harmattan Sénégal
10 VDN en face Mermoz
BP 45034 Dakar-Fann
senharmattan@gmail.com

L'Harmattan Cameroun
TSINGA/FECAFOOT
BP 11486 Yaoundé
inkoukam@gmail.com

L'Harmattan Burkina Faso
Achille Somé – tengnule@hotmail.fr

L'Harmattan Guinée
Almamya, rue KA 028 OKB Agency
BP 3470 Conakry
harmattanguinee@yahoo.fr

L'Harmattan RDC
185, avenue Nyangwe
Commune de Lingwala – Kinshasa
matangilamusadila@yahoo.fr

L'Harmattan Congo
67, boulevard Denis-Sassou-N'Guesso
BP 2874 Brazzaville
harmattan.congo@yahoo.fr

L'Harmattan Mali
Sirakoro-Meguetana V31
Bamako
syllaka@yahoo.fr

L'Harmattan Togo
Djidjole – Lomé
Maison Amela
face EPP BATOME
ddamela@aol.com

L'Harmattan Côte d'Ivoire
Résidence Karl – Cité des Arts
Abidjan-Cocody
03 BP 1588 Abidjan
espace_harmattan.ci@hotmail.fr

L'Harmattan Algérie
22, rue Moulay-Mohamed
31000 Oran
info2@harmattan-algerie.com

L'Harmattan Maroc
5, rue Ferrane-Kouicha, Talaâ-Elkbira
Chrableyine, Fès-Médine
30000 Fès
harmattan.maroc@gmail.com

Nos librairies en France

Librairie internationale
16, rue des Écoles – 75005 Paris
librairie.internationale@harmattan.fr
01 40 46 79 11
www.librairieharmattan.com

Lib. sciences humaines & histoire
21, rue des Écoles – 75005 Paris
librairie.sh@harmattan.fr
01 46 34 13 71
www.librairieharmattansh.com

Librairie l'Espace Harmattan
21 bis, rue des Écoles – 75005 Paris
librairie.espace@harmattan.fr
01 43 29 49 42

Lib. Méditerranée & Moyen-Orient
7, rue des Carmes – 75005 Paris
librairie.mediterranee@harmattan.fr
01 43 29 71 15

Librairie Le Lucernaire
53, rue Notre-Dame-des-Champs – 75006 Paris
librairie@lucernaire.fr
01 42 22 67 13

www.ingramcontent.com/pod-product-compliance
Lightning Source LLC
LaVergne TN
LVHW011017061026
849535LV00006B/1920